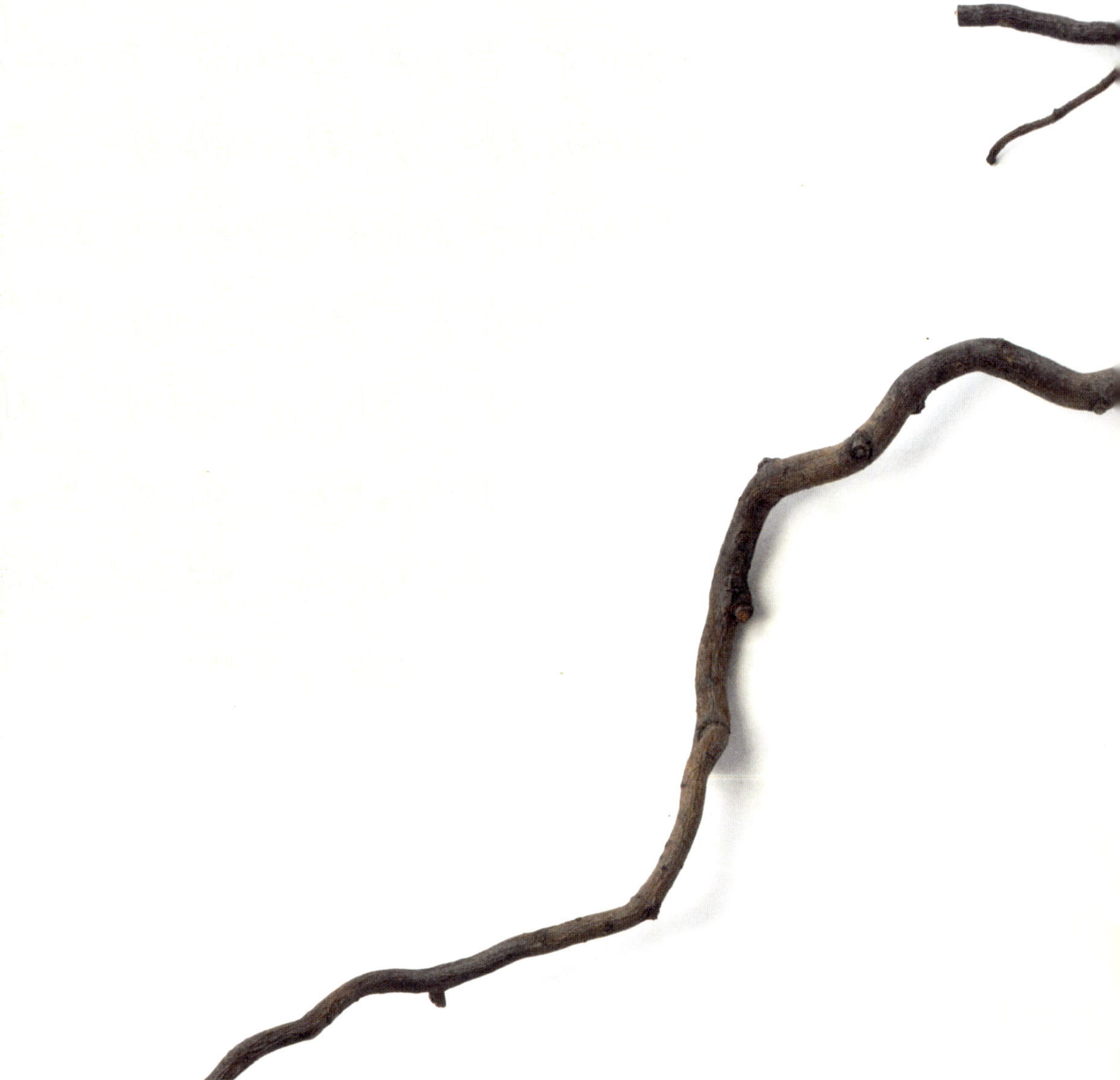

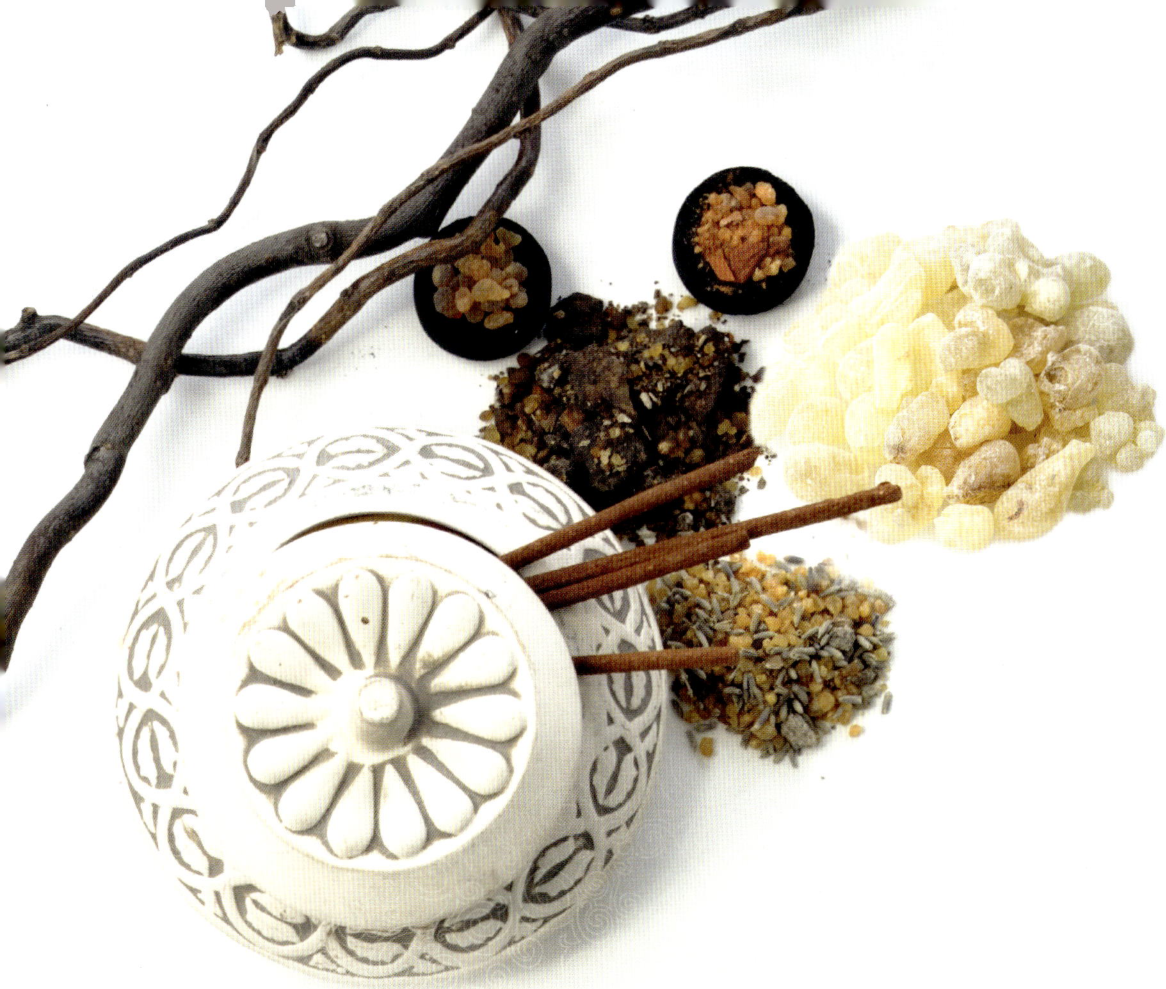

Maria L. Schasteen

WEIHRAUCH

Das älteste Heilmittel der Welt

Crotona

Es ist natürlich selbstverständlich, dass bei ernsthaften Erkrankungen ärztliche Hilfe unumgänglich ist. In einem solchen Fall kann eine Selbstbehandlung sogar lebensgefährlich werden. Was hier gesagt und geraten wird, soll also keinesfalls den Arzt oder Heilpraktiker ersetzen, sondern es will vielmehr das Allgemeinwissen und den Wert natürlicher Heilkräfte erweitern, damit man sich bei Bedarf mit einfachen, natürlichen Mitteln selbst helfen kann.
Die Autorin und der Verlag können jedoch keine Haftung für Folgen aus dem richtigen oder unrichtigen Gebrauch der hier dargestellten Methoden und Rezepte übernehmen.

Das Einnehmen von nicht als *Nahrungsergänzung* gekennzeichneten ätherischen Ölen ist in der EU verboten.

Die Namen in den Fallbeispielen wurden geändert, um die Privatsphäre des Einzelnen zu wahren.

Originalausgabe | 1. Auflage 2019
 | Druck: Finidr | ISBN: 978-3-86191-107-4

Ich widme dieses Buch mit Liebe
allen meinen Leserinnen und Lesern,
die den Ruf der Zeit verstehen und
Hilfen in der Apotheke der Natur suchen.

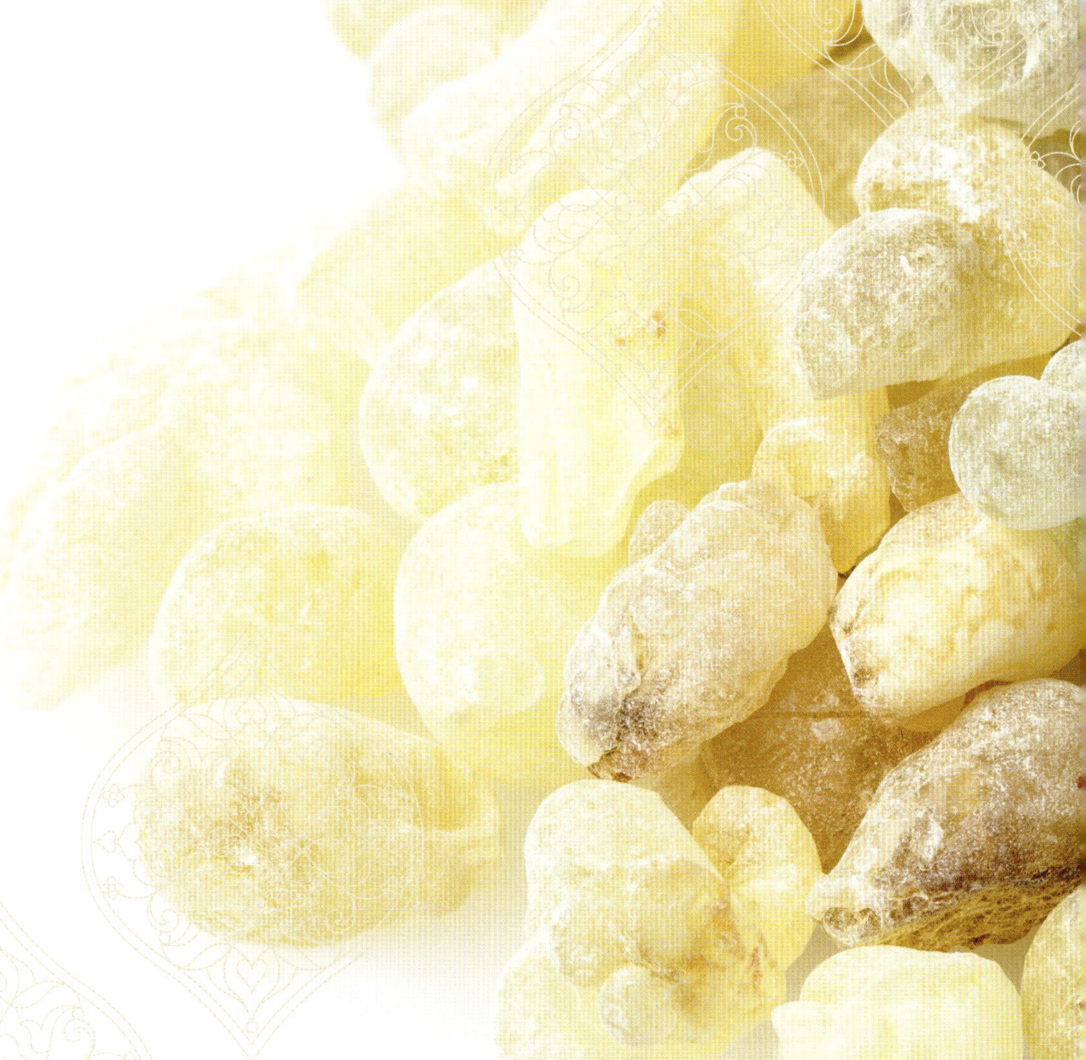

Inhalt

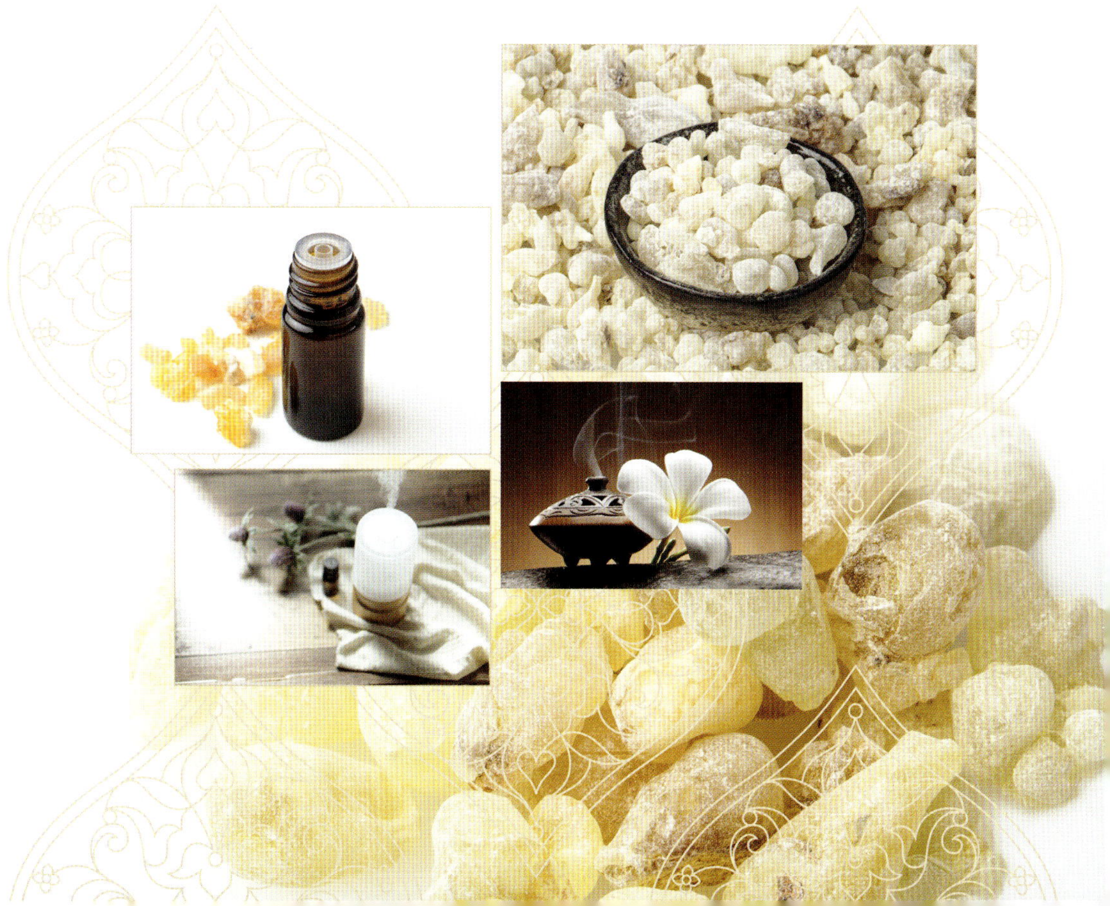

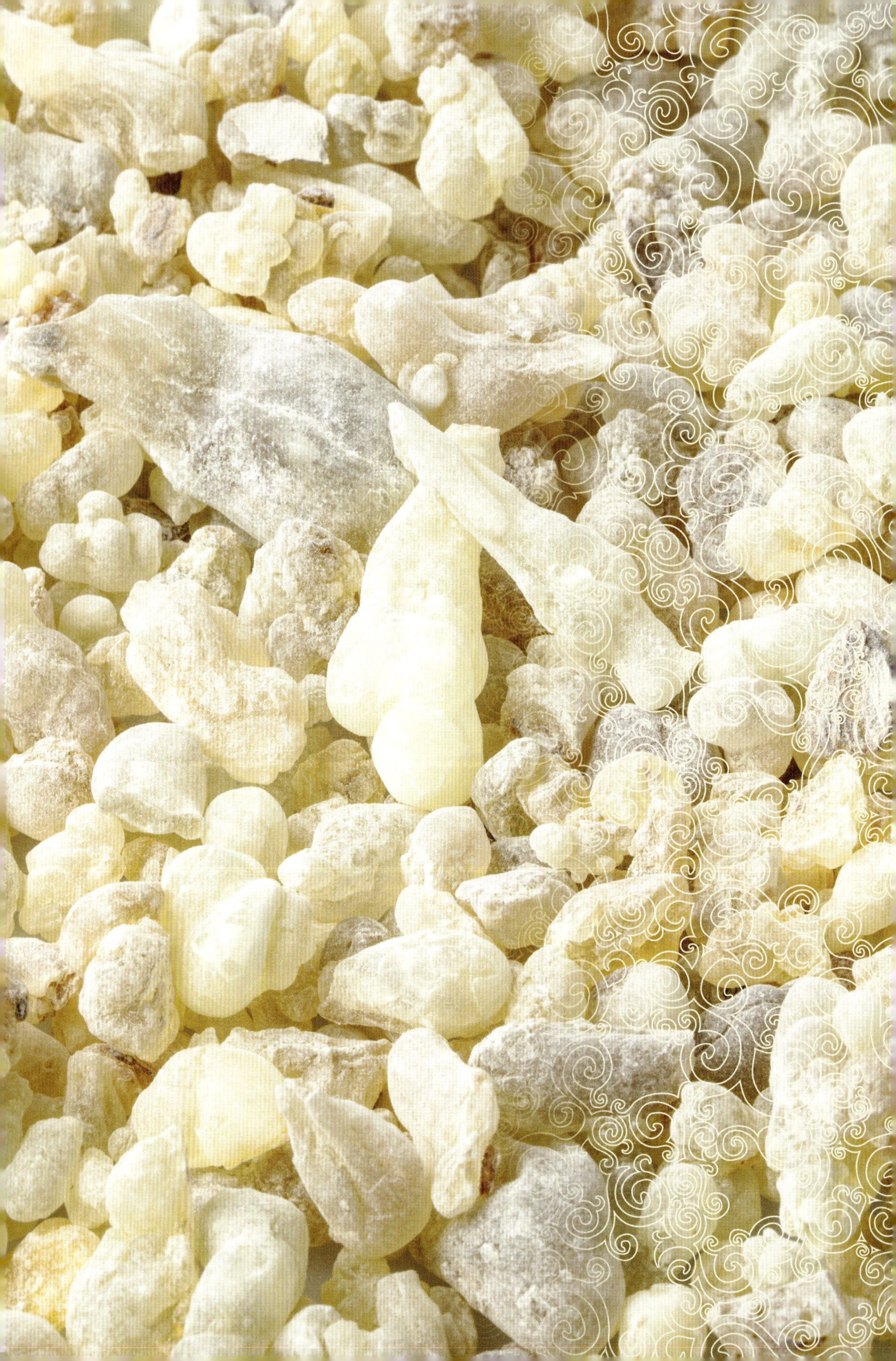

„Den Göttern Weihrauch, den Menschen Lob."

PYTHAGORAS

Der größte Schatz, den unsere Vorfahren bereits vor 7.000 Jahren kannten und schätzten, war ein Harz von einem recht unscheinbaren Baum, der unter der gleißenden orientalischen Wüstensonne um sein Überleben rang. Nur einmal im Jahr würden die Monsunregen seine dürren Äste und Wurzeln mit dem kühlen Nass laben, doch der Überlebenskampf hatte ihn stark und unbesiegbar gemacht. Man nannte ihn Olibanum, das Räucherwerk, auf hebräisch Lebonah, Al Luban – die weiße Milch, francum incense – oder den „heiligen Weihrauch". Das Harz dieses Baumes schien himmlische Kräfte zu besitzen, wovon die folgenden wahren Geschichten noch heute erzählen.

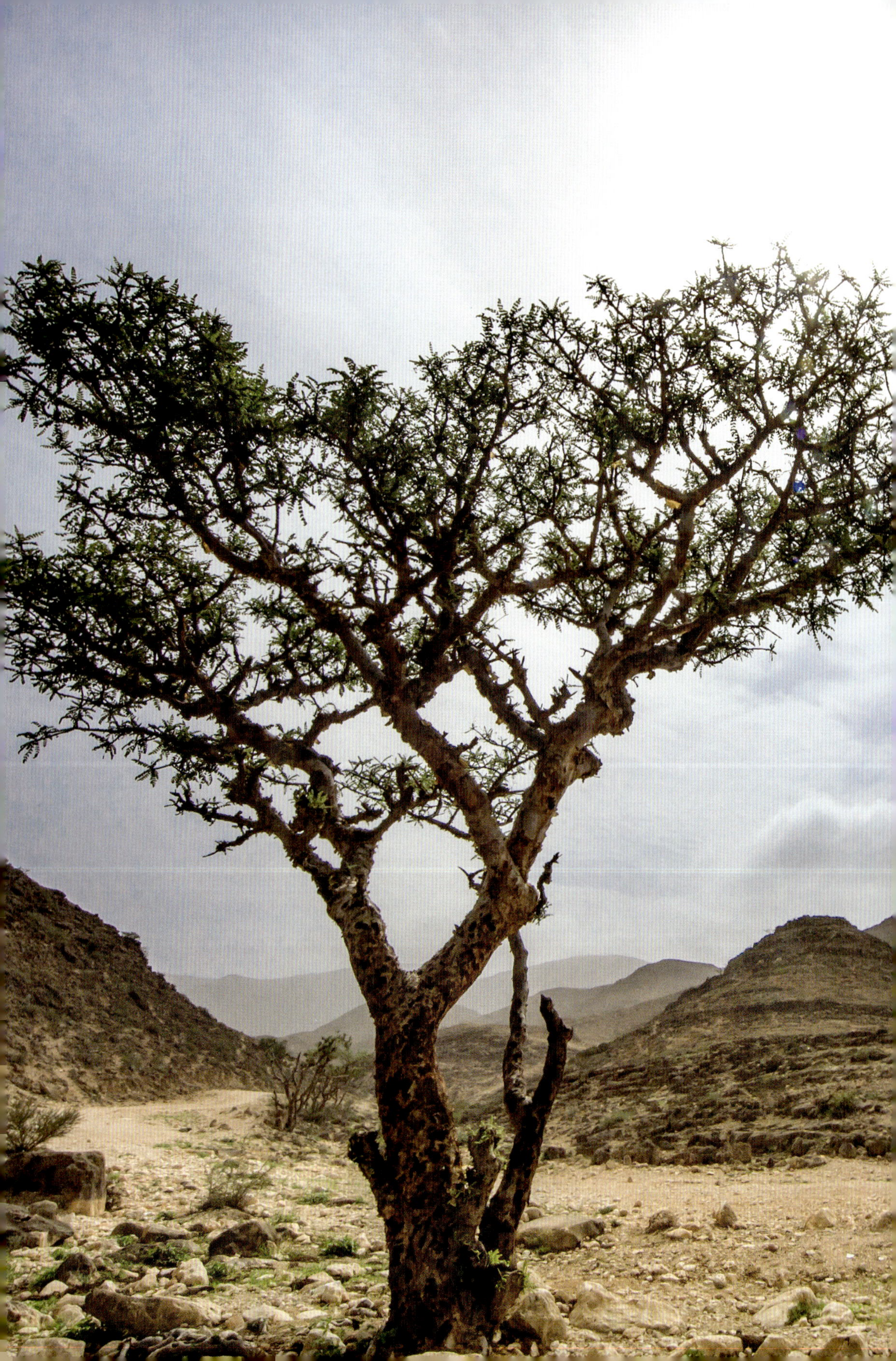

1

Vier Geschichten, wie Weihrauch dein Leben bereichert

Könnte es wahr sein, dass Weihrauch mit seinem samtig weichen Duft, einst wie heute, die härtesten Schicksalsschläge der Menschen – gedankliche Trugbilder, psychische Krankheiten und körperliche Beschwerden – wie von Feenhand vom Tisch wischt und neue, gesunde Gedankenmuster vorschlägt, die weiche und harmonische Gefühle hervorbringen und den Körper in seiner vollen Kraft und Stärke unterstützen? Die alten Heiler bejahen dies. Die unzähligen Freunde natürlicher Anwendungen sagen dasselbe. Selbst die neuesten medizinischen Studien bestätigen es. Weihrauch hat eine in seinem Harz verborgene Wirkkraft, die so stark ist, um Krankheiten zu besiegen, und einen Duft, der so sanft und milde ist, dass er unsere emotionalen Leiden lindern und unser Herz in lichtere Höhen erheben kann. Sein Wirken ist nicht nur auf Menschen beschränkt, sondern auch unsere Haustiere profitieren davon.

Hier kommen vier Geschichten von Menschen, die auf Weihrauch schwören, denn sie haben seine Kraft und Wirkung in ihrem Leben selbst erfahren.

Wie Weihrauch rheumatischer Arthritis begegnet

Erstaunt blickte Hilda auf. Sie war gerade dabei, ein kleines Beet in ihrem Garten auszuheben, aber als sie auf die Schaufel treten wollte, spürte sie ihr Knie. „Was ist das?", fragte sie sich irritiert und wollte es noch einmal versuchen. Sie stieg entschlossen auf den Spaten – und das Knie tat weh. Der Schmerz war nicht zu verdrängen. Traurig stellte sie die Werkzeuge zurück und dachte: „Ich bin erst vierzig Jahre alt. Da sollte einem doch noch nicht das Knie weh tun." Sie nahm sich vor, diesen Schmerz zu beobachten. Doch mit der Zeit wurde das Problem nicht weniger, ganz im Gegenteil.

Besorgt schaute sie auf ihr rechtes Knie, das nun gewaltig angeschwollen war und immer mehr Schmerzen bereitete. Sie konnte nicht mehr normal gehen, sondern begann zu hinken, um die Stelle zu entlasten. Aber das Knie wurde immer schmerzhafter. Da riet ihr ein Bekannter wohlmeinend: „Hast du nicht eine Schmerztablette daheim. Probiere doch die einmal." Hilda hätte nie in ihrem Leben eine Schmerztablette angerührt. Sie wollte keine Schmerzen unterdrücken, sondern den Grund für ihr immer schwerwiegender werdendes Problem ergründen. Aber an jenem Abend war es um das eine Gramm zu viel. Sie konnte nicht mehr. So griff sie nach der Tablette und schluckte sie. Dann legte sie sich zur Ruhe.

Am nächsten Morgen war ihr Schock groß, denn sie hatte bemerkt, dass die Schwellung rund um das Knie, das fast schon wie ein Ballon ausgesehen hatte, nun in den Knöchel gerutscht war. „Wie hässlich der Fuß aussieht!", stöhnte sie entsetzt und schlüpfte in einen ausgetretenen Hausschuh, denn in einen Schuh passte der Fuß nicht mehr. „Hätte ich nur die Tablette nicht genommen", machte sie sich Vorwürfe, „dann wäre das vielleicht nicht passiert." So begann eine lange Reise des Schmerzes. Bald sprang die entzündete Schwellung über auf ihr linkes Knie, dann ergriff die Krankheit erbarmungslos Füße und Arme, bis sie schließlich einer Freundin unter Tränen gestand: „Jede Zelle meines Körpers schreit vor Schmerzen. Ich kann nicht mehr!" Schon längst konnte sie nicht mehr ohne Krücken gehen. Sie lag die meiste Zeit im Bett und grübelte. „Daheim würde ich zum Arzt gehen und bekäme Hilfe, aber hier, im Ausland?" Sie schickte Stoßgebete zum Himmel, dass doch irgendeine Hilfe kommen möge.

Da klingelte das Telefon. Die Freundin, der sie sich anvertraut hatte, war am Apparat:" Hilda, ich bin gerade in deiner Nähe! Darf ich heraufkommen?" Dankbar bejahte sie. Kurz darauf saß sie ihrer Freundin gegenüber, die sagte: „Du, ich hab dieses Büchlein von einem Heilpraktiker gefunden. Es sagt dir genau, was du tun musst, um diese rheumatische Arthritis loszuwerden." Sie sah Hilda mit großen Augen gespannt an. Hilda fasste Mut, als die Freundin fortfuhr. „Da steht, wenn du dieses Leiden ein Jahr lang hast, dann folge diesen einfachen Anweisungen im Buch, und es wird dir in einem Monat besser gehen. Hast du die Schmerzen bereits zwei Jahre, dann wird es zwei Monate dauern, bis du wieder gesund bist, und so wei-

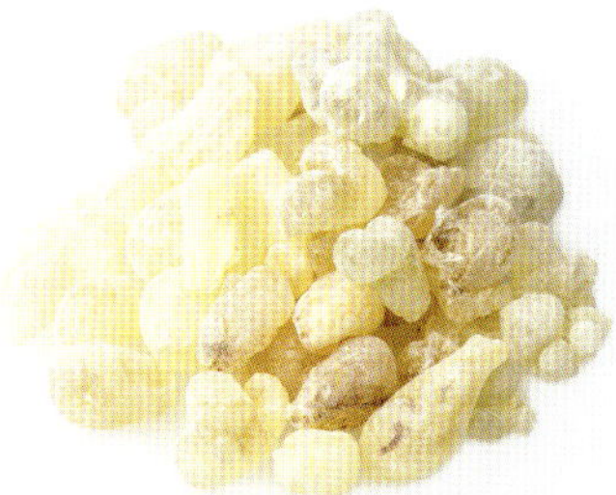

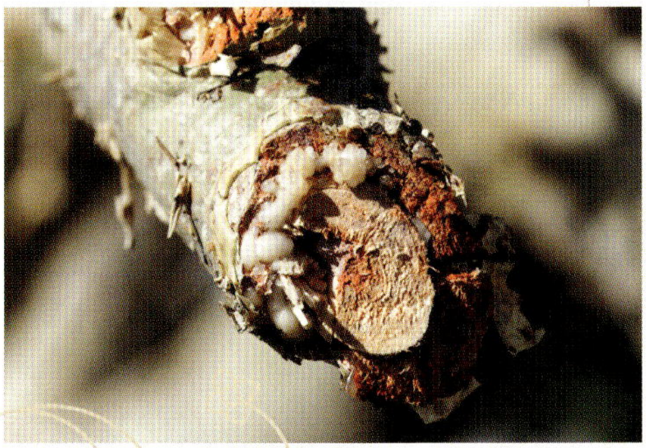

ter." Hilda lächelte ungläubig: „Ein Monat?" Sie hatte mit diesen Schmerzen schon ein Jahr lang gelebt.

„Was muss ich tun?", wurde Hilda immer neugieriger, aber ihr Verstand bremste sie aus, denn „das könne ja wohl nicht so einfach sein". Da ihre Freundin jedoch eine begnadete Heilerin war, zu der Leute von weither reisten, um sich behandeln zu lassen, hörte Hilda aufmerksam zu. „Du brauchst Weihrauchöl", sagte die Therapeutin, zog ein Fläschchen aus ihrer Tasche und stellte es vor Hilda auf den Tisch. „Damit reibst du dich täglich auf den Schmerzstellen ein. Zusätzlich nimmst du täglich ein paar Tropfen im Essen oder in einer Kapsel zur Mahlzeit ein, um die Entzündung abklingen zu lassen."

„Das kann ich", dachte Hilda und nickte. „Zusätzlich sind in dem Buch einige Nahrungsergänzungsmittel aufgezählt, die du hochdosiert einnehmen solltest, darunter Vitamin C, Kalzium mit Magnesium und Fischöl. Da steht auch, dass du Kirschen essen solltest. Man weiß zwar noch nicht, warum sie bei Entzündungen helfen, aber sie wirken. Ist doch nicht schwer!", schaute sie Hilda aufmunternd an.

„Wo hast du dein Olivenöl?", fragte die Freundin und schaute sich in der Küche um. „Ich zeige dir, wie einfach du dir selbst helfen kannst." Sie nahm ein Schälchen aus dem Küchenschrank, füllte ein wenig Olivenöl ein und gab drei Tropfen Weihrauchöl dazu. Das rührte sie mit ihrem Finger um und begann behutsam die Knie und Knöcheln ihrer Freundin damit einzureiben. Dabei stieg ein süßer, milder Duft in Hildas Nase, der sie unwillkürlich lächeln ließ. „Weihrauchduft!",

sagte sie erstaunt. „Das riecht ja wie in der Kirche." Die beiden lachten.
Bevor die Freundin ging, schärfte sie Hilda noch ein, den roten Antioxidantien-Saft, den sie vorsorglich mitgebracht hatte, zu sich zu nehmen, und zwar jeden Tag morgens und abends ein Gläschen. „Wenn du es dir besonders schmackhaft machen willst", sagte die Freundin und zog ein zweites Ölfläschchen hervor, „dann mische doch in den Beerensaft je zwei Tropfen Weihrauchöl und Limettenöl. Das wirst du lieben! Der Geschmack ist einfach herrlich!" Sie reichte der Freundin ein Gläschen zum Kosten. Die war begeistert. „Mmmm!", stieß sie entzückt hervor. „Das schmeckt ja köstlich!", und dachte still bei sich: „Ich habe immer geglaubt, dass Medizin bitter schmecken müsste!"
Seit dem Tag, an dem Hilda mit den Einreibungen und mit den Nahrungsergänzungen begonnen hatte, wandelte sich ihr Leben. Bereits nach drei Tagen bemerkte sie, dass sie sich schon ein wenig bücken konnte. Als der Monat um war, waren die Schmerzen vergangen, und Hilda konnte wieder ganz ohne Krücken gehen. Es dauerte nicht lange, da passte ihr Fuß wieder in einen normalen Schuh, und sie konnte sich um die Stelle bewerben, für die sie sich, trotz unglaublicher Schmerzen, während der Zeit des Krankenstandes vorbereitet hatte. Dankbar dachte sie an ihre Freundin, die ihr von dem Weihrauchöl erzählt und sie wieder auf den Weg der Gesundheit geführt hatte.
Mit Schaudern hörte sie später eine Kollegin klagen: „Ich habe schon jahrelang Gelenk- und Muskelschmerzen. Der Doktor hat mir zweimal wöchentlich Enbrel-Injektionen zusammen mit Plaquenil und Celebrex verschrieben. Da die Injektionen mein Immunsystem unterdrückt haben, leide ich nun unter einer chronischen Sinusitis und Bronchitis und bekomme häufige Antibiotika-Runden. Dazu habe ich Depressionen und Angstzustände bekommen. Also hat der Arzt mir die Einnahme von Paxil und Zanax verschrieben." Sofort holte Hilda ihr Weihrauchfläschchen hervor, das sie nun immer bei sich trug, reichte es der Kollegin mit Anteilnahme und gab ihr die Adresse ihrer Freundin, der Heilpraktikerin.

TIPP: Hast du Zweifel daran, dass Weihrauch deinen entzündeten Gelenken helfen kann, dann gehe auf pubmed.org (die Medizinische Datenbank der Vereinigten Staaten), gib „rheumatoid arthritis" ein und du findest zur Zeit sechzehn fundierte wissenschaftliche Studien zur Anwendung von Weihrauch bei Gelenkentzündungen.
Dann mache deine eigene Erfahrung: Nimm dein Weihrauchöl, verdünne es mit reinem Pflanzenöl, zum Beispiel Olivenöl, und reibe wiederholt die schmerzenden Stellen ein. Nimm Weihrauchöl als Nahrungsergänzung mit deiner Mahlzeit zu dir. Versorge deinen Körper mit hochdosierten Vitaminen, Mineralien und Antioxidantien und schaue was passiert.

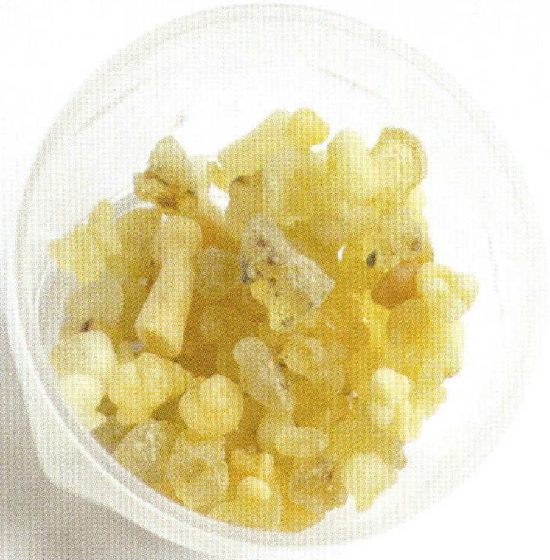

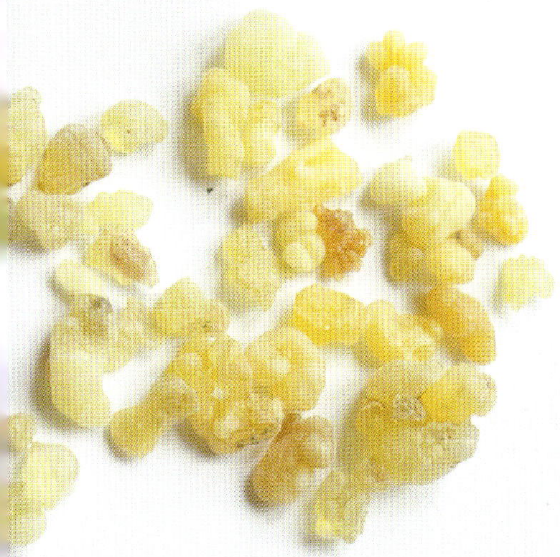

In der folgenden Geschichte erfährst Du von einer Frau, die vom Arzt die vernichtende Diagnose Lungenkrebs bekommen hatte, und von einem kleinen, unscheinbaren Fläschchen, das ihr das Leben rettete.

Ein Lungenkrebs, der nicht zurückkehrte

Marianne lag im Bett und hielt den Atem an. Ein Schmerz zerriss wie ein scharfes Messer ihre Brust. Sie lauschte bange in die stille Nacht und betete, dass diese Heimsuchung vorübergehen möge. In letzter Zeit hatte sie häufiger ein Stechen und Ziehen in der Brust gespürt und ging deshalb zum Arzt. Nach sorgfältiger Untersuchung diagnostizierte der Arzt: „Das sieht nach einem Herzinfarkt aus." Marianne zuckte zusammen. „Herzinfarkt", hallte es in ihrem Kopf. „Wir machen ein MRT", ordnete der Arzt sicherheitshalber an.

Als Marianne später dem Arzt gegenübersaß, um die Auswertung des MRTs zu erfahren, war ihr bange ums Herz. „Ich habe einen Herzinfarkt", wiederholte ihr Verstand die tragische Diagnose gebetsmühlenartig, seitdem der Doktor ihr dieses vernichtende Urteil mitgeteilt hatte. Der Arzt betrachtete nochmals eingehend das Röntgenbild und sagte schließlich behutsam und bestimmt zugleich: „Das hätte ich nicht erwartet. Sie haben einen Tumor im rechten Lungenbereich." Dabei zeigte er auf einen dunklen

Fleck auf dem Bild. Marianne war sprachlos: „Krebs!", schrie jede Zelle ihres Körpers gleichzeitig auf und lähmte sie, als hätte der Blitz der Vernichtung ohne Vorwarnung eingeschlagen und sie im Zentrum ihres Seins getroffen. Sie konnte sich nicht bewegen. Der Schock schoss wie spitze Nadeln durch jede ihrer Zellen. Wie eine dunkle Macht senkte sich eine Stille gnädig wie eine Decke über ihr Bewusstsein. Wie aus weiter Ferne hörte sie den Arzt sagen: „Er ist zweieinhalb mal fünf Zentimeter groß und liegt in einem Hohlraum im Herzbereich am extrem kleinen Ende des rechten Lungenflügels, sehen Sie", und er zeigte auf das Bild. „Da können wir keine Biopsie durchführen." Daher beschloss der Arzt stattdessen, das Gewächs zu beobachten.

Marianne ging heim. „Es war kein Herzinfarkt, es ist Krebs", sagte sie todernst ihrer Heilpraktikerin am Telefon. „Kommen Sie gleich vorbei", sagte die Therapeutin. „Ich schiebe Sie ein." In der Praxis testete die Heilpraktikerin einige Dinge aus und riet dann: „Nehmen Sie ein- bis zweimal täglich fünf Tropfen ätherisches Öl vom Heiligen Weihrauch in einem Esslöffel Fischöl zu sich." Dann schob sie ihr ein unscheinbares kleines Fläschchen hin, das in dem schützenden dunkelbraunen Glas nichtssagend aussah. Doch in dem Fläschchen befand sich das kostbarste Gut, das dem Altertum bekannt war: Ein ätherisches Öl von Weihrauch, dem nachgesagt wurde, dass es alle Leiden der Menschheit „von Kopf bis Fuß" heilen könnte. Aber davon wusste Marianne noch nichts.

Sie hörte aufmerksam zu, als die Heilpraktikerin ihr nahelegte, auch auf ihre Ernährung zu achten, viel frisches Obst und Gemüse zu essen und den Stress abzubauen. Marianne nickte und nahm sich vor, alles, was die Therapeutin sagte, wortwörtlich auszuführen. Sie öffnete daheim ihr Weihrauch-Ölfläschchen und war erstaunt über den lieblich süßen Duft, der in ihre Nase stieg und ihr sichtlich Mut und Hoffnung zusprach. Sie roch nochmals am Fläschchen und musste lächeln. So eine milde, liebliche „Medizin", schüttelte die Frau den Kopf.

Eigentlich sollte Marianne jeden Monat für Röntgenaufnahmen ins Spital zurückkehren, aber sie zögerte den Termin hinaus, um dem ätherischen Öl Zeit zu geben, seine Wirkung zu entfalten. Dann kam der Tag der Entscheidung. Mutig ging sie zum Röntgen und konnte das Resultat nicht erwarten. „Hatte der Weihrauch wirklich geholfen?" Die Frage schoss ihr immer wieder durch den Kopf. Sie wünschte es sich, denn den angenehmen Weihrauchduft hatte sie lieb gewonnen. Er sorgte dafür, dass ihre Nerven sich beruhigten. Ruhe und Frieden kehrten in Mariannes Herz zurück. „Wenn es doch auch noch diesen Tumor ein bisschen beeinflussen könnte?", hoffte sie. Der Lautsprecher riss sie aus ihren Gedanken. Ihr Name wurde aufgerufen, und sie eilte ins Sprechzimmer.

Dort saß ihr behandelnder Arzt. Ein fast unmerkliches Lächeln schien um seine Lippen zu spielen, als er das Röntgenbild studierte. Gleichzeitig grub sich eine steile Denkerfalte in seine Stirn. „Der Tumor ist kleiner gewor-

den! Das scheint ja fast unmöglich zu sein!"
Er strich sich nachdenklich über das Kinn.

Nur vier Monate später war der Tumor zur Überraschung aller vollständig verschwunden! Es wurden etwa ein Jahr lang im Abstand von zwei Monaten Röntgenaufnahmen gemacht, um sicherzugehen, dass der Tumor auch nicht zurückkehren würde. Doch zwei Jahre später war Marianne immer noch tumorfrei! Aber sie hielt ihre liebgewonnene Gewohnheit bei, an ihrem Weihrauchfläschchen zu riechen.

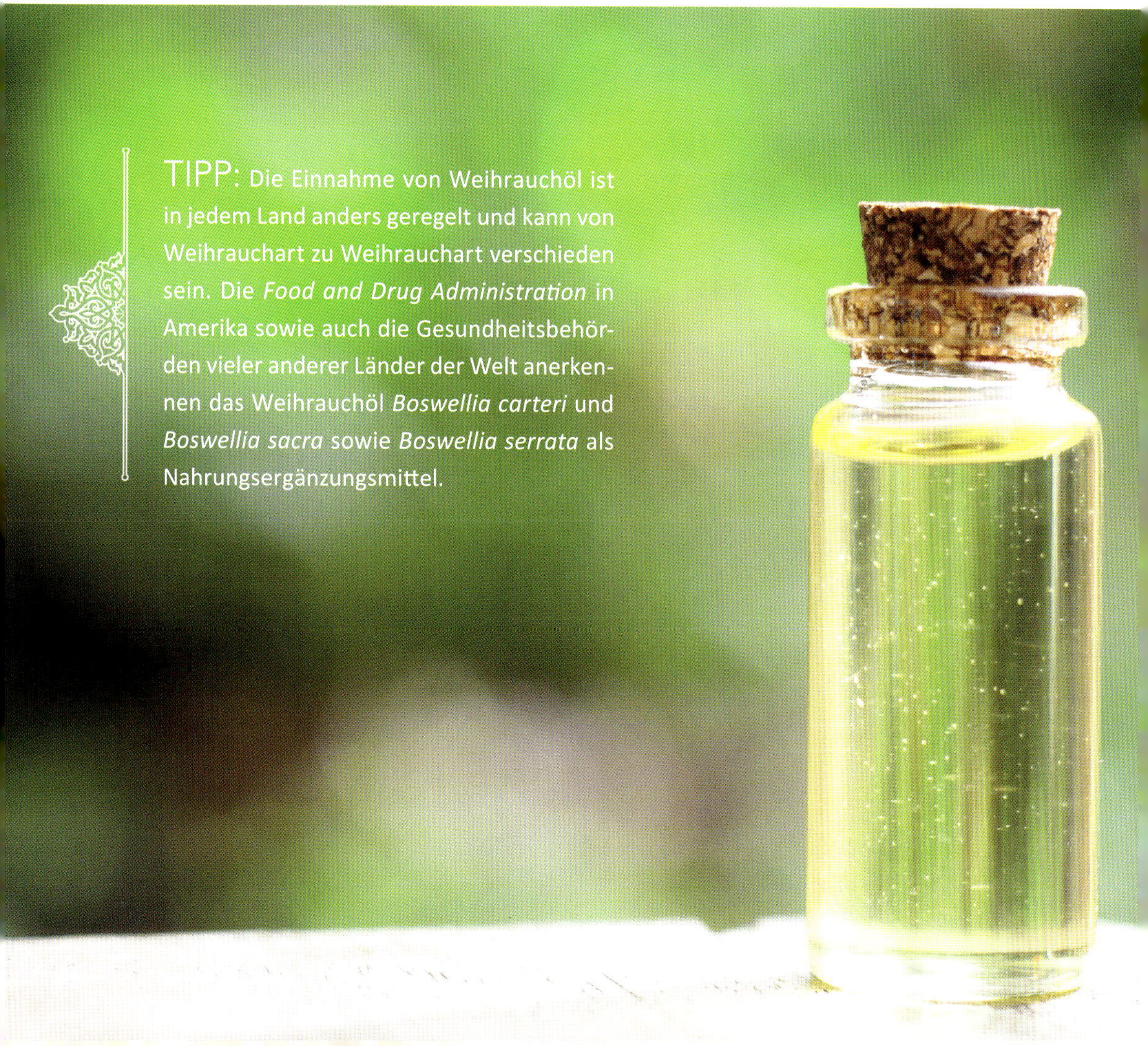

TIPP: Die Einnahme von Weihrauchöl ist in jedem Land anders geregelt und kann von Weihrauchart zu Weihrauchart verschieden sein. Die *Food and Drug Administration* in Amerika sowie auch die Gesundheitsbehörden vieler anderer Länder der Welt anerkennen das Weihrauchöl *Boswellia carteri* und *Boswellia sacra* sowie *Boswellia serrata* als Nahrungsergänzungsmittel.

Auch Haustiere profitieren von Weihrauch, wie diese Geschichte aus dem Buch *Duftmedizin für Tiere* erzählt:

Pudel Hugo hatte einen lästigen Hautausschlag, der mit Weihrauchöl rasch abklang

Hugo trottete durch den Flur, aber er kam nicht weit. Der Juckreiz trieb ihn zum Wahnsinn. Er blieb auf drei Beinen stehen und kratzte sich wie besessen. Dann setzte er

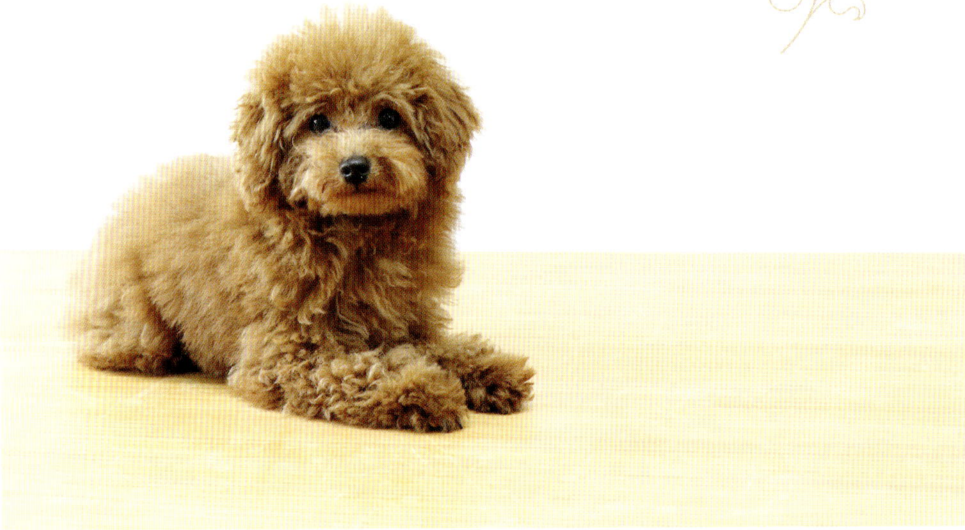

sich, um noch gründlicher kratzen zu können. Die losen Haare flogen nur so durch den sonnendurchfluteten Flur, das konnte man deutlich sehen. Kein Kratzen schien Erleichterung zu bringen, trotzdem konnte er damit nicht aufhören. Rot entzündete Stellen schauten bereits durch sein schwarzes Fell hindurch. Schließlich ließ Hugo ab, raffte sich auf und stupste die Tür zu dem Zimmer auf, wo sein Frauchen Judith am Bett ihrer Freundin saß. Zusammen hatten sie heute Rosa besucht, die krebskranke Freundin von Judith.

Hugo kam zutraulich heran, setzte seine Vorderpfoten auf die Bettkante der Kranken und wollte schon zum Sprung ansetzen, da rief Judith erheitert! „Hugo, nicht springen! Was machst du denn da?" Sie schüttelte den Kopf und wunderte sich über ihren kleinen Vierbeiner, der sich heute ganz anders als sonst verhielt. Er war normalerweise nicht so zutraulich, besonders nicht in einer fremden Wohnung. „Sitz", sagte Judith zum Hund, der am Bettvorleger saß und mit großen Pudelaugen verlangend hinaufschaute. Dann überkam ihn der Juckreiz wieder, und er kratzte sich wild und konnte nicht aufhören. Sein Leiden war nicht zu übersehen. „Was hat denn dein Hund?", fragte Rosa mitfühlend.

„Er leidet schon seit über einem Jahr an diesem lästigen Hautausschlag, und kein Mittel will helfen! Der Tierarzt hat ihm Salben und Sprays verordnet, aber nichts hilft!", sagte Judith besorgt. „Ich habe schon alles probiert."

Rosa hielt ein offenes Ölfläschchen in der Hand, woran der Hund ein riesengroßes Interesse zu zeigen schien. Sie schaute Judith fragend an: "Kann es sein, dass dein Hund mein Ölfläschchen haben will?" Judith stutzte: „Warum?" „Wir beide leiden doch an demselben Problem. Ich habe durch meinen Hautkrebs auch Hautschäden." Und Rosa fügte hinzu: „Meine Hautärztin hat mir dieses Weihrauchöl empfohlen. Es wirkt Wunder! Meine Haut sieht seitdem so viel schöner aus. Probiere es doch bei ihm aus. Er scheint es haben zu wollen."

Judith nahm das Fläschchen misstrauisch und roch daran. „Das duftet ja nach Weihrauch!", rief sie erstaunt aus. „Ja, das ist ein reines Weihrauchöl", schmunzelte Rosa und war sich sicher, dass das Öl, wenn es bei ihrem Hautkrebs half, auch bei Hugos Hautausschlag Erleichterung bringen würde. Judith tropfte vorsichtig ein wenig Öl auf ihre Handfläche und rieb Hugos wunden Bauch damit ein. Der begann begierig daran zu lecken. „Jetzt leckt er das Öl ab", schaute Judith besorgt ihre Freundin an. „Kann er davon nicht krank werden?" „Nein, von einem hochwirksamen Weihrauchöl kann man nicht krank werden, ganz im Gegenteil. Ich nehme das Weihrauchöl ja auch ein", sagte Rosa beschwichtigend. „Nimm das Fläschchen mit nach Hause, ich habe noch ein zweites da. Reibe ihn morgens und abends damit ein und schaue einmal, was passiert."

Judith befolgte den Rat ihrer Freundin, und schon nach zwei Tagen war der Hautausschlag verschwunden. Sie war so glücklich und erzählte überall, wie toll es Hugo gehe, wie viel Lust er wieder zum Spielen habe, und dass der Arme sich nicht mehr andauernd kratzen müsse.

TIPP: Hast du in deiner Familie ein Hautproblem, probiere Weihrauch aus. Nimm einen Esslöffel reines Pflanzenöl, zum Beispiel Olivenöl oder Kokosöl, mische es mit 1-2 Tropfen ätherischem Weihrauchöl und trage es auf die Stelle auf. Wiederhole die Einreibung morgens und abends und beobachte, was passiert.

Das Weihrauchöl ist nicht nur ein beliebtes Mittel zur Regeneration der Haut. Es wird von jeher auch bei Schockzuständen und für emotionale Balance eingesetzt. Davon berichtet die Geschichte eines Sterbefalles aus dem Buch *Duftmedizin für Kinder.*

Mama, wacht die Omi Mia nicht mehr auf?

Heiliger Weihrauchduft durchzog den Raum, und eine feierliche Stimmung lag in der Luft. Rechts und links vom Bett hatte die Mutter Kerzen angezündet. Omi Mia lag so still und friedlich da. Im flackernden Kerzenschein schien ein Lächeln über ihr Gesicht zu huschen. Sie hatte die Augen geschlossen und atmete nicht. Am Bettende stand die Mama mit roten, verweinten Augen und hielt die Hand der kleinen Rosi behutsam und zart.

„Wir verabschieden uns jetzt von unserer Omi", hatte die Mama ihrer kleinen Tochter erklärt, bevor sie das Zimmer betraten. Sie hatte dem Kind ihr Kleidchen zurechtgezupft und die langen blonden Locken gekämmt und zurechtgebunden.

„Mama", wollte Rosi wissen: „Schläft die Omi Mia?" Die Mutter schluckte schwer und legte ihren Arm schützend um das Kind: „Weißt du, die Omi ist jetzt beim lieben Gott." „Wann kommt sie denn wieder?", fragte Rosi.

Mama wischte sich verstohlen eine Träne von der Wange, setzte sich in den Lehnstuhl, nahm das Kind auf den Schoß und sagte:

„Siehst du die Rauchwölkchen, die dort aus dem Aroma-Diffuser aufsteigen? Die duften so lieblich. Sie streicheln wie Engel über dein Herz und deine Haare mit ihren samtweichen Händen, so wie Omi Mia es immer getan hat." Rosi schmiegte sich wohlig an ihre Mama. „Dieser Weihrauchduft wird dich immer an deine liebe Omi erinnern."

Die weichen Worte der Mutter und der erdende Duft des Öls hatten Rosi müde gemacht. Sie war eingeschlafen. Die Mama sah ihre Tochter betrübt an. Doch das Kind schien glücklich zu lächeln, so wie sie es immer tat, wenn sie draußen auf der Wiese mit ihrer Omi spielte.

TIPP: In der Sterbebegleitung und Trauerbewältigung ist Weihrauch ein liebevoller Begleiter, der die oft schuldbewussten und bitteren Tränen der brechenden Augen behutsam trocknet und Hoffnung auf ein neues Leben schenkt. Bei tiefem Kummer und Leid flößt er dem wunden Herzen der Hinterbliebenen Gedanken des Trostes und des Friedens ein.

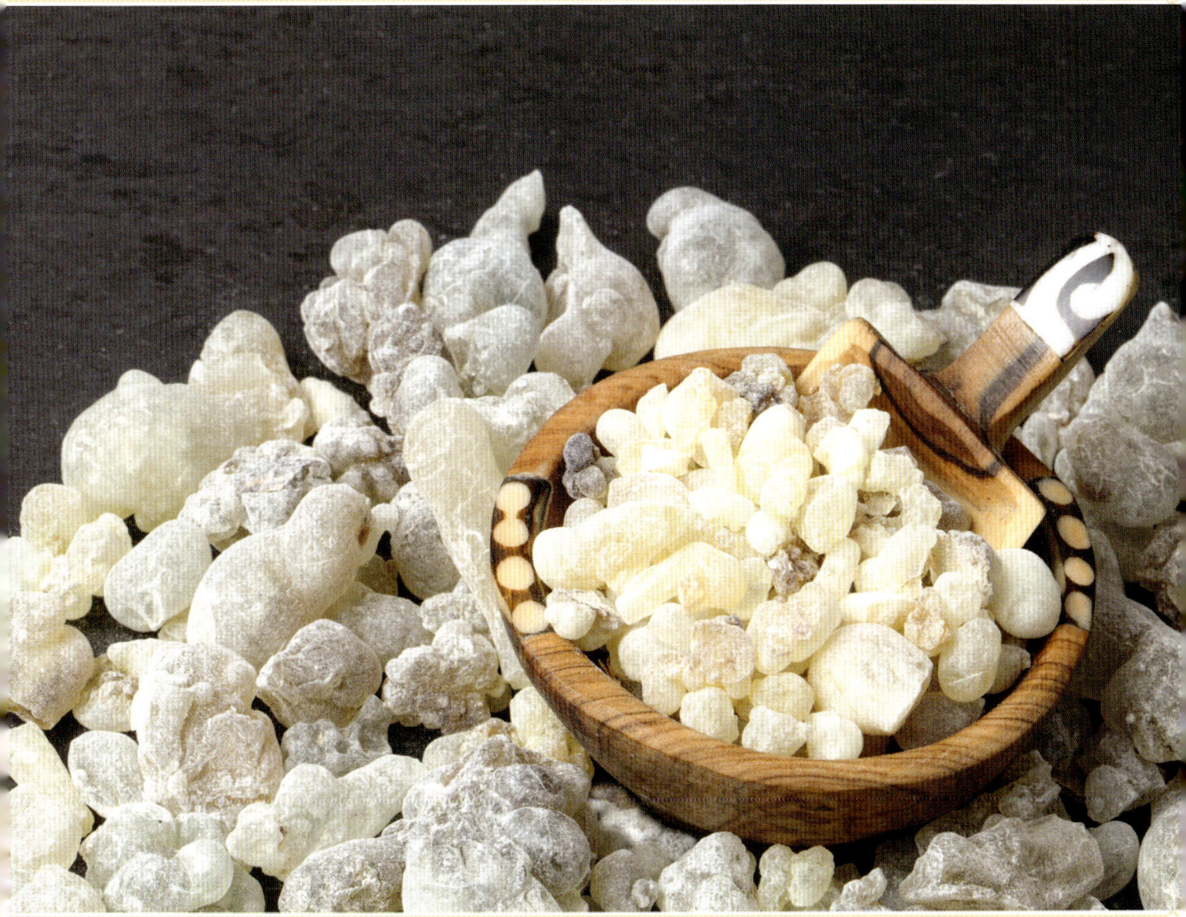

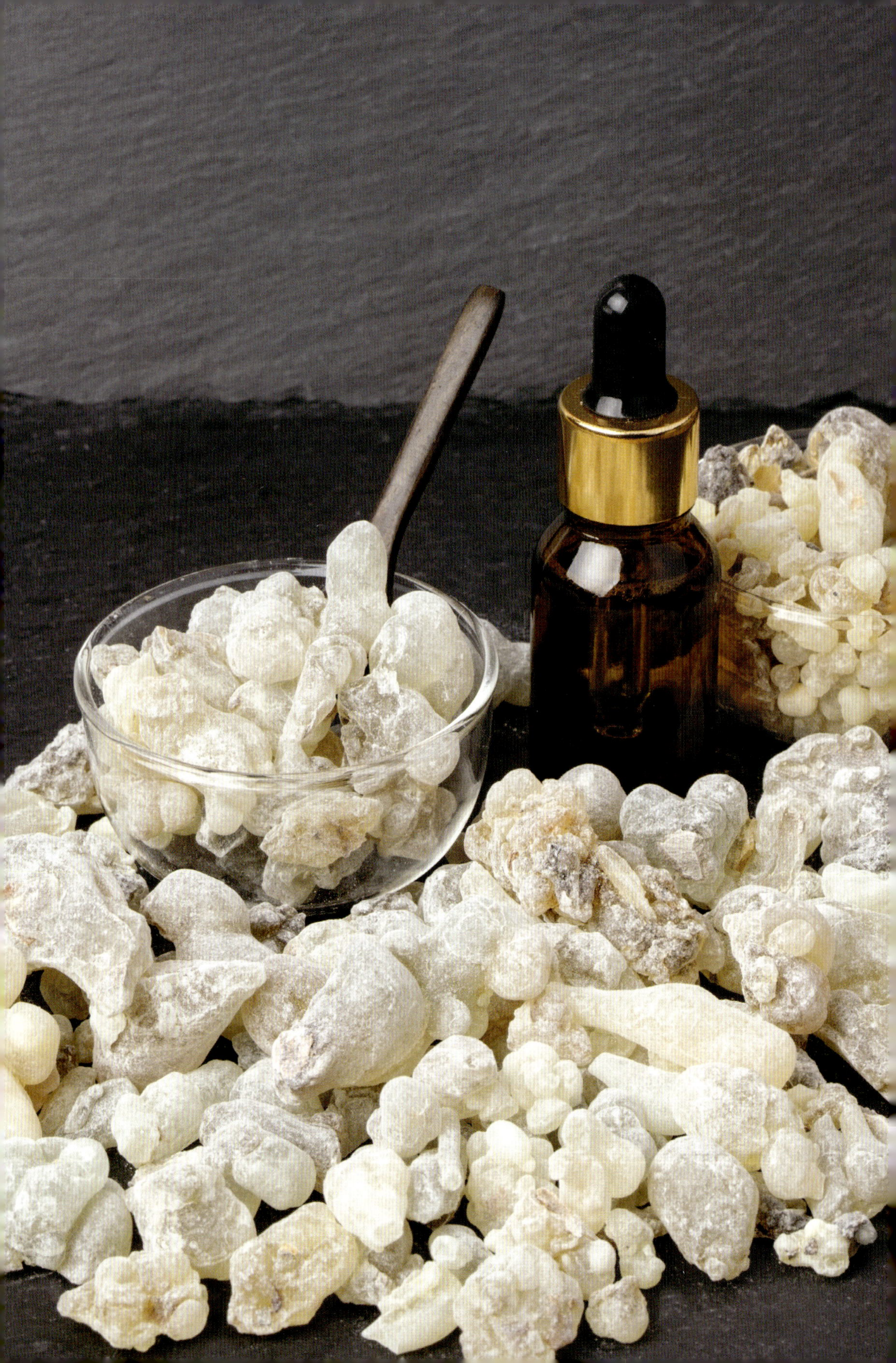

2

Weihrauchöl – Das Öl der Königsklasse

„... und salbten viele Sieche mit Öl und machten sie gesund."
Markus 6:13

Weihrauch wird das „Öl der Könige" genannt. Von all den ätherischen Ölen, die die Antike kannte, war Weihrauchöl als das „heilige" Öle und als Symbol der Göttlichkeit bekannt, das Königen, Propheten und Priestern vorbehalten war. Christus heißt übersetzt „der Gesalbte". „Der Gesalbte" war ein Mensch, der von Gott in sein Amt eingesetzt wurde, um Gutes zu tun. Er würde die Menschheit aus Dunkelheit, Not und Elend herausführen und für Frieden und Gerechtigkeit sorgen. Er würde die Krankheiten der Menschen heilen und neues Leben in den trüben und oft beschwerlichen Alltag der einfachen Leute bringen.

„Was heilt, ist heilig", war eine Gewissheit, die den Menschen von einst in jede Zelle ihres Seins geschrieben war, und ihre Ehrfurcht vor diesem geweihten Salböl hatte seine Wurzeln in dieser uralten Legende.

Die Legende der Vertreibung aus dem Paradies

Das Paradies ist kein Ort, sondern ein Bewusstseinszustand.

Die Sonne stand hoch im Zenit und sandte ihre milden Strahlen auf das erste Menschenpaar, das im Garten Eden sich unter üppigen grünen Bäumen zu verstecken suchte. Sie standen schuldbewusst da, und Eva sagte wehmütig: „Wie glücklich und wohlbehütet wir doch hier in den himmlischen Gärten gewesen sind. Was wird nun aus uns werden?", und sie weinte bitterlich. Durch diese eine, unbedachte Tat – von der verbotenen Frucht der Erkenntnis von Gut und Böse zu essen – erkannten sie nun Dinge, die ihnen bislang fremd gewesen waren. Quälende Schuldgefühle, Bitterkeit, hilflose Trauer, all das hatte ihr Bewusstsein noch nie zuvor berührt. Sie wussten intuitiv, dass sie ihr Glück verspielt hatten und es wohl Jahrmillionen dauern würde, bis sie es wiedererlangen könnten. Der Schmerz über den Verlust war zu schwer zu ertragen.

Da erbarmte sich Gott des Leides und rief Adam und Eva zu sich. Er sprach zu ihnen: „Die Zeit ist gekommen, wo ihr euer Paradies verlassen müsst, um nach dem Schlüssel des Lebens zu suchen. Ihr werdet die Wälder durchstreifen, jeden Stein wenden, die höchsten Berge erklimmen, in die tiefsten Schluchten hinabsteigen und in jedem noch so tiefen See nach diesem goldenen Schlüssel suchen. Nur mit diesem Schlüssel könnt ihr wieder Einlass in das Paradies erlangen." Und die Schmerzen der Einsamkeit und die unbeschreiblichen, immer wiederkehrenden Leiden eines harten, entbehrungsreichen Lebens rollten wie ein schwer beladener Tross vor ihren erschrockenen Augen vorbei.

„Nehmt dies auf eure Reise durch die neue Welt mit", sagte Gott und reichte ihnen eine Harzträne von Weihrauch und Myrrhe. „Das wird euch trösten, wenn ihr euch in der kalten Welt einsam und verlassen fühlt. Es wird eure Beschwerden lindern, wenn euer Körper unter der Last eurer wirren Gedanken und heißen Gefühle zusammenbricht. Dieses Geschenk wird euch immer an mich erinnern. Ich bin immer bei euch." Mit diesen Worten und den beiden Werkzeugen – Weihrauch und Myrrhe – entließ Gott seine unerfahrenen Kinder in eine kalte und unbekannte Welt. Doch das Versprechen an jedes Menschenherz, zur gegebenen Zeit den goldenen Schlüssel zum Paradies wiederzufinden, strahlt wie ein Leuchtturm aus weiter Ferne und erhellt den Weg noch heute.

Es ist nicht verwunderlich, dass diese Legende von der Vertreibung aus dem Paradies und den beiden kostbaren Geschenken – Weihrauch und Myrrhe – in der Bibliothek von Salalah, im legendären Weihrauchzentrum Oman, im kostbaren Buch „Pflanzen von Dhofar" verewigt ist. Seit grauer Vorzeit hielt die Menschheit an dem Weihrauch-Geschenk fest, denn es erfüllte seine Aufgabe gerade so, wie Gott es, der Legende nach, prophezeit hatte.

Wenn das Weihrauchharz auf die glühende Kohle gelegt oder das duftende Weihrauchöl im Aroma-Diffuser vernebelt wird, steigt eine betörende, balsamisch-würzige Duftwolke zum Himmel auf und erinnert wohl jeden Suchenden an das verlorene Paradies.

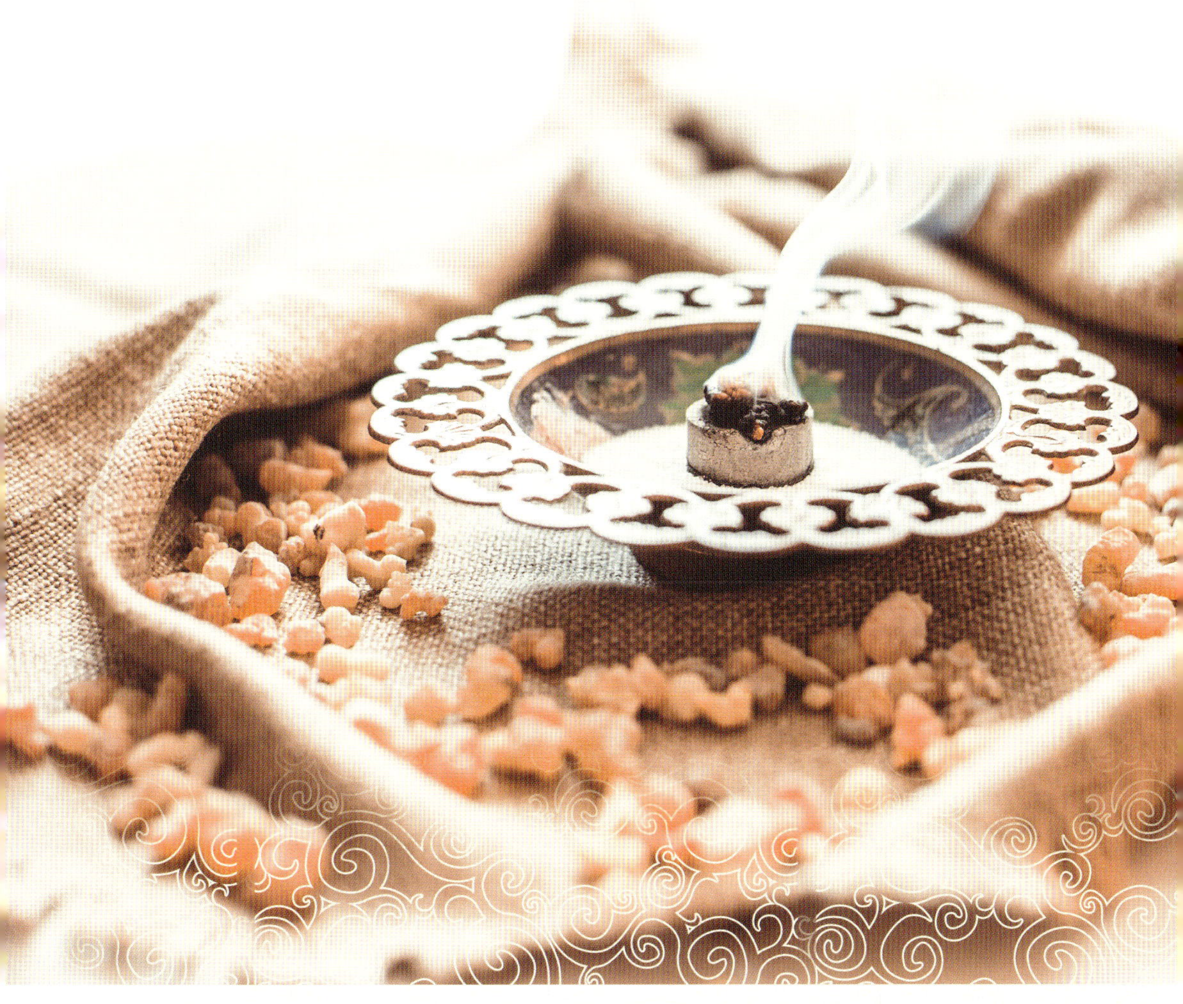

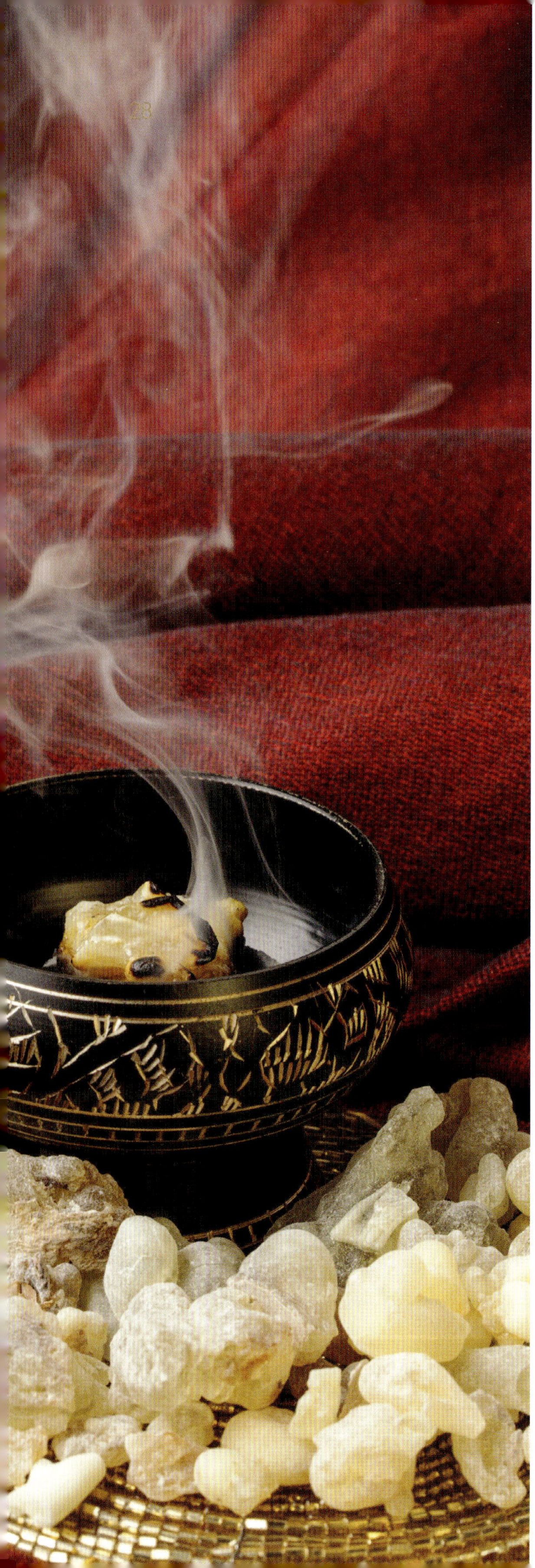

Weihrauch – ein himmlisches Versprechen

Um dieses Geheimnis des Weihrauchs wussten seit alters her die Menschen, vom gottähnlichen Pharao, über den Großmeister der elitären Priesterklasse bis zum einfachen Volk. Dieses heilige Wissen wurde von Generation zu Generation bis auf den heutigen Tag weitergetragen, um sicherzustellen, dass es für die Menschheit erhalten bleibt.

Es ist viel von dem mystischen Glanz und der Wertschätzung des heiligen Weihrauchs über die Jahrhunderte verloren gegangen. Einst Zuflucht in jeder erdenklichen Not, physischer, emotionaler oder geistiger Art, fiel das Heilwissen langsam, aber stetig der Vergessenheit anheim, bis es eines Tages wiederentdeckt und der Menschheit erneut zugänglich gemacht wird. Die heutige Wissenschaft lernt mit Staunen über das Geschenk, das der Menschheit über die Jahrtausende das Überleben gesichert hatte – sei es in Notzeiten, während der Hungersnöte oder in Zeiten der Pestilenz. Der heilige Weihrauch wirkt heute noch genauso wie einst und ist als himmlisches Versprechen von Ruhe und Glück in der Erinnerung jedes Menschen – oft tief verschüttet – verborgen und vergraben.

TIPP: Weihrauch hat einen süßen, warmen Duft, der sich stimulierend auf das Gefühlsleben auswirkt: Einen Tropfen in deine Handfläche tropfen, verreiben und sanft über die Nase legen. Tief einatmen.

TIPP: Du kannst Weihrauchöl einatmen, einreiben und einnehmen! Wie wäre es mit einem warmen Tee, dem du einen Tropfen Weihrauchöl beifügst? Aber vergiss nicht: Das verwendete Öl muss als Nahrungsergänzungsmittel am Fläschchen gekennzeichnet sein.

TIPP: Nimm einen Tropfen Weihrauchöl in die linke Hand, „aktiviere" das Öl bewusst und mit Intention durch dreimalige Rechtsdrehung und trage es auf Stirn, Scheitel, Nacken und/oder Schläfen auf. Dieses Weihrauch-Ritual war einst das Werkzeug für die Krankensalbung.

Weihrauch, das kostbare Öl der Könige

Weihrauch war in der Antike wertvoller als Gold. Als eines der ältesten ätherischen Öle war es nachweislich seit 5.000 bis 7.000 Jahren in Verwendung. Je größer die Weihrauchschätze in den Schatztruhen und Kammern eines Königreiches waren, desto mächtiger und angesehener war der König unter den Völkern der damals bekannten Welt. Das Ritual der heiligen Salbung, um die Inthronisation eines Monarchen zu besiegeln, war eine heilige Tradition geworden. Auch Priester bedienten sich dieses würdevollen Brauchtums, um Rang und Ansehen unter den Menschen zu unterstreichen und damit ihr Amt als Mittler zwischen Gott und dem unmündigen Volk einmal mehr hervorzuheben.

Über die wüstenheiße Seidenstraße wurde das Harz und Weihrauchöl von Oman und Jemen bis an die Enden der Welt in die Königshäuser und Paläste der Mächtigen gebracht. Es wurde in endlosen Karawanen in den Norden nach Mesopotamien und in den Westen zum Roten Meer transportiert. Die Gefahren des sich immer wandelnden Wüstensandes und dunkler, vermummter Horden, die nach den kostbaren Gütern trachteten, tödlicher Skorpione und unbekannter Krankheiten begleiteten die Abenteurer der Wüstenreise, die sich bei der glücklichen Ankunft eines königlichen Soldes sicher sein konnten.

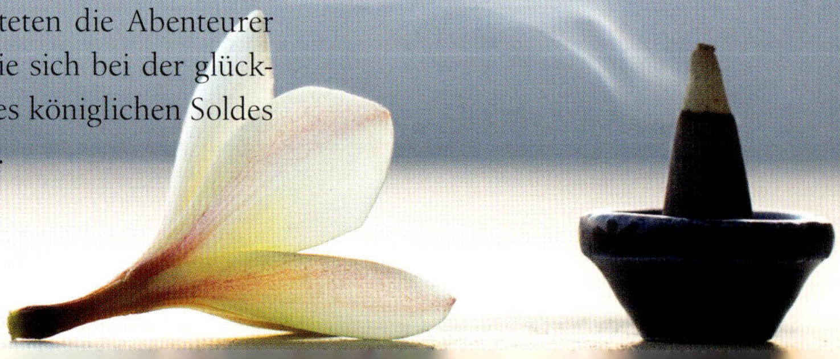

Weihrauchöl – die Urmedizin der Menschheit

Ätherische Öle sind die Urmedizin der Menschheit. In den antiken Hochkulturen in Mesopotamien und Ägypten wurden ihre heilsame Wirkung hochgeschätzt. Eine fünftausend Jahre alte ägyptische Schriftrolle, der *Papyrus Eber*, berichtet von der Anwendung ätherischer Öle *„von der Gicht bis zum gebrochenen Schädel"*, was so viel heißt wie *„von Kopf bis Fuß"*.

Als Howard Carter 1922 im Tal der Könige bei seinen archäologischen Ausgrabungen auf die Pyramiden-Grabstätte des legendären Pharaos Tutanchamun stieß und sie öffnete, strömte ihm der feine Duft von Lavendel, Weihrauch und Benzoe entgegen. Ätherische Öle, die durch Destillation gewonnen werden, verlieren über die Jahrtausende hinweg nichts von ihrer Wirkung!

Grabräuber in allen Epochen nahmen routinemäßig die kostbaren Behälter mit den ätherischen Ölen mit und ließen Gold und Edelsteine zurück; denn die ätherischen Öle waren einst das Wertvollste, was die Erde hergab – die Lebensessenz der Pflanzen, deren wunderbare gesundheitliche Wirkungen hochgeschätzt waren. Sie sind auch heute noch „wertvoller als Gold", denn sie bewirken, was Gold und Geld nicht vermögen: Gesundheit an Leib und Seele zu schenken.

Über 500 Bibelverse zitieren die Heilwirkungen der reinen destillierten Öle. Sie berichten über den Sieg gegen die Pest mit **Weihrauch, Myrrhe, Onycha, Galbanum, Balsam** und anderen aromatischen Harzen. Das Verbrennen von Weihrauchharz und das Einreiben mit Weihrauchöl waren zum Schutz des Kindes bei der Geburt Brauch. Weihrauch war ein wichtiges Salbungsöl für Sterbende. Kostbares Weihrauchöl aus frischem Weihrauchharz wurde in Tiegeln aufbewahrt und für Hauterkrankungen, Schnitte oder Wunden aller Art verwendet. Das Harz wurde zu Pillen geformt, um gegen dünnes Blut, Brust- und Unterleibsschmerzen und Cholera zu helfen. Weihrauchpillen wurden damals als die Medizin gegen alle bekannten Krankheiten betrachtet.

Das Wissen um Heilung sowie um die vorbeugende Erhaltung der Gesundheit mit ätherischen Ölen war die Medizin jener Welt. Ikonen aus weit zurückliegenden Zeiten zeigen die uralte Heiler-Geste – die beiden erhobenen Finger – mit denen das Öl aufgenommen und zur Salbung der Kranken aufgetragen wurde, um sie wieder gesund zu machen.

Wie Weihrauchöl wirkt

Ätherische Öle, die konzentrierte Lebensessenz der aromatischen Pflanzen, senden über den Geruchssinn, der unser empfindlichstes Sinnesorgan ist, Duftinformationen in die Nervenzellen der Riechschleimhaut. Von dort gelangen sie auf direktem Weg zum limbischen System des Gehirns, das als Steuerungsorgan für sämtliche Gefühle, Eindrücke und Erinnerungen zuständig ist.

Die Wirkung ätherischer Öle ist wissenschaftlich genau untersucht worden, und man weiß daher, dass beruhigende Öle eine Verlangsamung der Hirnwellentätigkeit bewirken, während anregende Öle diese beschleunigen. Außerdem wirken sie auf die innere Sekretion der Drüsen und auf das Nervensystem, wodurch Hormone vermehrt in die Blutbahn transportiert werden. Dadurch werden die körperlichen Abwehrkräfte angeregt und das Immunsystem gestärkt.

Da Weihrauchöl sowie alle anderen ätherischen Öle eine sehr geringe molekulare Masse aufweist, wird es von den Rezeptoren der Haut leicht aufgenommen. Von dort aus gelangt es weiter ins Bindegewebe, in die Muskulatur, in den Blut- und Lymphkreislauf, bis hin zu den einzelnen Organsystemen. Bereits nach 15-20 Minuten können ätherische Öle im Blutkreislauf mikroskopisch nachgewiesen werden (Huang et al., 1999; Ogiso et al., 1995).

TIPP: Du kannst die sofortige Wirkung ätherischer Öle selbst nachprüfen. Reibe eine Knoblauchzehe auf die Unterseite der großen Zehe. Du wirst erstaunt sein, wie schnell du Knoblauchgeschmack in deinem Mund hast. Das Weihrauchöl geht also ungehindert in den Körper. Es überschreitet auch die Blut-Hirn-Schranke und bringt Sauerstoff ins Gehirn. Dabei werden Glückshormone ausgeschüttet, die unsere Stimmung anheben, und gleichzeitig werden pathogene Keime eliminiert, denn diese können in der Gegenwart von Sauerstoff nicht überleben. Sesquiterpene – das sind chemische Wirkstoffe im Weihrauchöl – stimulieren das limbische System (das Zentrum der Gefühle und Erinnerungen im Gehirn) sowie den Hypothalamus, die Zirbeldrüse und die Hypophyse. Der Hypothalamus ist die Meisterdrüse des menschlichen Körpers, der die Freisetzung vieler Hormone, einschließlich der Schilddrüsenhormone und des Wachstumshormons, bewerkstelligt.

Das Weihrauchöl unterstützt, wie die übrigen ätherischen Öle auch, die Lebensfunktionen des Körpers, hilft Nährstoffe heranzuschaffen und Giftstoffe auszuleiten. Es regeneriert unsere Organsysteme, leitet den Heilungsprozess ein und unterstützt bei Schmerzzuständen, Durchblutungsstörungen, Entzündungen oder Schlafstörungen, um nur einige Wirkungsbereiche zu nennen. Mit dem natürlichen Weihrauchöl haben wir also ein revitalisierendes, entspannendes und beruhigendes Mittel zur Verfügung. Weihrauchöl duftet nicht nur königlich, es macht auch glücklich.

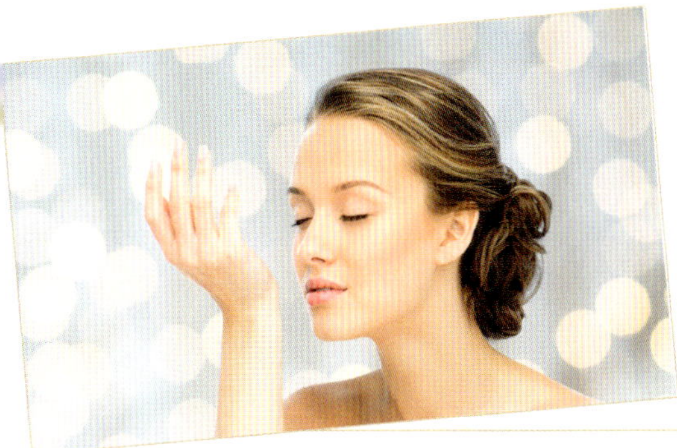

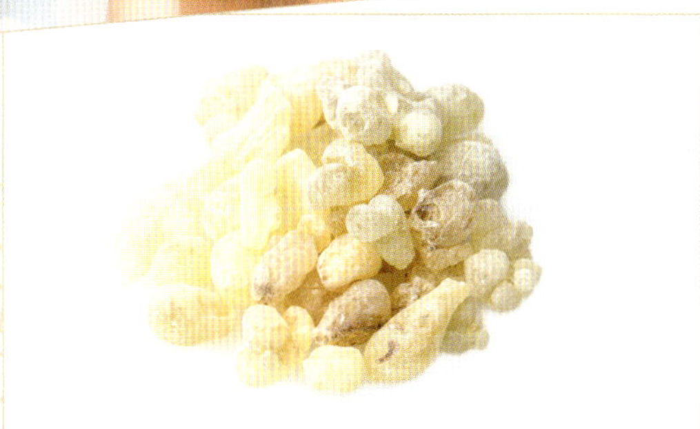

Die praktische Anwendung von Weihrauch

Weihrauchöl lässt sich einfach und sehr wirkungsvoll in den Alltag einbeziehen. Ein paar Tropfen können im Wasser verdünnt als Raumspray verwendet werden oder als Riechfläschchen immer griffbereit zur Verfügung stehen. Es kann in einem Aroma-Diffuser vernebelt werden. Ein Aroma-Diffuser ist ein elektrisches Gerät, das die mikrofeinen Partikel eines ätherischen Öls in den Raum bläst und einerseits deren duftende Heilschwingungen allen Anwesenden – ob Mensch oder Tier – übermittelt, andererseits pathogene Keime und Verunreinigungen effektiv aus der Luft filtert. Je nach Größe des Aroma-Diffusers werden zum Vernebeln 5 bis 15 Tropfen benötigt, wobei man nach Bedarf und Stimmung das **Weihrauchöl** mit einem anderen Öl mischen kann, zum Beispiel mit **Balsamtanne, Orange** oder **Limette**. Weihrauchöl lässt sich mit allen ätherischen Ölen gut kombinieren.

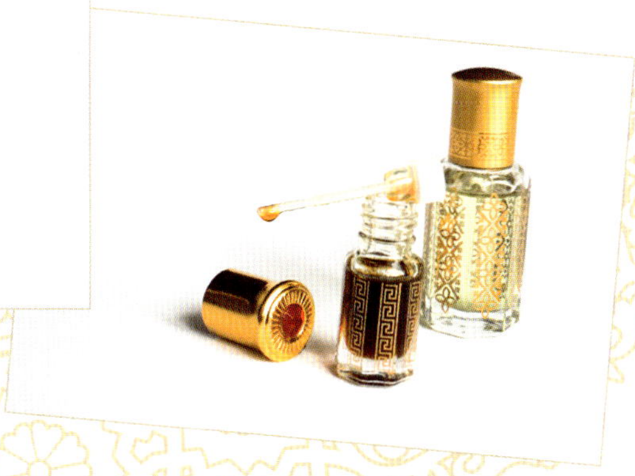

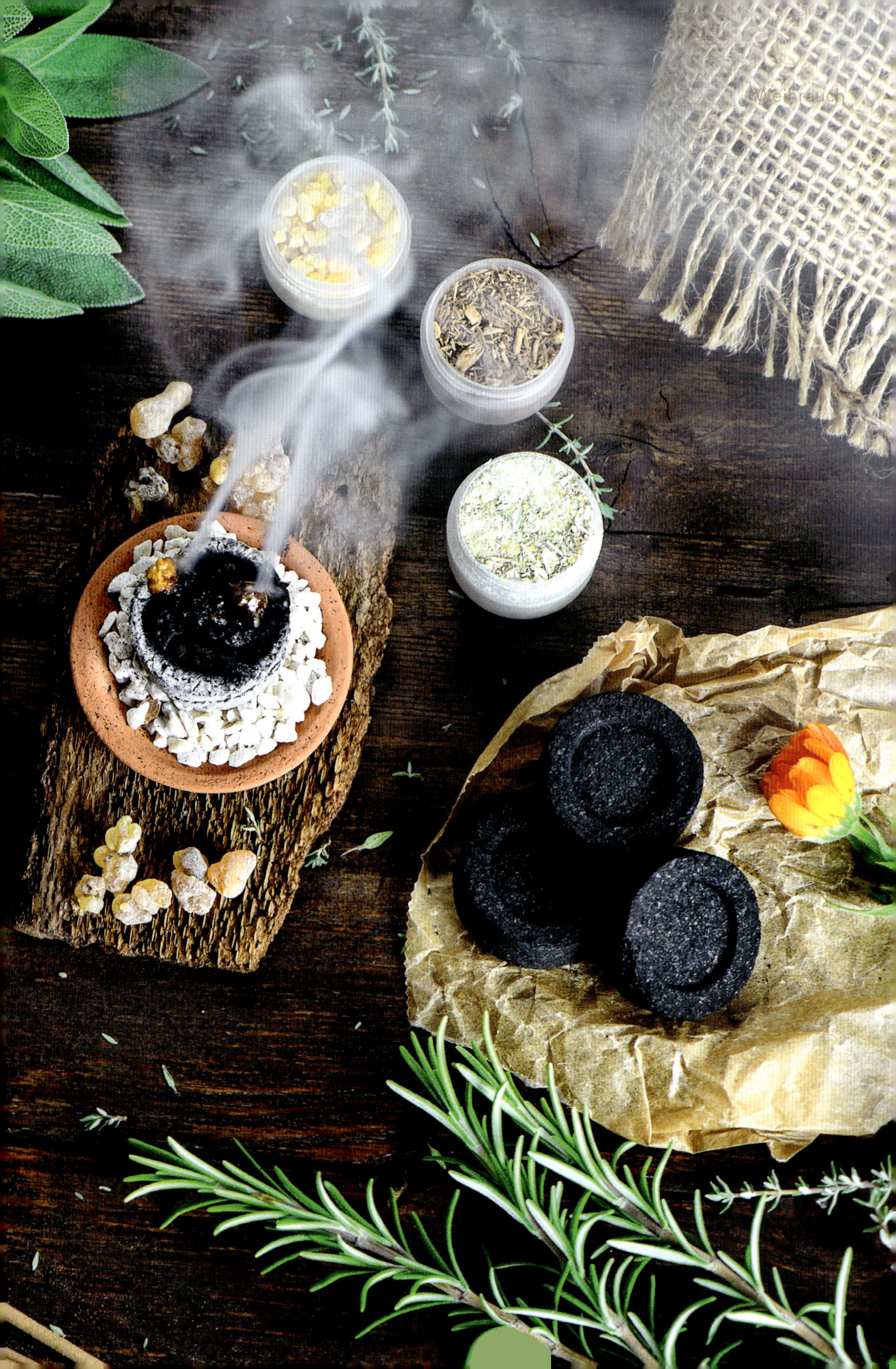

3

Deine Weihrauch-Hausapotheke

„Der Duft eines ätherischen Öls kann sich direkt
auf deine emotionale Verfassung und deine Lebensspanne auswirken."
D. Gary Young

Ein Baum, aber hundert Anwendungen

Weihrauch gehörte seit Menschengedenken in die tägliche Hausapotheke, denn es war das Mittel, von dem sagenumwobene Legenden erzählen, es sei das auserwählte Harz gewesen, um alle menschlichen Gebrechen zu heilen. Auch heute ist Weihrauch mit seinen vielseitigen Anwendungen aus unserem Leben nicht wegzudenken.

Wie das Räuchern von Weihrauchharz Geist und Körper heilt

Autogenes Training, Yoga, Meditation, Kontemplation – alle diese geistigen Praktiken benötigen Fokus und Konzentration. Die immer wandernden Gedanken, die wie eine Schar schnatternder Gänse nicht zu überhören sind, müssen unter Kontrolle gebracht werden. Die Gedanken müssen Ruhe finden, um inneren Frieden in tiefer Versenkung erleben zu können.

Dabei unterstützt uns der heilige Weihrauch, der schon seit alters her für Gebet, Andacht und innere Stille geschätzt wurde. Er hilft dabei, das Herz in geistige Höhen zu erheben und der Seele Flügel zu verleihen. Weihrauchharz auf glühende Kohlen zu legen, einen Weihrauchkegel zu entzünden oder Weihrauchstäbchen zu räuchern, all das gewährt dem Duft des Weihrauchs Eingang in das Herz, beruhigt die Gedanken und wirkt anhebend. Räuchern war seit Menschengedenken beliebt, aber hast du gewusst, dass bereits 2.000 Jahre vor Christus in Palästina und Syrien Räucherstäbchen in Gebrauch waren?

Oft sind wir im Stress des Alltags wie in einem Laufrad gefangen und können aus dem Teufelskreis nicht ausbrechen. Daher ist es lebensnotwendig, still zu werden und sich zu besinnen. Weihrauchduft hilft dabei. Gefühle werden weicher und sanftmütiger, während die Gedanken zur Ruhe kommen und sich wandeln können. Ein aufgewühlter Verstand und ein gekränktes Herz schaden dem Körper und manifestieren sich früher oder später als Krankheit.

Daher ist das Stillwerden, auf welche Art auch immer erreicht, für den Menschen heilend. Es ist die Kommunikation mit dem Göttlichen, die uns den Sinn des Lebens eröffnet, der im Trubel des Alltags untergeht. Der Duft von Weihrauch hilft dabei, still zu werden, die Gedanken zu besänftigen, das Herz zu erweichen und die Sinne auf das Wesentliche zu richten.

TIPP: Zusammen mit **Weihrauchharz** können auch andere Harze geräuchert werden, zum Beispiel **Myrrhe, Copaiba,** das Harz der **Balsamtanne** und andere Harze, die du vielleicht im Wald gesammelt hast.

Das Räuchern als Aromatherapie

In alten Zeiten haben Frauen das Räuchern in ihrem Heim angewandt. Sie reinigten mit dem duftenden Weihrauchkessel ihren Lebensraum und schützten sich so vor Pest, Cholera und Krankheitskeimen aller Art. Sie verstanden es, die Atmosphäre zu klären und die Umgebung zu heiligen. Nicht nur bei Geburten oder Unterleibsbeschwerden brachte der heilsame Weihrauchduft Linderung oder Heilung. Um mit Weihrauch gewürztes Wasser zu trinken, hielten sie einen Krug über die dampfende Weihrauchkohle und füllten dann Wasser ein. (Heute würde man dem Wasser wohl einen Tropfen Weihrauchöl beifügen.)

Aber vor allem macht das Räuchern Spaß. Es schüttet Adrenalin aus und bereitet Freude, lässt Ärger und Nervosität vergessen, entspannt und soll sogar den Appetit zügeln.

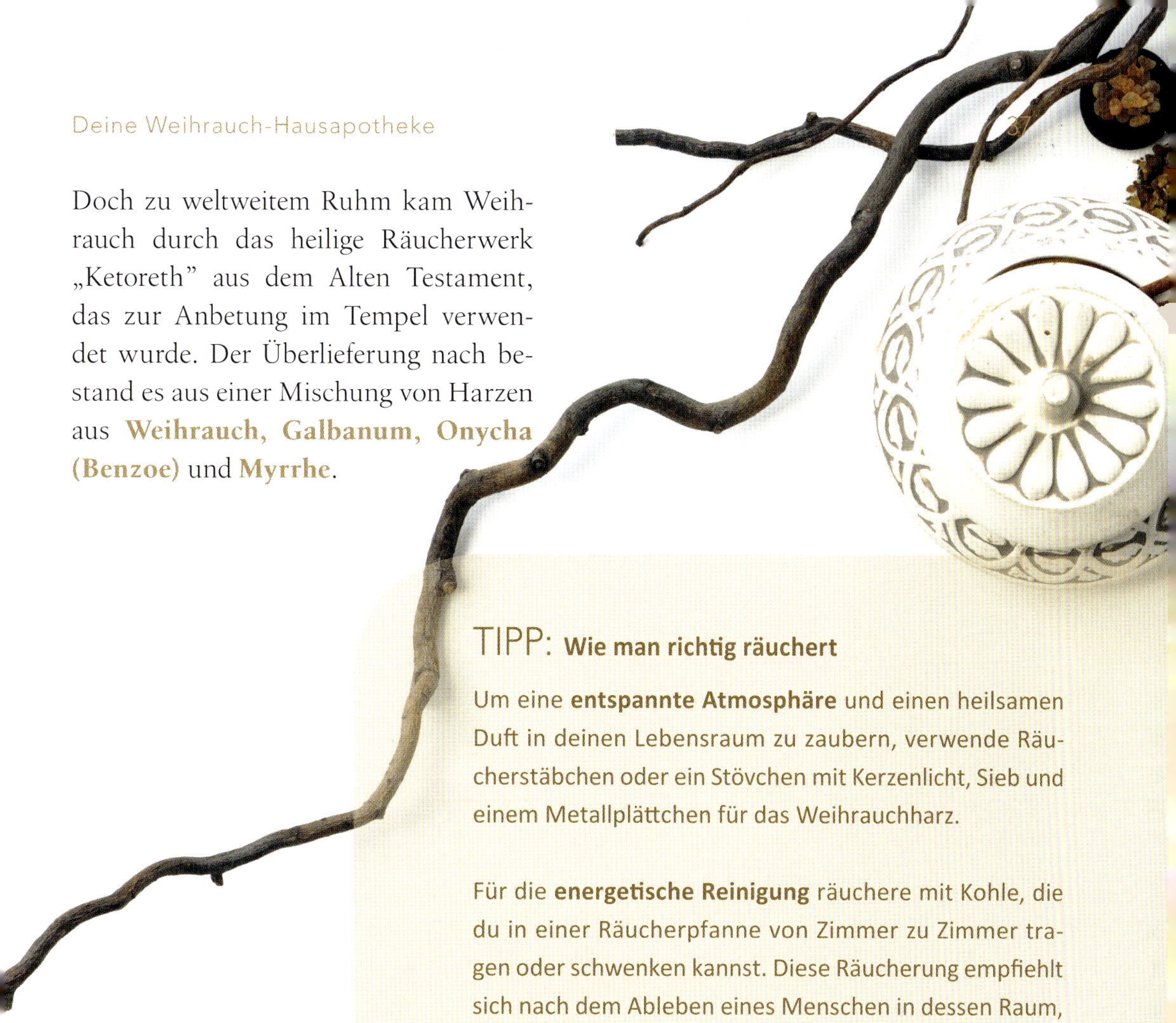

Doch zu weltweitem Ruhm kam Weihrauch durch das heilige Räucherwerk „Ketoreth" aus dem Alten Testament, das zur Anbetung im Tempel verwendet wurde. Der Überlieferung nach bestand es aus einer Mischung von Harzen aus **Weihrauch, Galbanum, Onycha (Benzoe)** und **Myrrhe**.

TIPP: Wie man richtig räuchert

Um eine **entspannte Atmosphäre** und einen heilsamen Duft in deinen Lebensraum zu zaubern, verwende Räucherstäbchen oder ein Stövchen mit Kerzenlicht, Sieb und einem Metallplättchen für das Weihrauchharz.

Für die **energetische Reinigung** räuchere mit Kohle, die du in einer Räucherpfanne von Zimmer zu Zimmer tragen oder schwenken kannst. Diese Räucherung empfiehlt sich nach dem Ableben eines Menschen in dessen Raum, beim Einzug in eine neue Wohnung oder einfach einmal im Jahr, meist am Heiligendreikönigstag, um alte Energien zu vertreiben und deinen Lebensraum zu heiligen. Dabei wird bei geschlossenen Fenstern geräuchert. Man lässt den Rauch einige Minuten einwirken und lüftet dann.

Dieses Räucherwerk und viele andere Harze und Kräuter bringen frischen Wind in dein Zuhause:

Weihrauch – schenkt heilende Energien und erhebt den Geist
Myrrhe – bringt Ruhe und Frieden in deinen Lebensraum
Lavendel – lässt Wellen von beruhigenden Sommerdüften herein
Salbei – fegt mit seiner reinigenden Kraft schlechte Energien hinaus
Wacholder – bringt ein erdendes Aroma und neue Kraft in den Raum

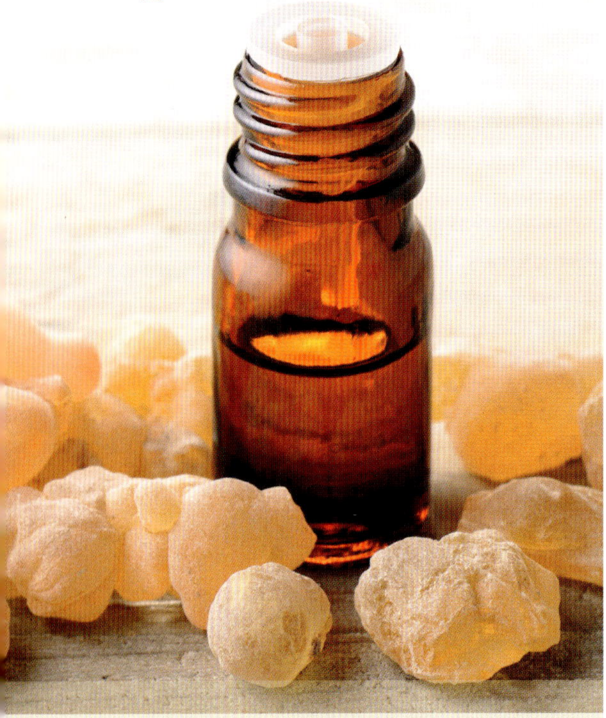

In diesem Buch spreche ich mit Vorliebe von dem ätherischen Weihrauchöl, das von all den Arten der Weihrauchanwendung, wie Räucherkegel, Incense-Stäbchen und Weihrauchharz auf Räucherkohle, die alle für sich bereits kräftige Heilwirkungen mit sich bringen, wohl den größten Nutzen für den Hilfesuchenden bereithält. Bei einem ätherischen Öl gibt es keine Rauch- und Rußrückstände, die in die Atemwege gelangen können. Auch zerstört die Hitze nicht einen Teil des therapeutischen Nutzens.

Ätherisches Weihrauchöl ist in Folge des Destillationsprozesses hochkonzentriert in seiner therapeutischen Wirkung. Schon ein einziger Tropfen Weihrauchöl hat unvergleichliche Kräfte.

Weihrauchöl: Ein Duft, der Emotionen ausgleicht

Das Weihrauchöl, das aus dem Harz der Boswellia-Bäume in einem zehn- bis sechzehnstündigen Herstellungsprozess durch Dampfdestillation gewonnen wird, ist das ideale Mittel, das immer und überall leicht zur Hand ist. Man braucht kein Stövchen, kein Feuerzeug und kein ruhiges Plätzchen. Es ist jederzeit und sofort verfügbar: Rieche an dem Weihrauchfläschchen!

Öffne das Ölfläschchen und rieche daran. Gib einen Tropfen Weihrauchöl in die Handfläche, verreibe die Hände und lege sie sanft über die Nase; oder verwende einen Aroma-Diffuser, der die Luft von Krankheitserregern reinigt, die Atemluft mit negativen Ionen anreichert und eigentlich der einfachste und effektivste Luftreiniger der Welt ist, der direkt aus der Natur kommt.

Das tiefe Einatmen bringt die Heilkräfte des Weihrauchöls direkt in das limbische System, wo unsere Erinnerungen und Gefühle beheimatet sind. Dort beginnt es, aufgebrachte Emotionen, traumatische Erinnerungen und schmerzhafte Erlebnisse zu transformieren. Doch der Mensch besteht nicht nur aus einigen wenigen Erlebnissen aus diesem Leben, an die er sich bewusst erinnern kann. Er trägt eine Vielzahl von Erfahrungen und Erlebnissen mit sich herum, die sich über

Jahrmillionen hinweg in seinem Zellbewusstsein angesammelt und festgesetzt haben.

Sie schlummern unbewusst in ihm, können jedoch durch einen Trigger von der Außenwelt jederzeit wachgerufen werden. Dann reagiert man scheinbar automatisch und empfindlich auf ein unbedachtes Wort, einen schiefen Blick oder eine unliebsame Begegnung, ohne zu wissen warum. Will man also nicht länger Opfer jedes noch so kleinen Anstoßes von außen sein, so kann man sich – zum Beispiel mit Hilfe von Weihrauchduft und anderen Düften – davon befreien, indem man lernt, nicht Wirkung auf Impulse anderer zu sein, sondern selbst Ursache zu werden.

Die Wissenschaft lehrt heute, dass trübe Erinnerungen, die niedrig schwingen und die Sinne verdunkeln, auf die hohen Schwingungen des Weihrauchduftes mit seinen heilbringenden Wirkungen ansprechen. Beim Einatmen des Duftes werden unsere Gefühle angehoben und ausgeglichen. Wie eine Stimmgabel, einmal angeschlagen, alle anderen Stimmgabeln im Raum wie durch Zauberhand im Gleichklang schwingen lässt, so ist es mit unserem ängstlichen, traurigen oder dunklen Bewusstsein: Es wird zu lichten Höhen angehoben. Das Resultat: Frohe, glückliche Gedanken und Gefühle, ein Lächeln selbst in tiefstem Schmerz, Freude trotz jahrelanger Depression. Weihrauch ist daher ein bevorzugtes Öl von Psychotherapeuten.

TIPP: Ist dir etwas über die Leber gelaufen, greife schnell nach deinem Weihrauchfläschchen und schnuppere daran. Du wirst über das Ergebnis erstaunt sein.

Weihrauchwasser für einen glücklichen Darm

Verwendest du Kristalle in deinem Wasser? Sie dienen der Reinigung und energetischen Aufbereitung des Trinkwassers. Im Orient kennt man Trinkwasser, das mit Weihrauch angereichert ist, bereits seit Jahrtausenden. Man gibt ein paar Weihrauchharzstücke in Wasser und belässt sie für einige Zeit im Wasserkrug, bevor man abseiht und das Wasser trinkt. Auch wird aus Weihrauchharz gerne Tee gekocht.

Ein Wort der Warnung ist hier jedoch angebracht. Verwende ausschließlich reines Weihrauchharz von authentischen Erzeugern, die zur Nahrungsergänzung bestimmt und als Nahrungsergänzungsmittel gekennzeichnet sind. Es gibt viele Weihrauchharze auf dem Markt, einige hochwirksam, andere für die Gesundheit gänzlich unwirksam, wie du in einem späteren Kapitel erfahren wirst.

TIPP: Willst du also Weihrauchwasser oder Weihrauchtee trinken, besorge dir das beste Weihrauchharz dafür. Es gibt auch Weihrauchtee bereits fertig zu kaufen, der zusammen mit biologischen Teeblättern und fein gemahlenem Weihrauchharz köstlich schmeckt. Am einfachsten ist es natürlich, einen Tropfen Weihrauchöl in das Getränk zu geben.

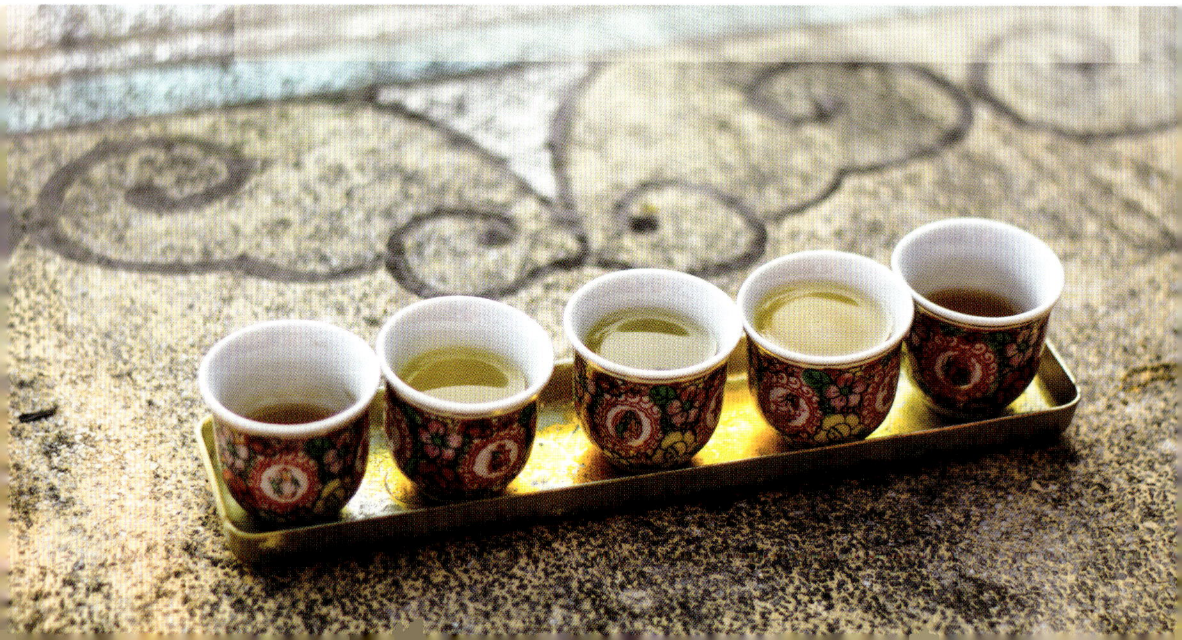

Weihrauchharz zu kauen, ist gut für die Zähne

Wenn du durch einen orientalischen Markt schlenderst, wirst du Händler sehen, die – wie es scheint – Kaugummi kauen. Dieser „Kaugummi" ist Weihrauchharz und ist für die schneeweißen, gesunden Zähne der Menschen dort verantwortlich, die wie Elfenbein aus den dunklen Gesichtern blitzen.

Sie nehmen ein Stück Weihrauchharz – wie einen kleinen Stein – in den Mund und beginnen zu kauen. (Das ist nicht für dich empfohlen und wird hier nur als Brauchtum östlicher Länder angemerkt.) Nach einiger Zeit wird das Harz wie Sand, und wenn man weiterkaut, dann wird es wie Kaugummi, so wie wir ihn kennen. Anfangs schmeckt das Weihrauchharz etwas bitter.

Hier wieder eine Vorsichtsmaßnahme: Kaufe nur Weihrauchharz, das als Nahrungsergänzungsmittel klassifiziert ist. Es gibt auch einen Weihrauch-Kaugummi am Markt, der wie „Kaugummi" aussieht, reines Weihrauchharz in Nahrungsmittelqualität enthält, lieblich schmeckt und sehr gesund ist.

Wissenschaftliche Studien belegen, dass Weihrauch in der Mundhygiene äußerst wirksam ist. Weihrauch ist unter anderem bakterizid und für Zähne, Zahnfleisch, Mundgeruch und die Mundhygiene sehr wertvoll.

TIPP: Natürlich kannst du einen Tropfen Weihrauchöl auf deine Zahnbürste geben oder mit deiner 'giftfreien' Zahnpasta zusammen verwenden, du kannst auch als Mundspülung einen Tropfen in Wasser geben und damit gurgeln oder mit dem Finger das Weihrauchöl zur Stärkung auf das Zahnfleisch einmassieren.

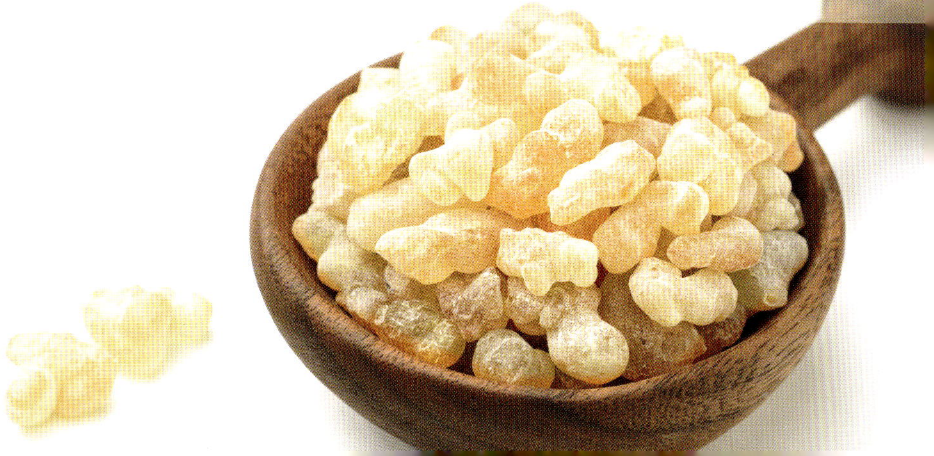

Weihrauchöl – die perfekte Nahrungsergänzung

Der Weihrauch hat viele gesundheitliche Vorteile, wie uns die Vorfahren der alten Welt in Wandmalereien und auf Papyri bezeugen. Auch die moderne Wissenschaft bestätigt die Wirkungen von Weihrauch, die eingehend studiert wurden. Die nahezu unglaublichen Erfolge bei den verschiedensten Gesundheitsproblemen wie Rheuma, Hautprobleme, Krebs und Entzündungen im Allgemeinen, gehen auf die Wirkung der Boswelliasäuren im Weihrauch zurück, die das Immunsystem kräftig unterstützen.

Daher empfiehlt es sich, Weihrauchöl in Nahrungsmittelqualität wie folgt entweder in einem Getränk, mit dem Essen oder in Kapselform zu sich zu nehmen:

- **Im Getränk:** Man gibt einen Tropfen Weihrauchöl in Trinkwasser, Fruchtsaft oder in den Tee. Um das Weihrauchöl zu emulgieren, damit die Öltropfen nicht auf der Oberfläche des Getränks schwimmen, kann man das Öl in Sahne, Honig oder einen anderen Trägerstoff einrühren und dem Getränk beifügen. Oder man quirlt das ätherische Öl kräftig in ein warmes oder kaltes Getränk ein.

- **In den Speisen:** Man fügt einen Tropfen **Weihrauchöl** bei, oft auch gemischt mit einem zum Gericht passenden anderen ätherischen Öl wie **Grapefruit, Zitrone, Limette, Orange, Thymian, Basilikum** oder anderen zum Verzehr geeigneten ätherischen Ölen.

- **In einer Kapsel:** Man besorgt sich pflanzliche Kapseln der Größe 00, also kleine Größen, fügt je nach Anweisung des Arztes 1-5 Tropfen Weihrauchöl bei und füllt mit reinem Pflanzenöl (zum Beispiel Oliven-, Kokos- oder Sonnenblumenöl) auf. Die Kapsel schließen und mit dem Essen zu sich nehmen. Weihrauchöl liebt fettes Essen, hat die Wissenschaft festgestellt. Daher ist es ideal, einen Tropfen Weihrauchöl mit reinem Pflanzenöl vermischt zu sich zu nehmen.

TIPP: Nachdem ätherische Öle nicht wasserlöslich sind und auf einem Getränk wie Öltropfen schwimmen könnten, wenn man sie pur zufügt, empfiehlt es sich, das ätherische Öl zu emulgieren. Dazu dienen unter anderem Sahne, Honig oder Sirup.

TIPP: Unterstütze dein Immunsystem. Füge einen Tropfen ätherisches Weihrauchöl deinen Getränken bei. Gib einen Tropfen Weihrauchöl vor dem Zähneputzen auf deine Zahnbürste. Kaue Weihrauchkaugummi.

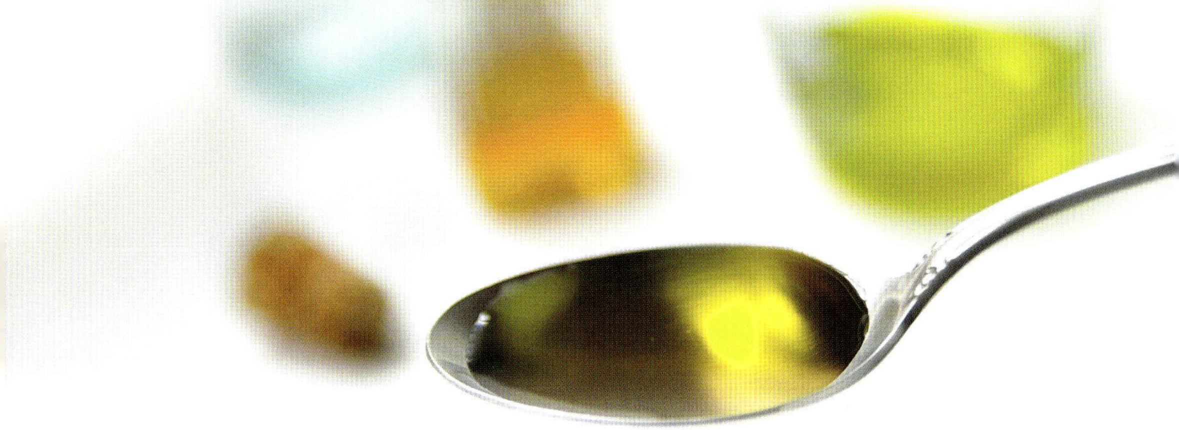

Entzündungen fürchten das Weihrauchöl. Einfach einreiben.

Besonders bei Erkrankungen des entzündlichen rheumatischen Bereiches liefert die Kraft der Boswelliasäuren im Weihrauchöl kräftige Unterstützung und ist bei der Behandlung von Rheuma, Arthritis und anderen entzündlichen Erkrankungen sehr wirksam.

Da jeder Mensch auf ätherische Öle anders reagieren kann, ist es notwendig, die Hautverträglichkeit jedes ätherischen Öls vor einer großflächigen Einreibung zu testen. Beginne mit einer starken Verdünnung, zum Beispiel einen Tropfen Weihrauchöl in einen Esslöffel Trägeröl. Gib davon einen Tropfen dieser Ölmischung oder ein wenig einer Weihrauchsalbe in die Armbeuge und achte auf eine Rötung. Wenn keine Reaktion festzustellen ist, kann das Massageöl großflächig aufgetragen werden. Reagiert die Haut mit Rötung, muss das ätherische Öl stärker mit reinem Pflanzenöl verdünnt werden. In jedem Fall solltest du stets reines Pflanzenöl griffbereit haben, um nötigenfalls eine gerötete Stelle damit „löschen" zu können. Die Rötung verschwindet sofort, wenn das ätherische Öl mit reinem Pflanzenöl auf der Haut großzügig verdünnt wird.

TIPP: MISCHUNGSVERHÄLTNIS

Wenn du Weihrauchöl mit reinem Pflanzenöl mischst, dann halte dich bitte an die Anweisungen deines Therapeuten. Du kannst hochwirksames Weihrauchöl unverdünnt auftragen, ein wenig verdünnen oder sehr stark verdünnen. Die folgende Tabelle zeigt eine starke Verdünnung für die empfindliche Haut.

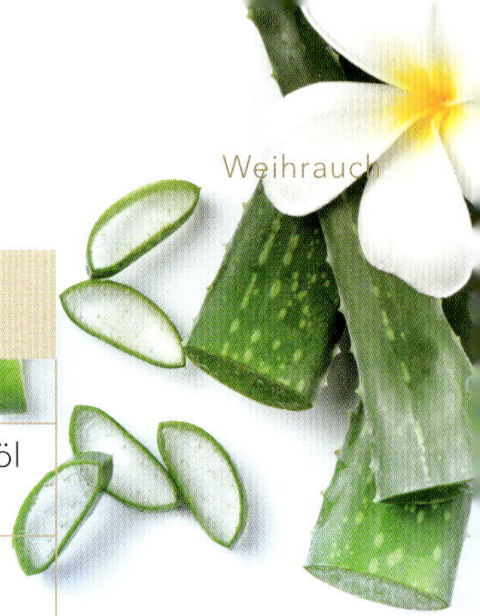

Richtlinien zur Verdünnung ätherischer Öle für Kinder und empfindliche Personen			
Milliliter		Esslöffel	
0,5%	3 Tr. Weihrauchöl per 30 ml Pflanzenöl	0,5%	1 ½ Tr. Weihrauchöl per EL Pflanzenöl
1%	6 Tr. Weihrauchöl per 30 ml Pflanzenöl	1%	3 Tr. Weihrauchöl per EL Pflanzenöl

Hier sind einige Anwendungsmöglichkeiten zum Einreiben. Siehe auch die Weihrauchrezepte für die Zubereitung von Cremen und Massageölen im Rezeptteil.

- **Die Einreibung:** Man mischt Weihrauchöl im Verhältnis 1:10 mit reinem Pflanzenöl (mehr oder weniger je nach Anordnung des Therapeuten). Das Mischungsverhältnis ist auf die Hautempfindlichkeit des Menschen und die Schwere des Problems abgestimmt. Man reibt ein paar Tropfen der Ölmischung auf die gewünschte Stelle ein. Auch Weihrauchsalben sind beliebt. Das Weihrauchöl kann bei Akupunktur, Reflexzonen-, Licht- und Farbtherapie und allen anderen Therapieformen unterstützend angewendet werden.

- **Kaltanwendung bei Entzündungen:** Eine Kalt-Applikation aus einer Mischung aus kühlendem Aloe Vera Gel und Weihrauchöl wird oft als angenehm empfunden, besonders in heißen Jahreszeiten oder bei Fieber.

- **Warme Massage:** Bei müden Muskeln nach einer anstrengenden Arbeit, einem Hexenschuss oder zur Durchblutungsförderung empfiehlt sich manchmal eine warme Massage, besonders in der kalten Jahreszeit. Dazu erwärmt man vorsichtig und nur leicht ein reines Pflanzenöl, fügt einen oder mehrere Tropfen Weihrauchöl hinzu, je nach Menge des benötigten Massageöls (siehe Mischungsverhältnis), und massiert das Öl auf die betroffene Schmerzstelle gründlich ein.

- **Andere Öle zur Einreibung:** Neben Weihrauch sind auch andere Öle beliebt, die entweder mit **Weihrauchöl** gemeinsam oder einzeln aufgetragen werden können. Dazu zählen die beruhigende **Balsamtanne**, das entzündungshemmende **Copaibaöl**, das durchblutungsfördernde **Grapefruitöl** oder dein Lieblingsöl.

Tiefenentspannung mit Weihrauchöl: Baden, Duschen, Fußbad

Um in den Genuss einer Tiefenentspannung zu kommen, ist ein warmes Bad mit dem Duft von Weihrauch eine beliebte Anwendungsmöglichkeit. Bitte beachte, dass eine Acrylbadewanne oder eine Plastikwanne für das Fußbad mit dem reinen, unverdünnten ätherischen Öl reagieren kann. Daher sollte das ätherische Öle vor dem Einsatz sorgfältig mit Salz, Honig, Sahne, Natron, neutralem Badegel oder einem anderen natürlichen Emulgator verdünnt werden. Füge das ätherische Öl erst kurz vor dem Badevergnügen dazu, damit du die Weihrauchdämpfe unmittelbar genießen kannst.

- **Das Entspannungsbad:** Weihrauchöl alleine oder mit anderen Ölen zusammen im warmen Badewasser ergibt ein sinnliches Badevergnügen. Der milde Weihrauchduft beruhigt und bringt Entspannung für Gedanken und das Gemüt. Es lässt die Alltagshektik verblassen, Stille und Frieden in das Leben zurückkehren und eröffnet oft unerwartete neue Perspektiven.
- **Badebrause**-Kugeln sind sehr beliebt. Sie werden aus Natron, Zucker, manchmal aus Maisstärke und oft mit ein wenig Hautöl für ein seidiges Hautgefühl zu einer Badebombe mit Brauseeffekt verarbeitet. Man kann in den „Teig" auch kleine Lavendelblüten oder kleingehackte Orangenschalen einarbeiten, aber das erfordert einen weiteren Schritt beim Reinigen der Badewanne nach dem Badevergnügen. Diese duftenden Bath Frizzies sind ein Erlebnis für Jung und Alt. (Siehe Rezeptteil.)
- **Das entspannende Fußbad:** Etwa 3-4 Tropfen Weihrauchöl werden in Salz emulgiert und dem warmen Wasser beigefügt. Der Weihrauch beginnt, Gifte aus den Fußsohlen zu ziehen und seine Kräfte hinauf bis in die Haarspitzen zu senden.
- **Unter der Dusche:** Probiere doch einmal einen Tropfen Weihrauchöl auf den Boden der Dusche oder auf deinen Oberkörper zu geben und unter der heißen Dusche die Weihrauchdämpfe in deine Nase aufsteigen zu lassen – ein wahrhaft sinnliches Duscherlebnis.

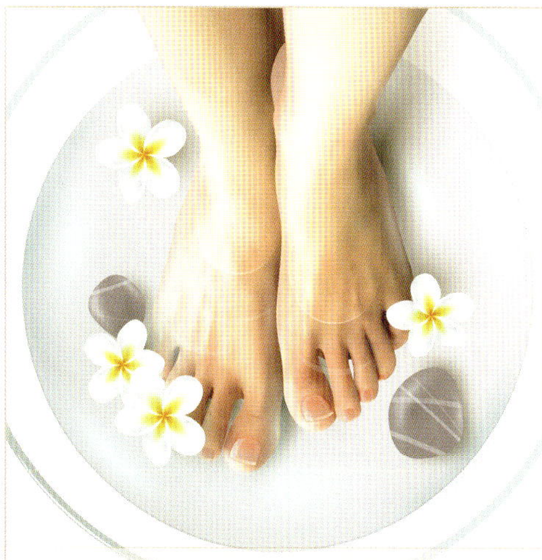

TIPP: Schütze deine ätherischen Ölfläschchen vor Hitze. Das ätherische Öl sollte immer geschlossen, bei Zimmertemperatur und dunkel gelagert werden.

Schnupfen weg! Atemwege frei mit Weihrauchdampf

Wenn die kalte Jahreszeit mit Schnupfen und Husten Einzug hält, ist auch Weihrauch als entzündungshemmendes Anti-Erkältungsmittel zur Stelle. Es öffnet die Atemwege, löst den Schleim, desinfiziert und hilft uns, frei durchzuatmen.

- Die einfachste Art, Weihrauchdämpfe zu inhalieren, ist wohl das Einatmen des ätherischen Öl-Dampfes aus einem Aroma-Diffuser – einfach den aufsteigenden Nebel tief einatmen. In akuten Fällen kann man, je nach Toleranz, mit der Nase näher an den Ausstoß herangehen und einatmen. Dabei unterscheidet man einen Diffuser, der nur reines ätherisches Weihrauchöl ausstößt und daher sehr intensiv ist, und einen, der mit Wasser und Öl funktioniert und eine schwächere, aber ebenso wertvolle Hilfe bei Husten und Schnupfen darstellt.

- Wasserdampf mit Weihrauchöl kann man auch aus einer Schüssel mit heißem Wasser, 1-2 Tropfen Weihrauchöl und einem Handtuch über dem Kopf, das den Dampf auffängt und in die Nase und Lungen leitet, einatmen.

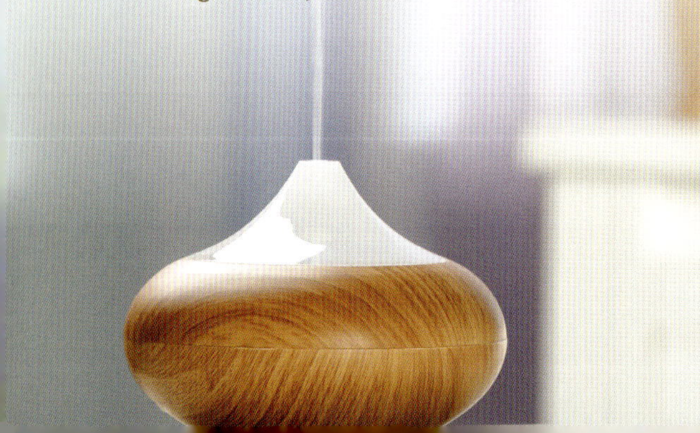

- Obwohl das Einatmen von Weihrauchöl die bevorzugte Heilanwendung ist, weil es keine Nebenprodukte wie Ruß mitliefert, so kann auch der Rauch des Weihrauchharzes mittels eines Stövchens oder Weihrauchbrenners eingeatmet werden. Für Menschen mit Asthma-Problemen ist diese Art der Inhalation allerdings nicht angeraten.

- Natürlich ist das Inhalieren von Weihrauchduft auch ein Schutz vor Krankheitskeimen und Ansteckungsgefahr. Besonders in Arztpraxen und öffentlichen Anlaufstellen ist ein Aroma-Diffuser Gold wert, denn er läuft leise im Hintergrund und kommt allen Lebewesen, Mensch und Tier, zugute, die sich in dem Raum aufhalten.

TIPP: Wenn du einmal dein Ölfläschchen in der brütenden Mittagshitze im Auto vergessen haben solltest, lasse es vor Gebrauch ungeöffnet auf Raumtemperatur abkühlen. Würdest du es im heißen Zustand öffnen, könnten die wertvollen Duftmoleküle, die du für deine Anwendungen benötigst, wie der gute Geist aus der Flasche entweichen und für dich verloren sein. Hochwertige Öle werden deshalb bei niederer Temperatur destilliert, um die wertvollen Pflanzenkräfte in das Fläschchen zu bringen!

Weihrauchöl „von Kopf bis Fuß"

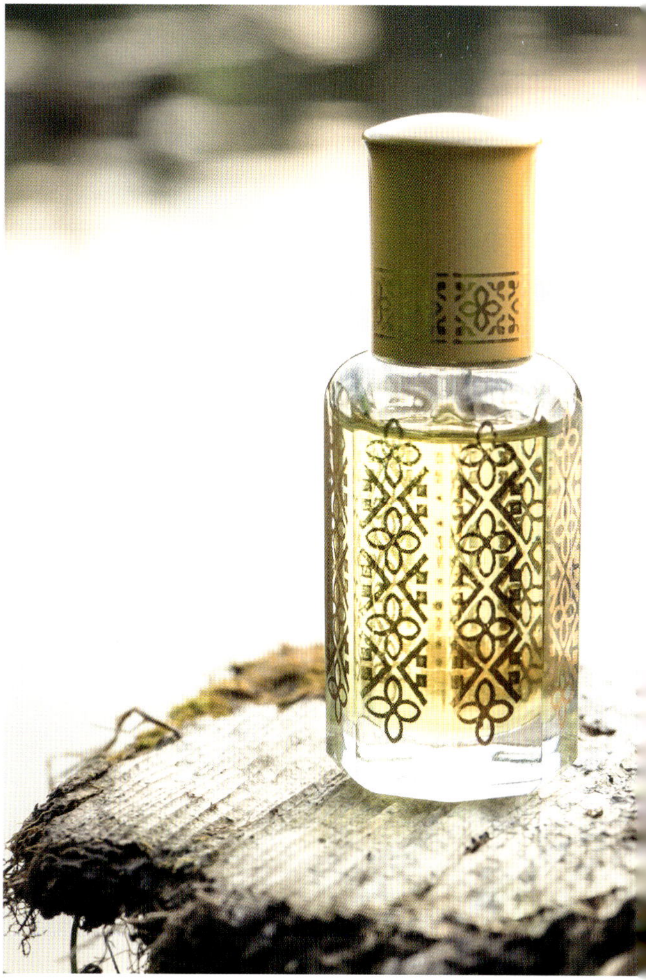

Die Wissenschaft beginnt heute das Geheimnis des Weihrauchöls, das laut jahrtausendealter Heilerfahrung Krankheiten „von Kopf bis Fuß" heilen soll, zu entschlüsseln und seine Wirksamkeit zu bestätigen, zum Beispiel bei den folgenden Beschwerdebildern:

- Rheuma, Arthritis, Entzündungen
- Allergie
- Hauterkrankungen, Lupus, Psoriasis
- Nervenkrankheiten
- Magen-Darmentzündungen
- Herzerkrankungen
- Augenleiden
- Fieber
- Tumoren
- Angst, Sucht
- Trauer, Depression
- Knochenbrüchen und -verletzungen
- Und vielen mehr ...

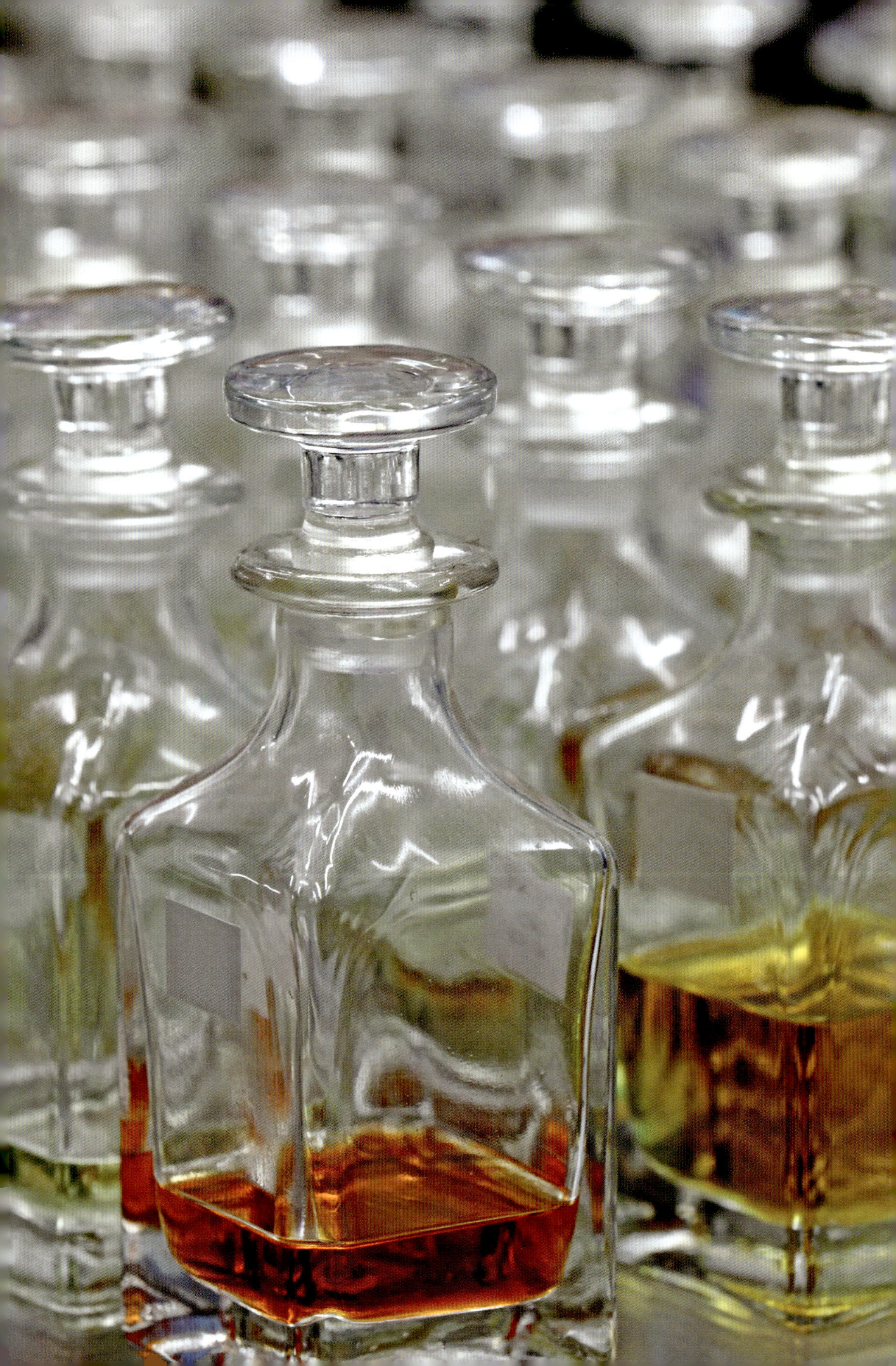

4

Spezielle Anwendungen und Tipps für deine Hausapotheke

Hier sind weitere Anwendungsmöglichkeiten, die dir zur Verfügung stehen:

Wie dir Weihrauch Selbstvertrauen verleiht

Weihrauchöl reinigt und unterstützt die Zirbeldrüse und Hypophyse. Es ist seit Menschengedenken ein heiliges Öl, das den Geist himmelwärts lenkt, uns unseren Ursprung erahnen lässt und dabei hilft, in Verbindung mit unserer göttlichen Bestimmung zu leben. Es verleiht ungeahnte Kräfte, einen eisernen Willen und großes Vertrauen in die eigene Stärke. Es hilft auch, Dinge zu akzeptieren, die man nicht ändern kann.

TIPP: Wenn du dich für das Thema *„Das sehende Auge"* interessierst, findest du mehr darüber im Abschnitt *„Das dritte Auge – Tor zum Himmel"* in diesem Buch.

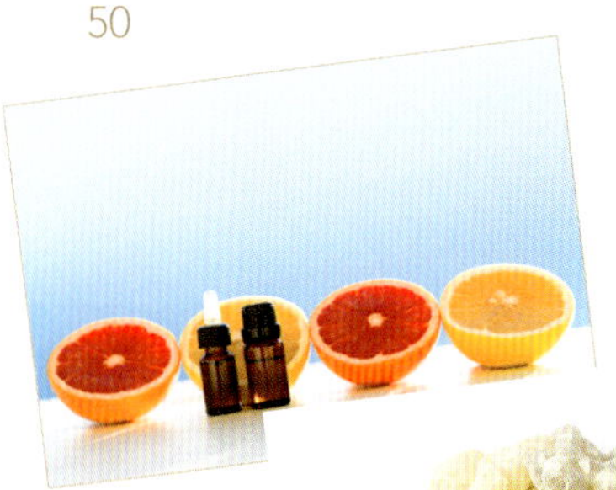

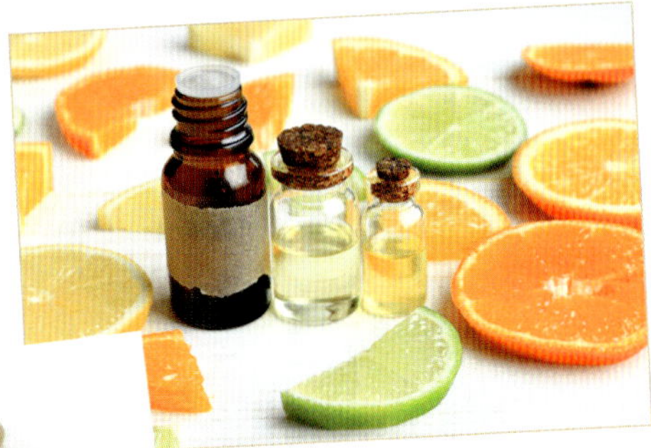

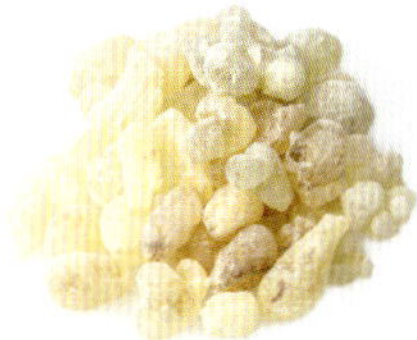

Wie Weihrauch gegen Depressionen hilft

Weihrauch wirkt durch seine Biochemie, insbesondere die Sesquiterpene, stimulierend auf das limbische System, den Hypothalamus und die Hypophyse. Der Duft geht sofort in das Zentrum der Gefühle, um dort Ordnung zu schaffen. Er hebt das Bewusstsein, stärkt den Willen und wirkt stabilisierend auf Körper, Emotionen und Geist. Die innewohnende Kraft des Weihrauchöls unterstützt das Hormonsystem und das Immunsystem.

Es kann aus dem Fläschchen eingeatmet oder im Aroma-Diffuser vernebelt werden. Man kann auch einen Tropfen eines als Nahrungsergänzungsmittel gekennzeichneten Weihrauchöls in Honig, Saft oder Tee zu sich nehmen. Besonders köstlich schmeckt **Weihrauchöl** zusammen mit **Limette** oder **Zitrone, Orange, Mandarine** und anderen ätherischen Ölen.

TIPP: Benötigst du Antidepressiva und willst davon loskommen? **Achtung:** Folge **unbedingt** den Anweisungen deines Arztes. Natürlich unterstützen die ätherischen Öle deine Medikamente. Vielleicht brauchst du nicht mehr so viele Tabletten zu nehmen und kannst sie später langsam auslaufen lassen. Aber das kann nur dein Arzt entscheiden! Mache nichts im Alleingang mit Antidepressiva, denn das wäre unverantwortlich und könnte Schaden anrichten!

TIPP: Willst du die Wahrheit über Antidepressiva wissen? Ann Blake Tracy, Ph.D., Leiterin der *International Coalition for Drug Awareness*, Autorin der Bücher *Prozac: Panacea or Pandora?* und *Our Serotonin Nightmare*, hat fünfzehn Jahre lang in Gerichtsverfahren über die schwerwiegenden Folgen durch die Einnahme von Antidepressiva ausgesagt. Sie berichtet über die schädigenden Wirkungen der Hemmung des Serotoninstoffwechsels von Antidepressiva. Die Beeinträchtigung des Serotoninstoffwechsels führt zu einer Vielzahl von Symptomen, darunter Suizid, Gewaltverbrechen, Manie und Psychose. Auch Selbstmordgedanken sind zweifellos mit diesen Medikamenten verbunden. (www.drugawareness.org)

Begegne Stress, Angst und Traumata mit Weihrauchöl

Bei Verlustängsten, Unsicherheit, Stress und Trennungsängsten ist das Einreiben von erdenden Ölen wie **Weihrauch, Zypresse** und **Sandelholz** – verdünnt in reinem Pflanzenöl – auf die Herzgegend ein wirksamer Seelentröster. Das Weihrauchöl beruhigt das Herz mit seinem weichen, balsamischen Duft in Stresssituationen, bei Nervosität und Ängstlichkeit und beginnt tiefsitzende emotionale Traumata zu lösen. Eine Trauma-Ölmischung könnte folgende ätherischen Öle beinhalten: **Weihrauch, Fichte, Lavendel, Limette, Rose** oder **Zedernholz**.

Weihrauch gegen Süchte

Eifersucht, Esssucht, Spielsucht, Handysucht – es gibt viele Süchte, die das Gleichgewicht des Menschen in Unordnung bringen können. Hier helfen die Düfte ätherischer Öle wie **Weihrauch, Lavendel** oder **Pfefferminze** und andere, die im Inneren der Gedächtniszentrale die Fesseln der Sucht behutsam und fast unbemerkt lösen. Wer würde es denn für möglich halten, dass ein natürlicher Duft aus der Natur eine eingefahrene Lebenseinstellung oder ein tiefsitzendes Suchtverhalten problemlos lösen kann? Doch was oft kein gutes Zureden bewirkt, können ätherische Öle wie nebenbei erreichen. Man stellt einen Aroma-Diffuser auf und vernebelt die Öle im Raum. Jedes ätherische Öl hat Zugang zum bewussten und unbewussten Teil unseres Gehirns und geht sogleich an die Arbeit, Leben und Glück zu forcieren und schädliches Suchtverhalten sanft, aber nachhaltig abzuleiten. Dabei wird das unheilvolle Verhalten dem Idealverhalten angeglichen.

Weihrauchöl als natürliche Einschlafhilfe

Weihrauchöl begünstigt den gesunden Schlaf. Es unterstützt das Immunsystem und aktiviert die Selbstheilungskräfte besonders aktiv während der Nachtstunden. Man kann die Wirkstoffe des Weihrauchöls nachts genießen, wenn man bei Einschlafschwierigkeiten oder unruhigem Schlaf zwei Tropfen Weihrauchöl auf ein Baumwolltuch gibt und es auf das Kopfkissen legt oder einen Tropfen Öl direkt auf das Kissen tropft. Das Öl hat die Eigenschaft, das Bewusstsein zu beruhigen, um es friedlich in den Schlaf sinken zu lassen, gute Träume zu begünstigen und Albträume zu reduzieren. Auch mittels eines Aroma-Diffusers, der leise, bei ausgeschaltetem Betriebslicht, Weihrauchschwaden in das Schlafzimmer vernebelt, kann man für eine gute Nachtruhe sorgen. Ätherische Öle, die beruhigen, den Stress des Tages sanft abklingen lassen, das Einschlafen erleichtern und gute Träume ermöglichen können, sind neben **Weih-**

rauch noch **Lavendel, Mandarine** und **Rosengeranie**.

Wie Weihrauch die Nerven beruhigt

Weihrauch ist ein besonders mildes Nerventonikum. Rieche an dem Weihrauchfläschchen oder verreibe einen Tropfen in deinen Handflächen, lege sie sanft über die Nase und rieche kräftig daran. Weihrauch glättet, beruhigt die zerrütteten Nerven und bringt emotionale Balance ins Leben zurück. Missmutig, schlecht gelaunt oder genervt? Da können wir uns nur selber helfen. Öffne das Weihrauchfläschchen, nimm einen tiefen Atemzug und lasse den Weihrauchduft das Übrige tun.

Wie Weihrauchöl bei Verhaltensstörungen hilft

Eine beruhigende Ölmischung, etwa aus **Weihrauch, Lavendel, Fichte, Geranie, Sandelholz, Ylang Ylang, Vetiver, Zimt** und **Rose**, ist eine Symphonie von Düften, die dazu einlädt, die chaotische Energie des täglichen Lebens zu überwinden. Sie bietet Hilfe auf dem Weg zu besseren Leistungen. Sie hält unsere emotionale Gemütslage im Gleichgewicht, wenn unerwartete Angriffe von außen auf uns einstürzen, so dass wir nicht bei jedem Anlass gleich ausrasten. Schon ein bis zwei dieser ätherischen Öle, nacheinander eingeatmet oder aufgetragen, haben eine besondere Wirkung. Aber das ganze Duftbouquet mehrerer Öle in seiner reichen aromatischen Fülle vertieft und verstärkt den Einfluss auf unseren empfindsamen Emotionalkörper.

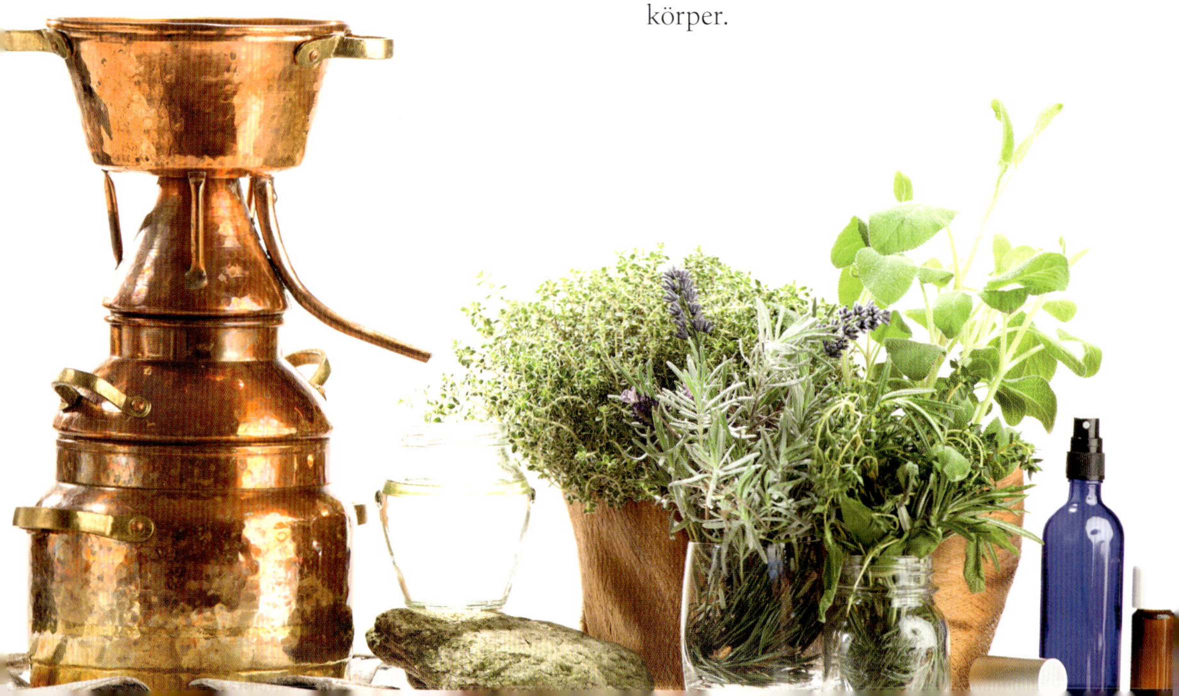

Halsentzündung und das Weihrauchöl

Bei Hals-, Rachen- und Mandelentzündungen ist Weihrauchöl ein beliebtes Naturmittel. „Ich habe noch nie eine so schnelle Wirkung wie mit Weihrauch bei Halsschmerzen gesehen!", freut sich eine Mutter und erzählt, wie sie das Öl angewendet hat.

Anwendung:

- Weihrauchöl entlang des Halses vom Ohrläppchen bis zum Schlüsselbein auftragen, wenn die ersten Anzeichen von Husten oder Heiserkeit sich ankündigen
- 1-5 Tropfen Weihrauchöl, je nach Alter und Verträglichkeit, in warmes Wasser oder Tee geben und gurgeln.
- Oder Tee mit einem Tropfen Weihrauchöl in langsamen Schlucken trinken.
- Einen Tropfen Weihrauchöl, pur oder mit reinem Pflanzenöl verdünnt, auf die Innenseite der Wange geben, um die entzündungshemmenden Eigenschaften des Weihrauchöls direkt über die Mundschleimhaut aufzunehmen.

Weihrauch bei Fieberschüben

Als kräftiger Entzündungshemmer findet Weihrauchöl auch bei der Senkung von Fieber Anwendung.

- **Weihrauchöl** wird verdünnt oder unverdünnt, je nach Alter, Zustand und Verträglichkeit, zusammen mit dem kühlenden **Pfefferminzöl** auf die Fußsohlen aufgetragen. Eltern sind von der raschen und erstaunlich effektiven Wirkung oft überrascht.

- Diese Weihrauch-Pfefferminze Ölmischung, in kühlem Wasser verdünnt, ist angenehm für Waschungen, und ein ausgewrungener Waschlappen, auf die Stirn gelegt, kühlt und erfrischt den Fieberkranken.

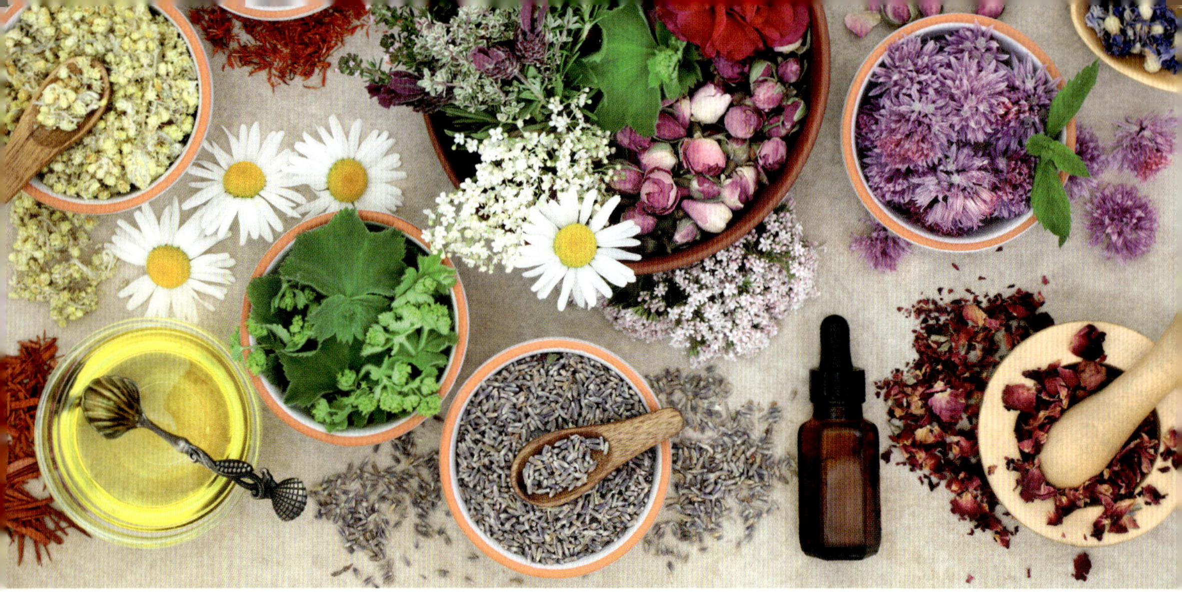

Wie Weihrauch das Immunsystem stärkt

Wissenschaftliche Studien belegen heute, dass Weihrauch (*Boswellia carteri, Boswellia sacra, Boswellia serrata*) antiseptische, antitumorale, antidepressive, muskelentspannende, entzündungshemmende, zellregenerierende sowie hormomunterstützende Eigenschaften besitzt und das Immunsystem nachhaltig unterstützt. Die Wissenschaft berichtet von erstaunlichen Erfolgen, wenn **Weihrauch** mit **Balsamöl** oder **Sandelholz, Myrrhe** oder **Immortelle** gemeinsam verwendet wird, um Schmerzen, Entzündungen, Infektionen und Krebs in den Griff zu bekommen; denn es liegt noch eine größere Wirkkraft in der Synergie von Ölen.

Die chemischen Bestandteile im Weihrauchöl geben der jeweiligen Boswellia Gattung ihre Wirkungen. Mit einem Sesquiterpengehalt von 8-11% und einem Monoterpengehalt von 40% ist zum Beispiel *B. carteri*, laut dem Chemiker Dr. David Stewart, in der Lage, die DNS zu reprogrammieren, während Monoterpene falsche Zellinformationen löschen können. Studien an der Universität von Wisconsin zeigen, dass der chemische Bestandteil Limonen im *B. carteri* Weihrauch die Aphilotoxin-Produktion von giftigen Pilzen unterdrücken sowie DNS-Schäden und Mutationen der Zellen verhindern kann.

Mit einem Wort, Weihrauch unterstützt das Immunsystem, und ein starkes Immunsystem ist imstande, Krankheitskeime abzuwehren und sogar Apoptose, das Absterben von Krebszellen, einzuleiten.

TIPP: Denkst du vielleicht auch: „DNS reparieren, so ein Blödsinn!" Dann vertiefe dich doch in die wissenschaftliche Argumentation. Lies zum Beispiel das 850 Seiten starke Buch von Dr. David Stewart, *The Chemistry of Essential Oils Made Simple – God's Love Made Manifest in Molecules*. Du wirst erstaunt sein.

Wie Weihrauch Knochenbrüche schneller heilt

Die Effektivität von **Weihrauchöl** bei Knochenbrüchen, insbesondere mit **Balsamtannenöl**, ist wissenschaftlich erforscht (siehe das Kapitel *Weihrauch und die medizinische Forschung*). Eine ätherische Ölmischung für die Knochen könnte folgende ätherische Öle beinhalten: **Weihrauch, Balsamtanne, Lavendel, Römische Kamille, Mandarine** und **Zistrose**.

Anwendung:

Oft ist der verletzte Knochen mit einem Gips verdeckt. Trage nach Anleitung des Therapeuten Weihrauchöl auf die bloße Haut nahe der Bruchstelle auf. Die mikrofeinen Wirkstoffe ätherischer Öle sind dafür bekannt, direkt durch die Haut in den Blutkreislauf zu gelangen. Sie gehen augenblicklich dort hin, wo ihre Hilfe besonders dringlich gebraucht wird.

Der Patient, der in seinem Krankenhausbett liegt, erfährt vom ätherischen Öl eine mehrfache Unterstützung. Zuerst wird durch das Auftragen des Weihrauchöls auf oder nahe der verletzten Stelle der Körper mit Sauerstoff und anderen dringend benötigten Nähr- und Abwehrstoffen versorgt. Das Immunsystem wird unterstützt und der Heilungsprozess dadurch forciert. Zudem reinigt das Weihrauchöl die Luft im Spitalzimmer, die von allerlei Krankenhauskeimen belastet sein kann. Es hebt das oft niedergedrückte Gemüt, bringt neuen Mut und Hoffnung und hilft damit, schneller zu genesen.

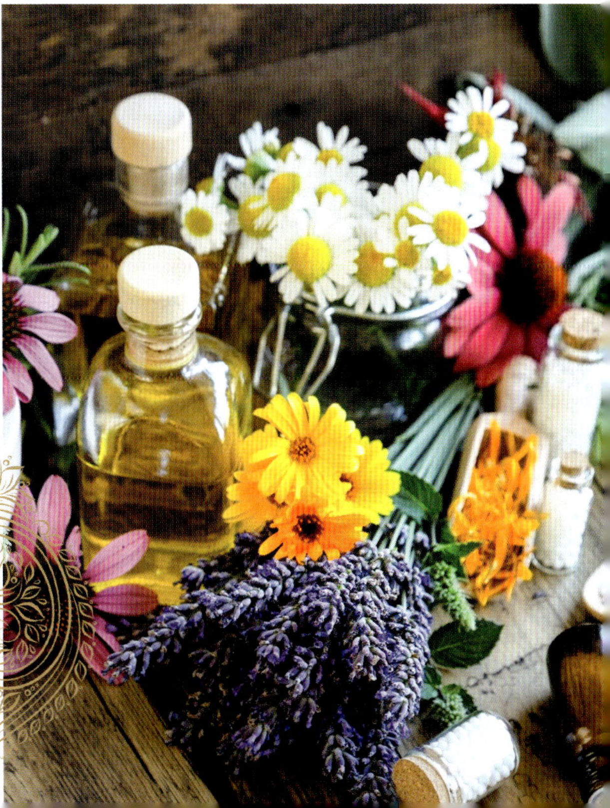

Anwendung von Weihrauchöl bei Muskelverspannung und Gelenkbeschwerden

Weihrauchöl löst Verkrampfungen und lindert Verspannungen nach anstrengender Arbeit oder Sport. Stress wird aus dem Gewebe geleitet und die Heilung des Knochens unterstützt. Es beruhigt Körper und Geist durch seine ihm innewohnenden Naturkräfte und schenkt Ruhe und Frieden trotz möglicher Schmerzen. Auch für Gelenks- und Wirbelsäulenschäden eignet sich das ätherische **Weihrauchöl**, das in Kombination mit einem dieser Öle noch an Wirksamkeit gewinnt: **Balsamtanne, Basilikum, *Eukalyptus globulus*, Fenchel, Fichte, Immortelle, Zitronengras, Majoran, Nelke, Oregano, Palo Santo, Pfefferminze, Rosmarin, Teebaum, Thymian, Wintergrün und Zypresse**. Ein Tropfen Weihrauchöl wird in reinem Pflanzenöl zu einem Massageöl gemischt, auf die betroffene Stelle aufgetragen und gut einmassiert.

TIPP: Mische einen Esslöffel reines Pflanzenöl, etwa Olivenöl, mit drei Tropfen ätherischem Weihrauchöl und reibe damit deine ermüdeten Muskeln und andere Körperstellen ein, die zusätzliche Hilfe benötigen.

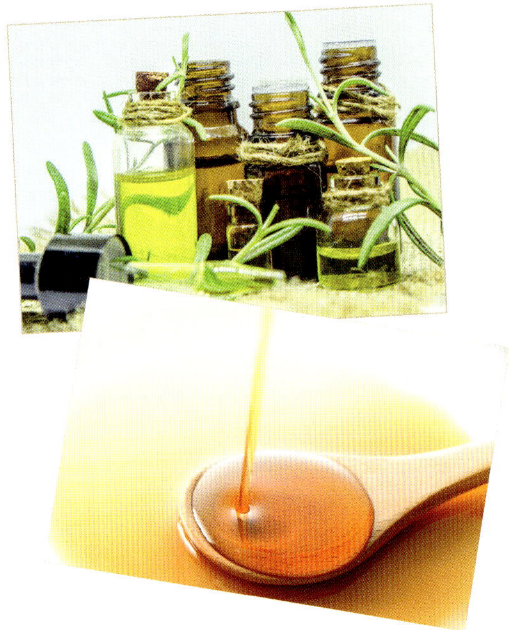

Wie Schwellungen durch Weihrauchöl abklingen

Um Schwellungen rasch abklingen zu lassen, verdünne **Weihrauch, Zitronengras, Balsamtanne** oder **Wintergrün** in Kokosöl und versorge damit die betroffene Stelle. Diese ätherischen Öle wirken, einzeln aufgetragen oder als Mischung, entzündungshemmend und schmerzlindernd und haben zudem antibakterielle Eigenschaften. Bei Entzündungen und zur Schmerzlinderung wird das Weihrauchöl eingerieben oder eingenommen.

Mundpflege mit Weihrauch

Neben dem Mundwasser mit ätherischen Ölen oder der Zahnpasta mit Weihrauchöl ist auch das Ölziehen mit diesem ätherischen Öl beliebt. Ölziehen ist ein uralter Brauch, der sehr effektiv Gifte aus dem Körper zieht, Zähne kräftigt und einen guten Atem verleiht.

- Einen Esslöffel reines Pflanzenöl, zum Beispiel Kokos-, Oliven-, Sesam- oder Sonnenblumenöl, mit einem Tropfen Weihrauchöl in den Mund nehmen und einige Minuten lang durch die Zähne ziehen und im Mund kräftig hin- und herbewegen.
- Anschließend das Öl nicht schlucken, sondern ausspucken.

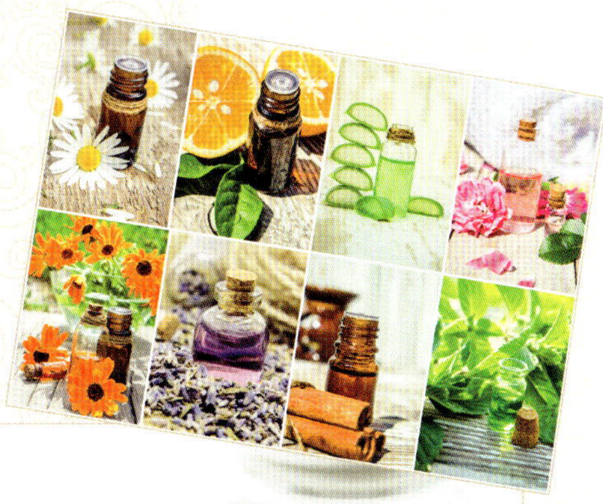

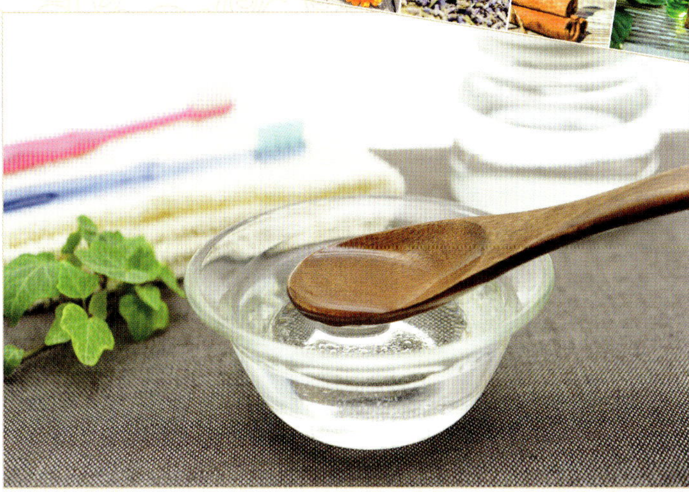

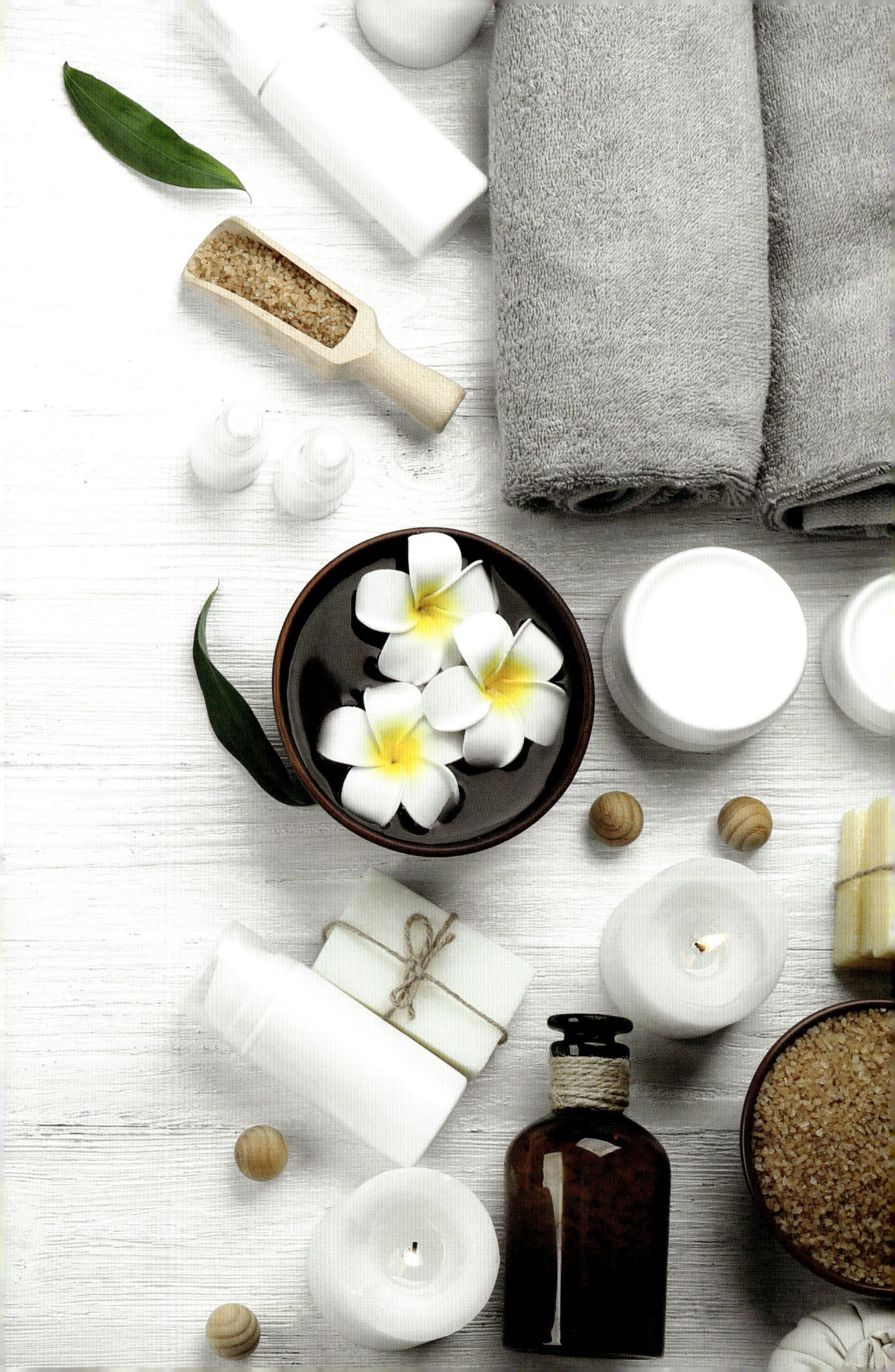

Rezepte für Schönheit und Jugendlichkeit

Die hautregenerierende Wirkung des Weihrauchöls

Füge einen Tropfen Weihrauch deiner naturreinen Hautcreme oder Pflegelotion bei oder stelle deinen eigenen Hautbalsam her (siehe Rezeptteil). Weihrauch pflegt und regeneriert die Haut, verjüngt und schenkt einen frischen, jugendlichen Glanz. Er reduziert Hautunebenheiten, verringert das Auftreten von Hautunreinheiten und schützt und pflegt die alternde Haut. Das wussten bereits die alten Ägypter.

TIPP: Füge deinen natürlichen Hautpflegeprodukten und Haarmasken **Weihrauchöl**, zusammen mit **Teebaum**- oder **Lavendelöl**, hinzu und erfreue dich an dem edlen Duft und den vielfachen Weihrauchöl-Wirkungen. Eine Mischung aus Weihrauchöl und anderen ätherischen Ölen hat einen erwünschten synergetischen Effekt.

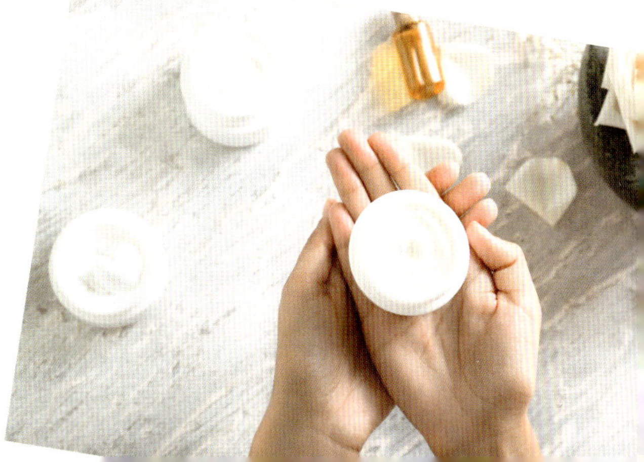

Wie Falten und Narben durch Weihrauchöl verschwinden

Reife Haut liebt die hautpflegenden Eigenschaften von Weihrauch. Bei Fältchen, Narben oder Schwangerschaftsstreifen trägt man Weihrauchöl pur, verdünnt oder mittels einer Creme auf die Stelle auf. Auch Kratzer oder leichte Verbrennungen lassen sich mit **Weihrauchöl** behandeln. Wunden verheilen, ohne eine Narbe zu hinterlassen. In Verbindung mit **Lavendel-** oder **Zistrosenöl** ist Weihrauch eine beliebte Anti-aging-Alternative.

Hautunreinheiten und Akne mit Weihrauchöl beseitigen

Bei Hautproblemen gibt man wiederholt während des Tages einen Tropfen Weihrauchöl auf die betroffenen Stellen. Auf offene Wunden wird das Öl unverdünnt aufgetragen, denn ein fettes Öl wäre eine Brutstätte für unerwünschte Keime. Sonst kann es auch mit einem reinen Pflanzenöl (zum Beispiel Olivenöl) verdünnt angewendet werden. Bei Juckreiz kann ein Tropfen Weihrauchöl oft Erleichterung bringen.

Haarpflege mit Weihrauchöl

Bei Schuppenflechte und anderen Haarproblemen reibt man Weihrauchöl in den Haarboden ein. Man kann Weihrauch zur Regeneration von Kopfhaut und Haar auch in eine Wasserflasche mit Wasser und Sprühaufsatz füllen und als Haartonikum verwenden.

Weihrauch für strahlende Augen

Zur Unterstützung der Sehkraft trägt man täglich einen Tropfen Weihrauchöl um die Augen auf. Seine Wirkstoffe unterstützen nicht nur die Augen, sondern beginnen auch die Augenfältchen zu glätten.

Bürstenabreibungen mit Weihrauchöl

Man gibt einen Tropfen Weihrauchöl auf eine Naturbürste und bürstet damit kräftig den Körper. Die Bürstenstriche gehen dabei immer zum Herzen hin. Beliebt sind Trockenbürsten-Abreibungen zur Pflege der inneren Drüsen, zur Anregung der Zirkulation und zur Pflege der Haut.

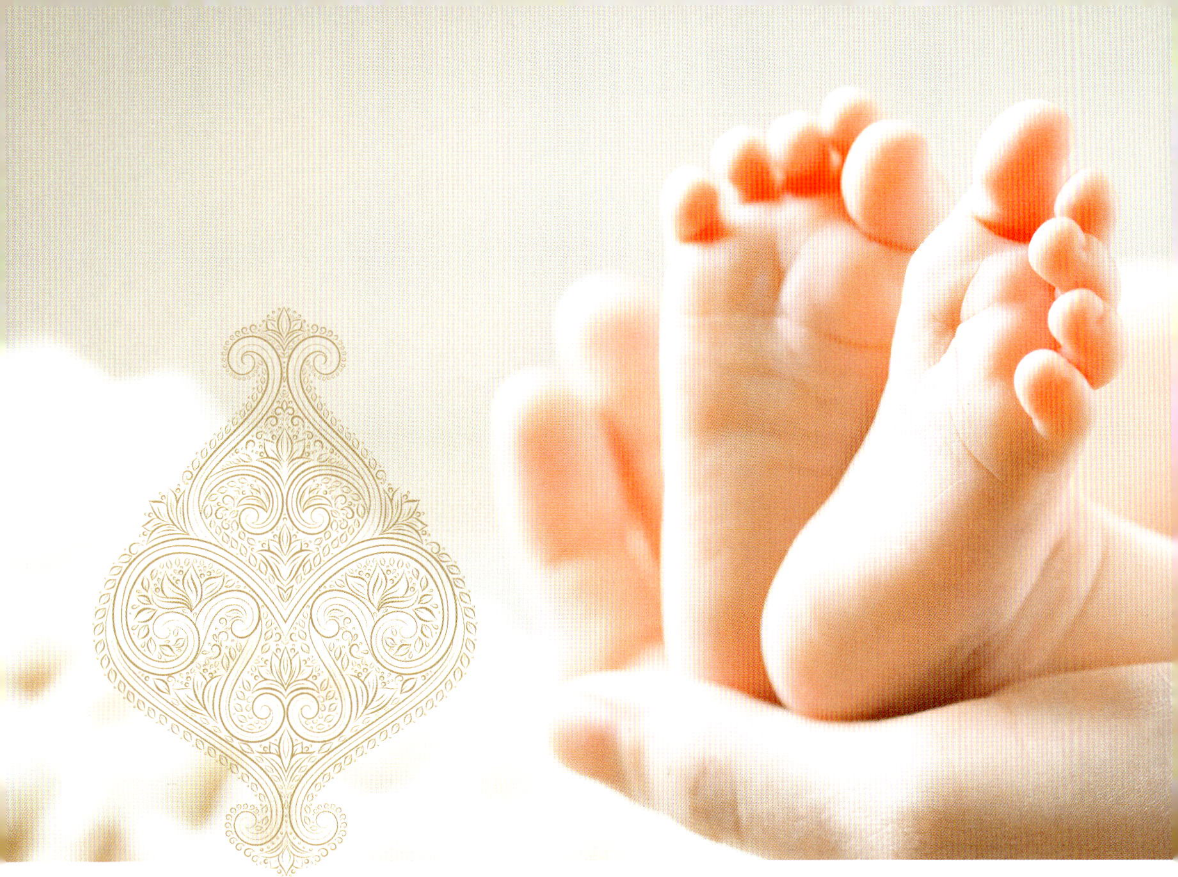

Weihrauch in der Kinderstube

Eine Mutter hat für jede Wunde eine Salbe.

Aus der Mongolei

Weihrauch in der Schwangerschaft

Dieses weiche, beruhigende Öl entspannt beunruhigende Gedanken, macht den Kopf frei und verbindet Himmel und Erde. Das sind Eigenschaften, die während und nach der Schwangerschaft Mutter und Kind körperlich und geistig unterstützen.

- Wenn der Rücken schmerzt und die werdende Mutter nicht einschlafen kann, hat sich das Einatmen von **Weihrauch-** zusammen mit **Sandelholzöl** bewährt.
- Zur Abhärtung empfindlicher Brustwarzen kann Weihrauchöl, in einer Massageölbasis aufgetragen, Linderung bringen.
- Hämorrhoiden während der Schwangerschaft sind ein weit verbreitetes Problem. Weihrauchöl, verdünnt in Trägeröl, schafft Abhilfe.

Wie Weihrauch Kinder glücklich macht

Das Weihrauchöl ist ein „Allzweckmittel" in der Kinderstube! Mit seinem zarten, weichen Duft wirkt es tröstend, ermutigend, beruhigend und aufmunternd. Hier sind ein paar Anregungen aus meinem Buch „*Duftmedizin für Kinder*":

- **Das Neugeborene:** Weihrauch ist das heilige Salböl für das neugeborene Kind.
- **Infektion:** Weihrauch und Myrrhe wurde bereits vor tausenden Jahren dazu verwendet, Infektionen des Nabels zu verhindern. Auch schützten sie das Baby bei kleinen Hautverletzungen vor Infektionen.
- Hast du ein **Schreibaby**? Reibe die Fußsohlen mit einem Tropfen Weihrauchöl ein. (Für die Anwendung ätherischer Öle bei Kindern, siehe die *Richtlinien zur sichern Anwendung ätherischer Öle* im Anhang).
- **Für seelische Probleme** wie Verlustängste, Unsicherheit, Stress und Trennungsängste ist das Einreiben von erdenden Ölen wie **Weihrauch** und **Sandelholz** – immer verdünnt in reinem Pflanzenöl – auf die **Herzgegend** ein wirksames Trostpflaster.
- Weihrauch hebt das **Bewusstsein**, stärkt den Willen und wirkt stabilisierend auf Körper, Emotionen und Geist.
- Weihrauch ist ein besonders mildes **Nerventonikum**, wenn die Nerven einmal blank liegen.
- **Stress, Nervosität oder Ängstlichkeit** haben gegen die erdende, aufrichtende Kraft des Weihrauchöls keine Chance.
- **Zur körperlichen Entspannung:** Weihrauch hat die Eigenschaft, Muskeln zu entspannen und die Atemwege zu öffnen.
- Weihrauch **unterstützt den Schlaf** und gute Träume.
- Weihrauch unterstützt das **Immunsystem** des Kindes, wirkt entzündungshemmend und schmerzlindernd und hat antibakterielle Eigenschaften.
- **Husten und Halsschmerzen**: Weihrauch entlang des Halses vom Ohrläppchen bis zum Schlüsselbein aufgetragen, wirkt rasch und gründlich.
- **Schulische Leistungen** lassen sich mit Weihrauch verbessern.
- **Verhaltensstörungen:** Mit Weihrauch können Wutausbrüche besänftigt werden. Das geht nicht über Nacht, aber der Duft dieses Öls erreicht Tiefenschichten in unserem Gehirn, die nach Erlösung verlangen.

TIPP:

Ein Rezept für Mut, Willenskraft und Stärke:

Zutaten:

15 Tropfen Fichte
7 Tropfen Weihrauch
6 Tropfen Blauer Rainfarn
2 Tropfen Balsamtanne
2 EL reines Pflanzenöl

Anleitung:

Die ätherischen Öle mit dem reinen Pflanzenöl vermischen.

Anwendung:

Diese Ölmischung aus dem Fläschchen einatmen oder einen Tropfen davon – bei Bedarf je nach Verträglichkeit stärker mit reinem Pflanzenöl verdünnt – auf Nacken, Herz und Fußsohlen reiben. Jedes Öl, das mit Intention bewusst angewendet wird, wirkt umso intensiver und nachhaltiger zum Wohl des Anwenders.

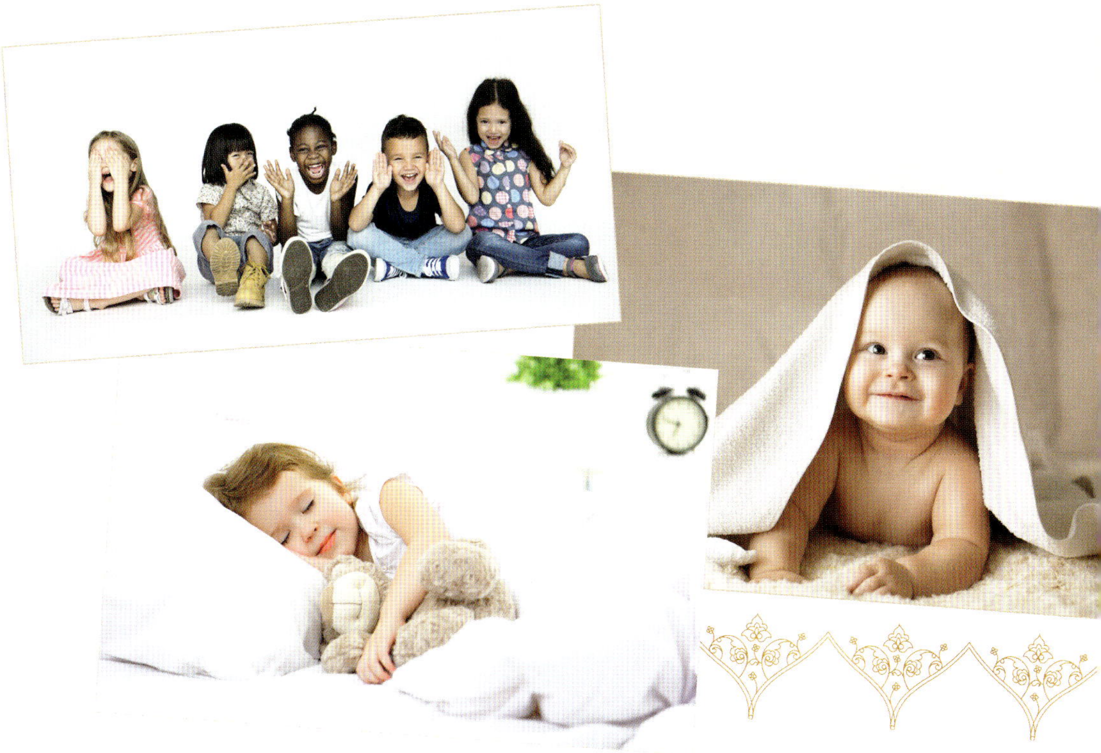

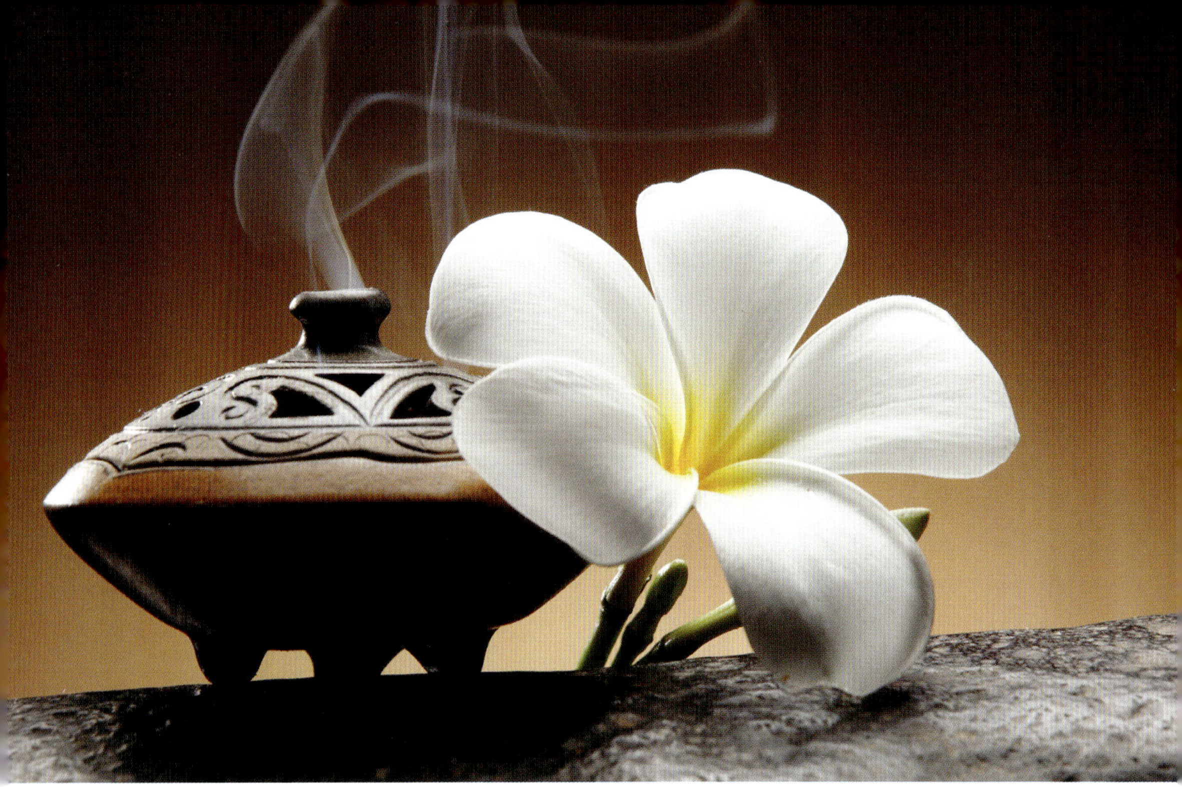

Weihrauch – die 5.000 Jahre alte Geburtshilfe

Weihrauchöl hatte die Menschheit einst von der Wiege zur Bahre begleitet. Es hatte dem Neugeborenen Schutz und Sicherheit vor bösen Einflüssen und Infektionen geboten und die Menschen sicher durch das Leben geführt. Es bewirkte Heilung von Krankheiten und geleitete die Alten durch das Tor des Todes in die jenseitige Welt.

Das Salböl der Antike war heilig. Es ist daher kein Wunder, dass dieses geweihte duftende Luban-Öl besonders in diesem wichtigen Augenblick des Eintritts eines Menschen in die jenseitige Welt eine entscheidende Rolle spielte.

Weihrauch – das heilige Salböl für das neugeborene Kind

Mein Buch „*Duftmedizin für Kinder*" erzählt von der Salbung des Neugeborenen mit Weihrauchöl, wie es vor Jahrtausenden bei der Geburt verwendet wurde und auch heute wieder Brauch ist.

Mit dem ersten Schrei tritt die Seele in den Körper des Kindes ein, und ein neuer Mensch beginnt seine Laufbahn durch die Zeit. Der Duft, mit dem das Kind beim Eintritt in die Welt empfangen wird, prägt sich in sein Zellgedächtnis ein und wird zeitlebens nicht vergessen. Über die Jahrtausende wurde Weihrauchöl als heiliges Salböl, mit dem auch schon das Christuskind gesalbt wurde, verwendet. Manche Eltern heißen auch heute wieder ihr Baby in dieser Welt mit diesem weihevollen Öl willkommen.

Das kostbare Heilöl wird in starker Verdünnung liebevoll und dankbar auf den Körper des Neugeborenen aufgetragen, während es auf der Brust der Mutter ruht und sich erschöpft von der Anstrengung der Geburt erholt. Manche Eltern nehmen stattdessen einen Tropfen Weihrauchöl auf ihre Hände, verreiben es fest und streicheln damit die Aura ihres Kindes oder halten die Füßchen des neuen Erdenbürgers. Der balsamische Duft des Weihrauchöls gibt dem Kind ein Gefühl der Sicherheit und Geborgenheit. Es fühlt sich beschützt, willkommen und geliebt.

Wenn du diese Zeremonie übernehmen und die Salbung durchführen willst, dann ist diese feierliche Handlung eine Geste der Ehrerbietung und Dankbarkeit dem Leben gegenüber.

Das Salben des Neugeborenen mit Weihrauch:

- Man verdünnt einen Tropfen Weihrauchöl mit 30 Tropfen reinem Pflanzenöl. Dieses heilige Salböl für Babys kann bereits im Vorhinein vorbereitet sein, um es sogleich griffbereit zur Hand zu haben, wenn es gebraucht wird.

- Man nimmt einen Tropfen dieser Weihrauchölmischung und salbt das Kind auf Köpfchen, Füßchen oder trägt es auf den ganzen Körper auf. Alternativ kann man auch einen Tropfen in seine eigenen Hände geben, gut verreiben und die Aura des Kindes damit streicheln.

- Man kann auch im Aroma-Diffuser 5 Tropfen Weihrauchöl in Wasser vernebeln, um die Luft im kahlen Spitalzimmer mit einer Schwingung von Ehrfurcht, Liebe und Dankbarkeit, das dem Weihrauch innewohnt, zu veredeln.

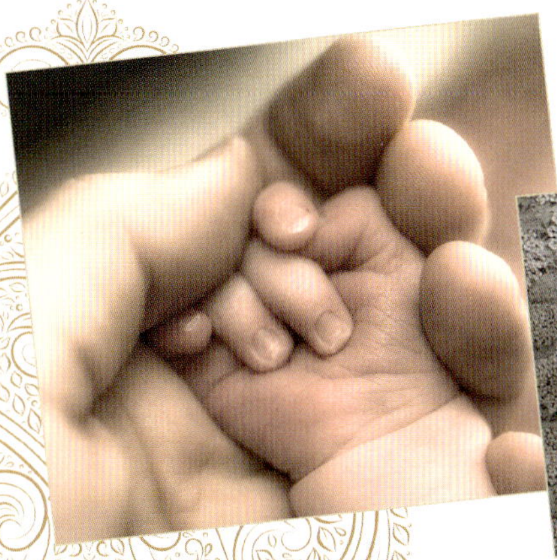

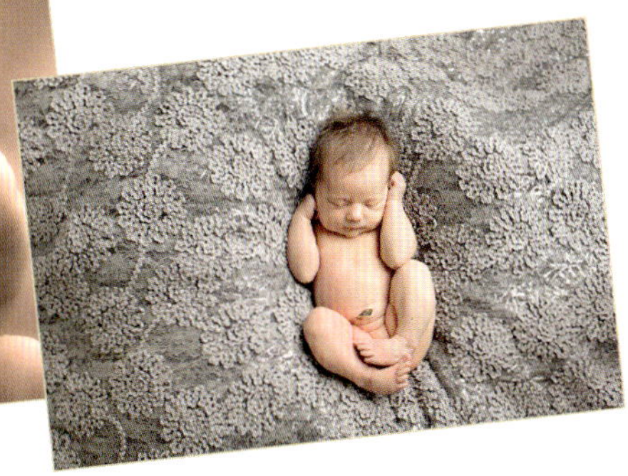

Die Pflege des Nabels nach der Geburt

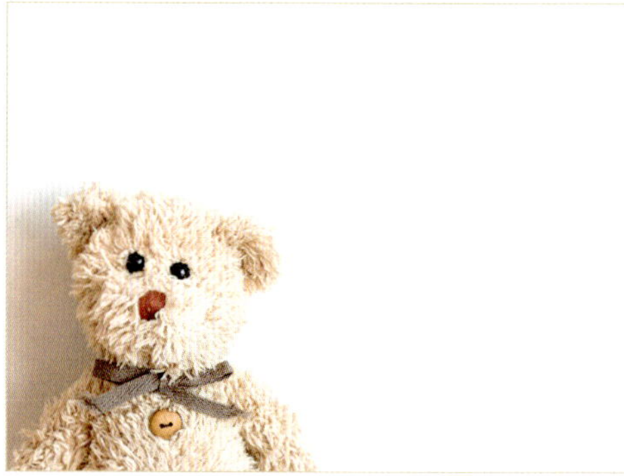

Weihrauch und Myrrhe wurden seit alters her dazu verwendet, Infektionen des Nabels zu verhindern. Auch schützen sie das Baby bei kleinen Hautverletzungen vor Infektionen.

Anwendung:

Weihrauch oder **Myrrhe** wird in einer Verdünnung von 1:30, das heißt, einen Tropfen ätherisches Öl zu 30 Tropfen reinem Pflanzenöl, vermischt. Davon nimmt man einen Tropfen und trägt die Ölmischung sanft auf die Nabelschnur auf, um Mutter und Kind vor Infektionen zu schützen; oder man reibt einen Tropfen auf den Bauch des Babys um den Nabel herum ein. Nach Abheilung der Wunde kann diese milde, doch überaus schützende Ölmischung auch auf den Nabel gegeben werden.

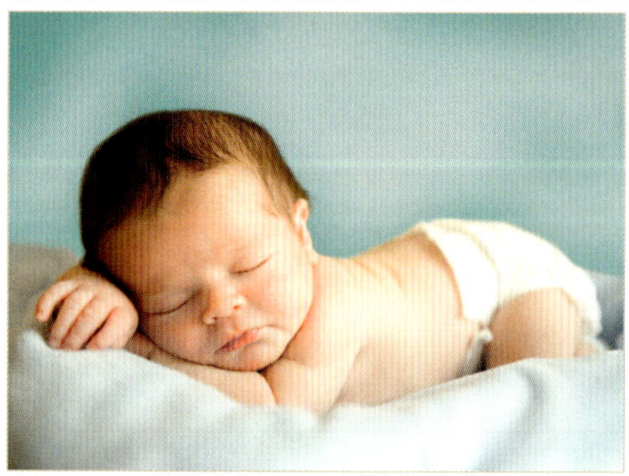

Medizin für Tiere: Das Weihrauchöl

Auch in der Tiermedizin wird Weihrauchöl seit Langem erfolgreich eingesetzt. Davon berichtet Dr. Melissa Shelton, eine ganzheitliche Tierärztin, in ihrem Buch *The Animal Desk Reference* – Ätherische Öle für Tiere. Sie beschreibt darin die verschiedenen Weihrauch-Anwendungen bei praktisch allen Tierarten, groß und klein, die sie in ihrer Praxis verarztet, unter anderem für die folgenden Beschwerdebilder:

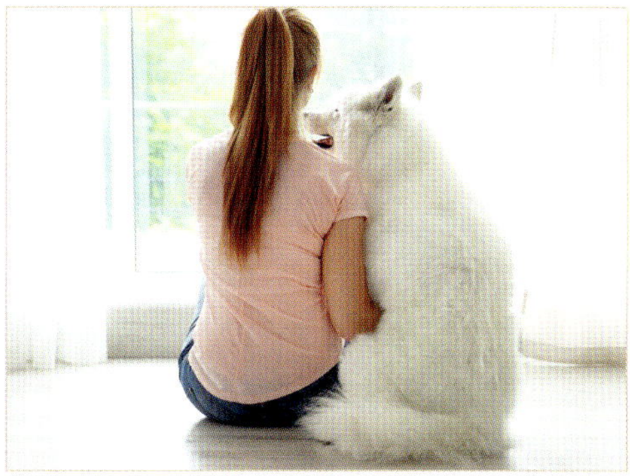

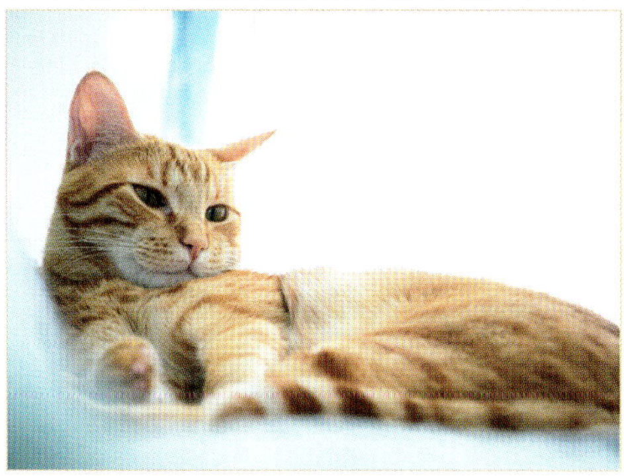

- Alle Arten von Krebs, Tumor, Zysten
- Verhaltensstörungen
- Depression
- Erkrankungen des Gehirns
- Anfälle
- Beeinträchtigung des Immunsystems
- Autoimmunerkrankungen
- DNS-Reparatur

Weihrauchöl ist ein mildes, lieblich beruhigendes ätherisches Öl für die Haut, die inneren Organe und das emotionale Wohlbefinden unserer Haustiere und wird von Veterinärmedizinern wie folgt angewendet:

Weihrauch für eine gesunde Haut

Juckreiz und Ohrinfektionen sind die häufigsten Symptome, mit denen Hunde- und Katzenbesitzer in die Tierheilpraxis kommen. Aber auch Ekzeme, Wunden, Lymphknoten, Krebsgeschwüre und Hautbeschwerden aller Art können mit einem ätherischen Öl effektiv behandelt werden. Weihrauchöl bietet sich durch seine milden, aber stark entzündungshemmenden und hautregenerierenden Eigenschaften ganz besonders an. Neben **Weihrauchöl** (*Boswellia carteri* oder *Boswellia sacra)* empfehlen sich auch diese milden Öle: **Lavendel** (*Lavandula angustifolia*), **Copaiba** (*Copaifera reticulata*) oder **Kamille** (*Matricaria recutita*).

Anwendung:

- 1-2 Tropfen Weihrauchöl wird in die Hand getropft und auf die wunden Hautstellen eingerieben. Bitte beachte die *Richtlinien zur sicheren Anwendung ätherischer Öle* im Anhang! Wie bei Kindern werden ätherische Öle bei Tieren extrem stark verdünnt, denn sie sind besonders geruchsempfindlich, aber auch empfänglich für natürliche Mittel. Daher genügt oft schon ein einziger Tropfen, stark verdünnt, um Linderung herbeizuführen. Der Erfolg kann sich augenblicklich zeigen oder nach wenigen Anwendungen, aber die rasche Wirkweise ätherischer Öle bei unseren Haustieren ist oft erstaunlich.

- Anstatt das Öl einzumassieren, genügt es oft schon, das Haustier mit der „duftenden" Hand zu streicheln oder zu klopfen. Beliebt ist auch eine Bürstenmassage mit einer Naturborstenbürste, auf die man einen Tropfen Weihrauchöl gegeben hat.

TIPP: Wenn du ein ätherisches Öl kaufst, achte bitte darauf, den lateinischen Namen des Öls auf dem Etikett zu lesen, um auch wirklich natürliche ätherische Öle und nicht synthetische Mixturen zu kaufen. Im Anhang findest Du eine Liste ätherischer Öle mit ihren lateinischen Namen.

Ölmassage für Beulen und Hautgeschwüre

Du benötigst:

- 10 Tropfen Weihrauch
- 10 Tropfen Sandelholz
- 5 Tropfen Orange
- 5 Tropfen Myrrhe
- Pflanzenöl (z.B. Kokosöl)
- 250 ml Flasche (aus Glas)

Anleitung:
In eine Glasflasche füllt man die ätherischen Öle und das Pflanzenöl und schwenkt das Fläschchen, bis alles gut vermischt ist.

Anwendung:
Man trägt ein wenig dieser Ölmischung öfters auf die Hautstelle auf.

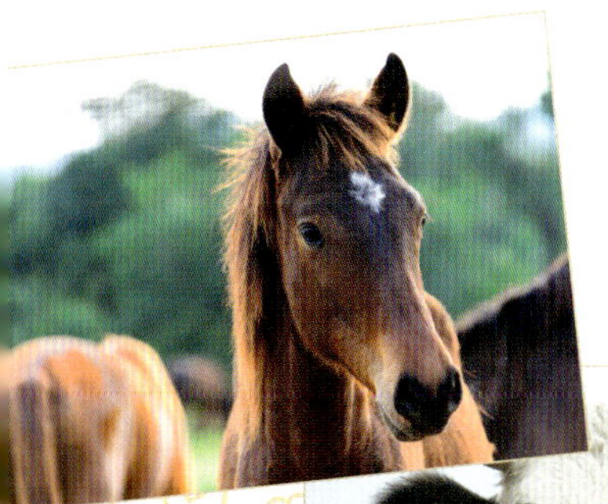

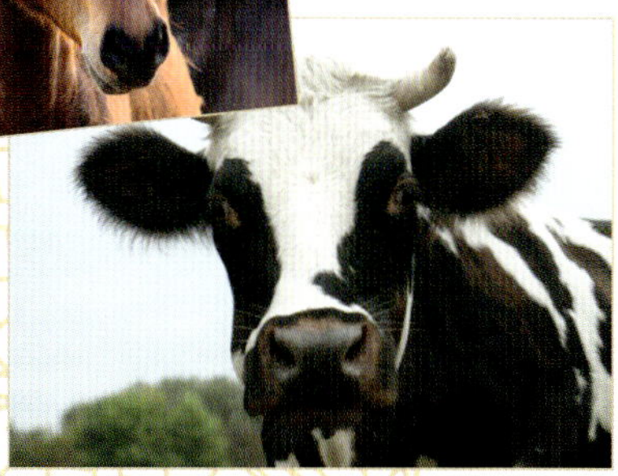

Ein anderes Rezept aus der Stallapotheke für Pferde, Kühe und andere Tiere mit einer vernarbten Wunde ist das folgende:

Rezept für Wundheilung

Zutaten:

- 1 TL Kokosöl
- 2 Tropfen Weihrauchöl

Anleitung:
Man mischt Weihrauchöl mit Kokosöl und trägt einen Tropfen davon auf die Stelle auf.

TIPP: Nicht vergessen, offene Wunden nicht mit Pflanzenöl behandeln, denn das fette Öl ist der ideale Nährboden für Bakterien. Trage also zur Wundheilung das ätherische Weihrauchöl bei offenen Wunden pur auf und bei Wunden, die bereits geschlossen sind, eine Ölmischung aus reinem Pflanzenöl und dem ätherischen Öl. Es versteht sich, dass ausschließlich nach therapeutischem Standard hergestelltes Weihrauchöl, also ein Öl bester Güte, wirksam ist.

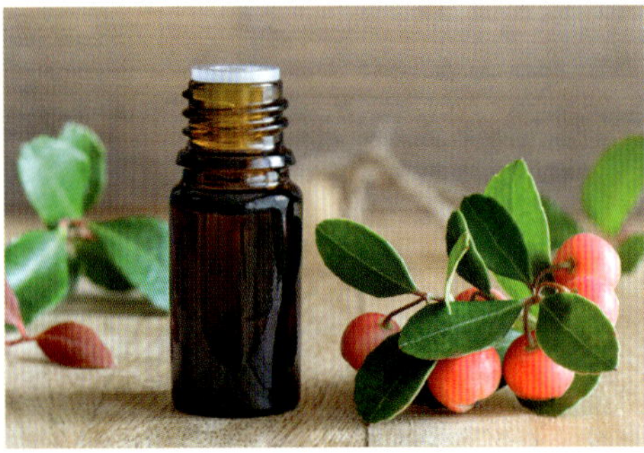

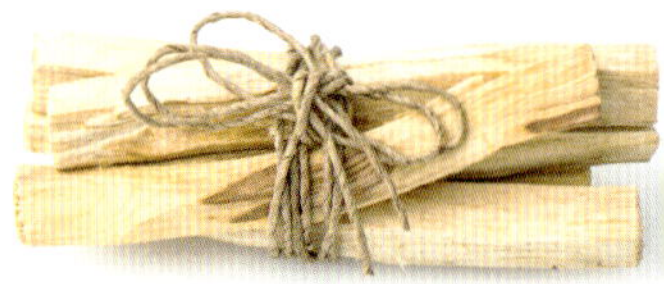

Weihrauchöl gegen Arthritis

Die Veterinärmedizinerin Dr. Melissa Shelton empfiehlt in ihrem Buch *The Animal Desk Reference – Essential Oils for Animals* ein Arthritis-Programm für Hunde, das sie selbst schon viele Jahre lang in ihrer Tierheilpraxis erfolgreich anwendet, um die herkömmlichen NSAID-Medikamente zu ersetzen. Darin beschreibt sie die Wichtigkeit von Nahrungsergänzungen wie Copaiba, Wolfsbeerensaft, Omega-3, ein geeignetes Knochen-Muskeln-Sehnen-Präparat, Sulfur und die Anwendung ätherischer Öle und Ölmischungen, darunter **Weihrauchöl, Balsamtanne, Copaiba, Palo Santo, Vetiver, Wintergrün** und andere.

Anwendung:
Einfach einige Tropfen ein oder zwei der oben genannten Öle mit einem Massageöl verdünnen und auf die Schmerzstelle einreiben.

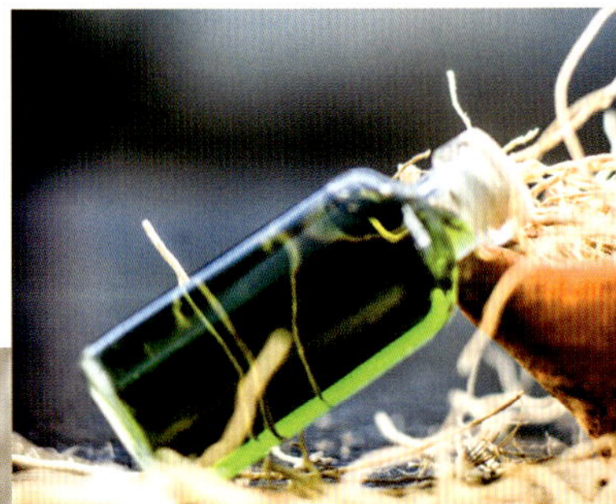

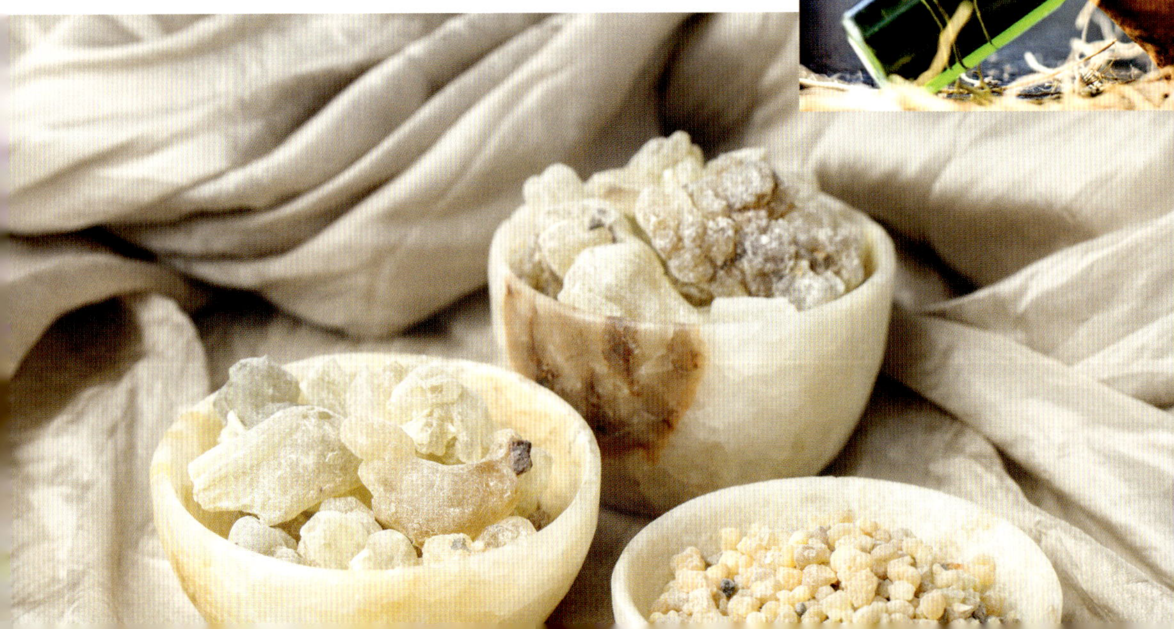

Weihrauch und der Zwingerhusten

Zwingerhusten bei Hunden ist eine ansteckende infektiöse Bronchitis, die durch einen trockenen, bellenden Husten gekennzeichnet ist. Bei Husten war Weihrauch schon immer ein natürliches Heilmittel, das auch hier Anwendung finden kann.

Anwendung:

- Man vernebelt mehrmals während des Tages 3 Tropfen Weihrauchöl mit einem auf Wasser basierenden Aroma-Diffuser (bei offener Türe, falls es dem Tier zu viel wird).

- Mit einer Sprühflasche, die mit Wasser und ein paar Tropfen Weihrauchöl gefüllt ist, besprüht man den Schlafplatz und das Hundepolster. Vor Gebrauch gut schütteln.

- Weihrauchöl in den Händen verreiben und den Hund sanft streicheln und an den Händen riechen lassen. Bitte bedenke, dass jeder Hund seine eigenen Vorlieben hat. Die meisten Hunde werden das Weihrauchöl begierig von deinen Händen lecken. Doch es gibt auch Hunde, die das Öl nicht mögen. Man zwingt niemals ein Tier „zu seinem Glück". Stattdessen findet man ein ätherisches Öl, das seinem Liebling behagt.

- Neben **Weihrauchöl** sind ätherische Öle wie **Copaiba, *Eucalyptus radiata*, Zitrone** und **Zypresse** beliebt.

Wie Weihrauch Tieren gegen Stress hilft

Ob Hunde, Katzen, Vögel oder andere Haustiere unter Anzeichen von Stress leiden, in jedem Fall ist Weihrauchöl ein willkommenes Mittel zur Beruhigung. Auch bei epileptischen Anfällen hat es schon vielen Tieren geholfen.

Anwendung:

- Man vernebelt mehrmals am Tag etwa 3 Tropfen Weihrauchöl in einem auf Wasser basierenden Aroma-Diffuser für kurze Zeit (etwa je 15 Minuten).

- Mit seinen „duftenden" Händen streichelt man Fell oder Federn sanft.

- Gewisse ätherische Öle – wie Weihrauch – empfehlen sich auch als Nahrungsergänzung. (Für Details siehe mein Buch *„Duftmedizin für Tiere".*)

- Neben **Weihrauchöl** sind folgende ätherische Öle zum Abbau von Stress und zur Beruhigung der Nerven geeignet: **Baldrian, Kamille, Lavendel** und **Zitrusöle**.

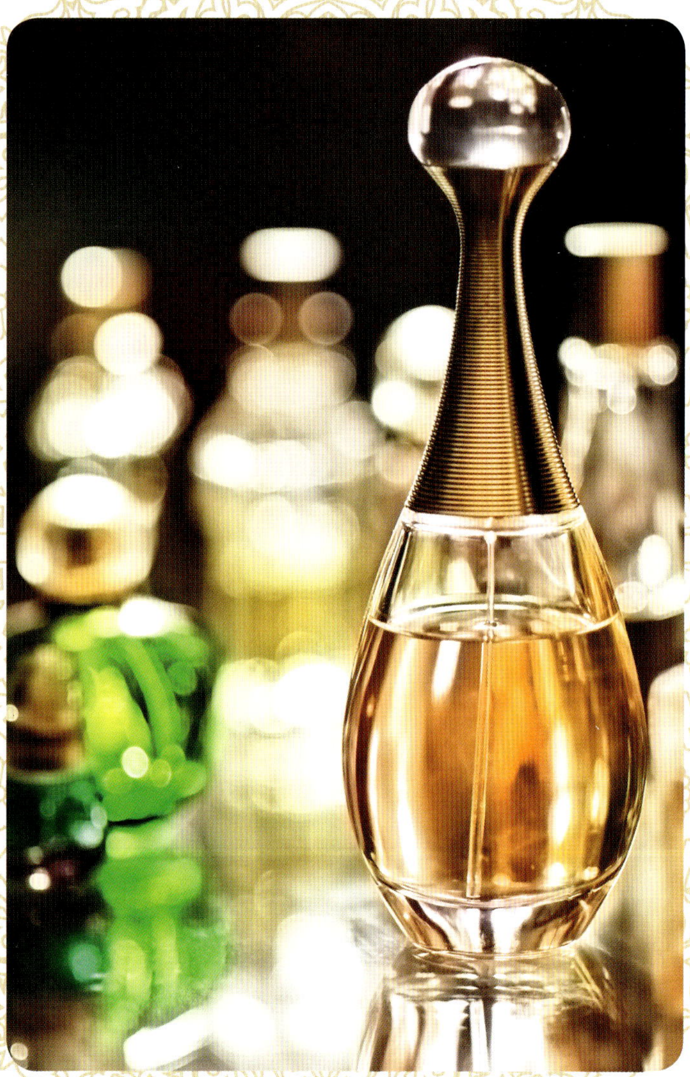

Weihrauchöl gegen Angst

Fühlt sich ein Hund alleingelassen, wenn du das Haus verlässt, dann hilft das selbstgemachte *Spray gegen Angst* ihm dabei, sich zu entspannen. Um ihm Sicherheit und Geborgenheit zu geben, selbst wenn du auf längere Zeit verreist bist, kann der Tiersitter das folgenden Spray von Zeit zu Zeit verwenden, um deinem Tier Mut, Zuversicht und Frieden zu schenken:

Du benötigst:

- 60 ml Wasser
- 3 Tropfen Lavendel
- 3 Tropfen Weihrauch
- 3 Tropfen Vetiver
- Glassprühflasche

Anleitung:

- Man füllt das Wasser und die ätherischen Öle in die Glasflasche.
- Vor Gebrauch gut schütteln.

Anwendung:

- Man sprüht diese Mischung auf das Fell, auf den Schlafplatz und auf das Spielzeug.
- Manche Tiere mögen es nicht, plötzlich mit Wasser besprüht zu werden. Sprühe das beruhigende Nass einfach in deine Hand und streichle damit das Fell oder die Federn.
- Man vernebelt die Ölmischung im Aroma-Diffuser.

Ob es nun eine Ohrinfektion, Meningitis oder eine Hüftdysplasie ist, Tiere sind unendlich dankbar für eine Behandlung mit dem Weihrauchöl, denn sie spüren die Erleichterung oft sofort. Mit ein Grund für die rasche Besserung ihrer Leiden durch Weihrauch ist sicher auch der Umstand, dass ihre „Gedanken" ihnen nicht im Wege stehen, die ihnen – wie uns Menschen – unaufhörlich zuflüstern: „Weihrauch? Das kann doch nicht so einfach sein!"

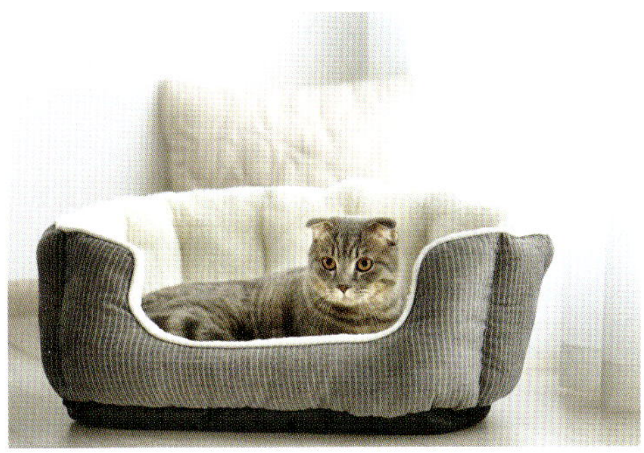

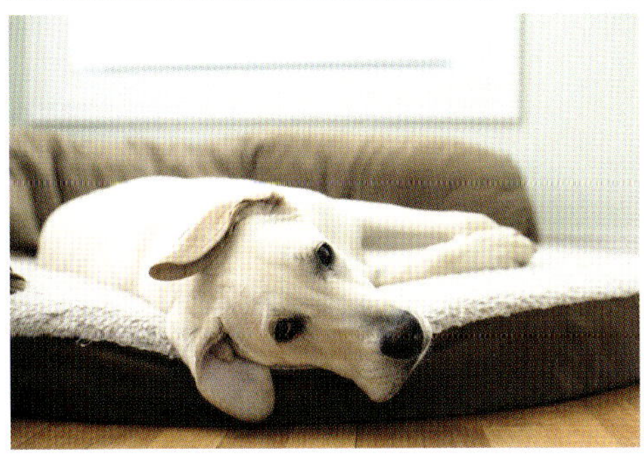

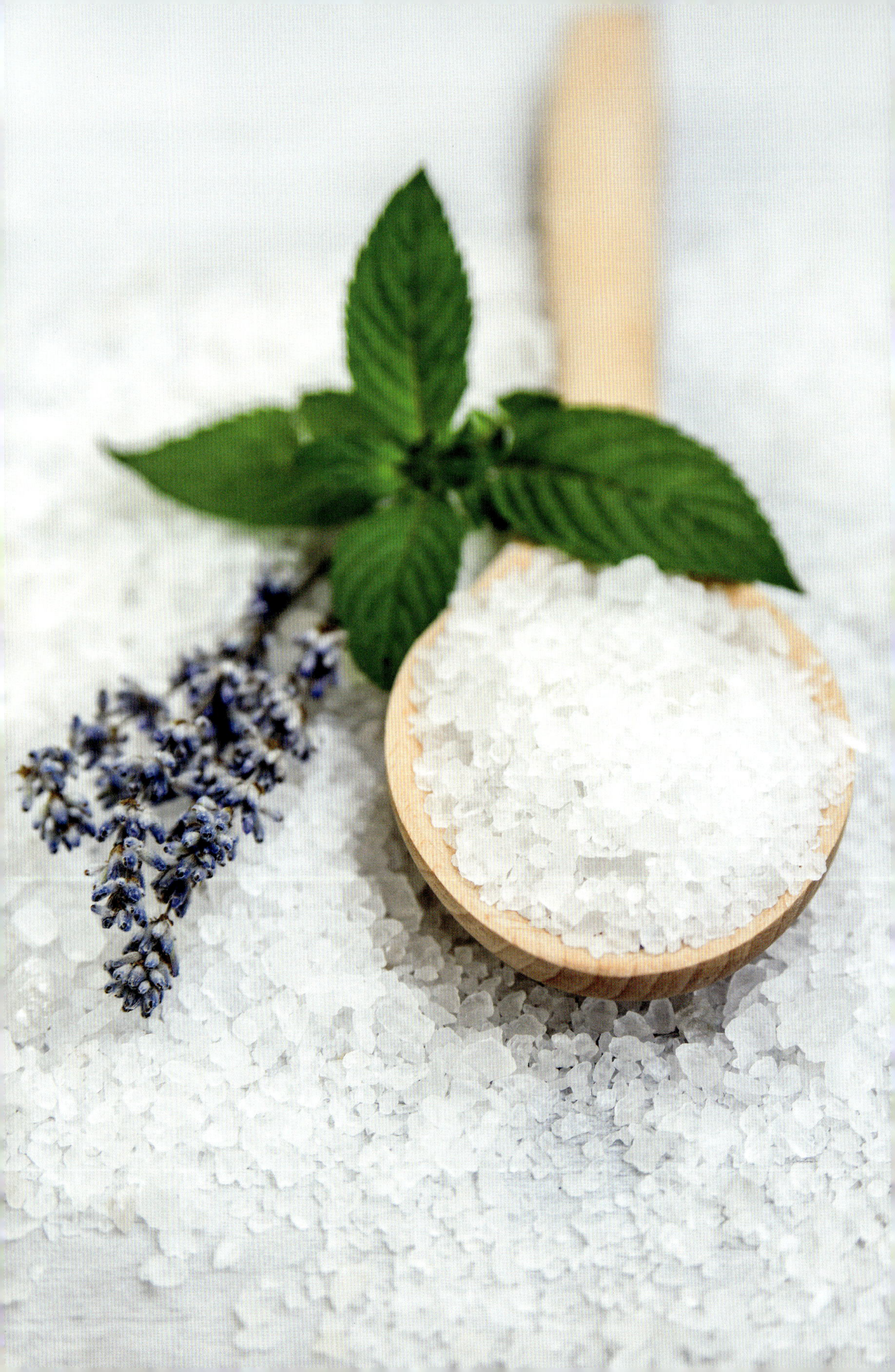

5

Weihrauchrezepte selbst gemacht

Das Herz freut sich an Salbe und Räucherwerk.
Die Sprüche Salomos 27:9

Du kannst den Duft von Weihrauch durch allerlei erfreuliche Mittel in dein Leben bringen. Hier sind ein paar Anregungen!

Badesalz

Was du brauchst:

- 1 Tasse grobes Meersalz
- ½ Tasse Bittersalz
- 2 Esslöffel Backpulver
- 25 Tropfen ätherisches Weihrauchöl
- Natürliche Lebensmittel- oder Seifenfarbe (optional)
- Zusätzliche Dekoration (optional) – Blütenblätter oder Zitronenschale
- Flasche oder Glas mit Schraubverschluss

Anleitung zur Herstellung von Weihrauch-Badesalz:

- Gib grobes Meersalz, Bittersalz und Backpulver in eine Schüssel.
- Rühre 25 Tropfen ätherisches Öl und Lebensmittelfarbe (falls verwendet) unter. (Siehe auch beliebte Badesalz-Ölmischungen im Anschluss.)
- Füge nach Belieben getrocknete Lavendelblüten oder Zitronenschale hinzu!
- Mische alle Zutaten und fülle das Badesalz in ein Glas mit Schraubverschluss zur Aufbewahrung.

Anwendung:
Füge deinem dampfenden Badewasser bis zu einer ¾ Tasse Weihrauch-Badesalz hinzu und genieße.

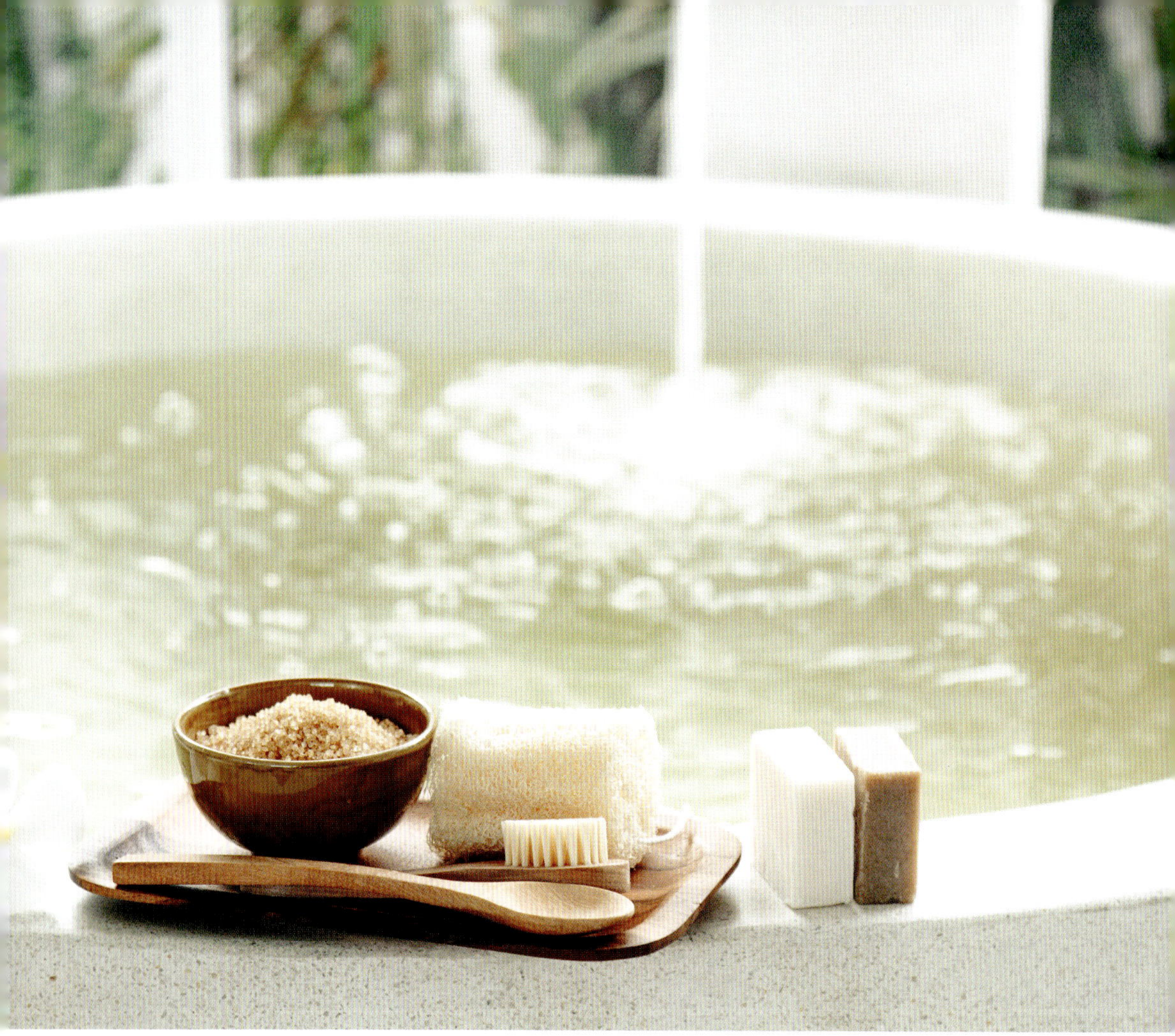

Beliebte Badesalz Mischungen:

Für Abwechslung und um deine Stimmung individuell zu unterstützen, verwende Weihrauch mit anderen ergänzenden ätherischen Ölen:

- **Weihrauch** und **Limette** für ein anregendes Glücksgefühl
- **Weihrauch** und **Balsamtanne** zur Tiefenentspannung
- **Weihrauch** und **Copaiba**, die sanften Entzündungshemmer
- **Weihrauch** und **Myrrhe** für ein weihevolles Gefühl
- **Weihrauch, Orange** und **Rosmarin** für ein heimeliges Wohlgefühl
- **Weihrauch** und dein Lieblingsöl

In dem Online Magazin *meinbezirk.at* habe ich folgendes Rezept gefunden:

Bath Frizzies – Badebrause ganz leicht selber machen

Materialien für ca. 12 Stück (2 Stück pro Vollbad):

- 125 mg Zitronensäure
- 250 mg Natron (1 Kaiser Natron™ Beutel)
- 185 mg Maisstärke
- 60 mg Zucker (Puderzucker)
- Lebensmittelfarbe (falls gewünscht)
- etwa 60 ml Wasser in einer Sprühflasche
- 15-20 Tropfen ätherisches Öl (Weihrauchöl oder eine Weihrauch-Ölmischung)
- dünne Einweghandschuhe
- Eiswürfelformen
- Marmeladeglas mit Schraubverschluss

Arbeitsschritte:

- Gummihandschuhe anziehen.
- Zitronensäure, Natron und Maisstärke in eine große Schüssel sieben und mit einem Schneebesen vermischen.
- Wasser in die Sprühflasche füllen und die Lebensmittelfarbe (optional) dazu geben. Das Wasser vorsichtig auf die trockene Mischung sprühen, bis sich diese mit den Händen zusammendrücken lässt. Langsam arbeiten und nicht zu viel Wasser verwenden.
- Tropfenweise das Öl zugeben und mit den Händen vermischen. Falls die Masse zu trocken ist, mehr Wasser zugeben.
- In Eiswürfelformen füllen und gut hineinpressen. Bei Raumtemperatur trocknen lassen.
- Badebrause vorsichtig aus den Formen drücken und zur Aufbewahrung in Schraubgläser füllen.

Weihrauch Balsam

Zutaten:

- ½ Tasse Kokosöl
- ½ Tasse Olivenöl
- ¼ Tasse Bienenwachs (gerieben)
- ½ TL Vitamin E-Öl
- 10-15 Tropfen Weihrauchöl

Anleitung:

Kokosöl, Olivenöl und Bienenwachs im Wasserbad flüssig werden lassen. Vom Herd nehmen und etwas abkühlen lassen. Vitamin E und das Weihrauchöl vorzugsweise mit einem Glasstab unterrühren, in Tiegel abfüllen und die nicht verwendeten Tiegel bis zum Gebrauch kühl lagern. Ist der Balsam bei der Herstellung zu flüssig, füge noch etwas flüssiges Bienenwachs hinzu. Es bewirkt, dass der Balsam bei Raumtemperatur eine feste Konsistenz hat.

Andere beliebte Öle wie **Myrrhe** und **Sandelholzöl** können dem **Weihrauchöl** beigefügt werden, wie das nächste Rezept zeigt.

Weihrauch und Myrrhe Balsam

Zutaten:

- ½ Tasse geschlagenes Kokosöl
- ¼ TL Vitamin E-Öl
- 6 Tropfen Weihrauchöl
- 4 Tropfen Myrrhenöl
- 1 EL geschmolzenes Bienenwachs

Anleitung:

- Flüssiges Kokosöl vor der Zubereitung dieses Rezepts erst kühlstellen.
- Bienenwachs im Wasserbad flüssig rühren und etwas abkühlen lassen.
- Das Kokosöl einige Minuten lang mit einem Handmixer cremig rühren.
- Das flüssige Bienenwachs unterrühren.
- Vitamin E-Öl und die ätherischen Öle gut einrühren.
- In Tiegel oder Glasbehälter mit Schraubverschluss füllen und bis zur Verwendung kühl und dunkel aufbewahren.

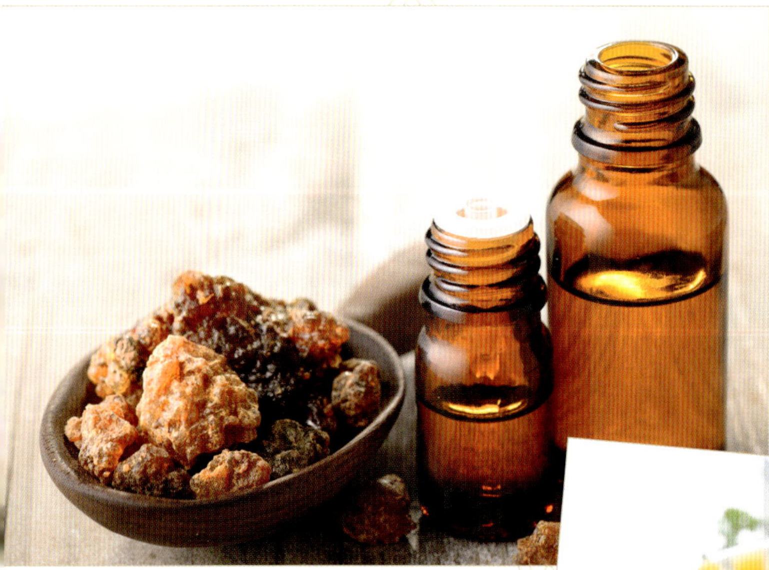

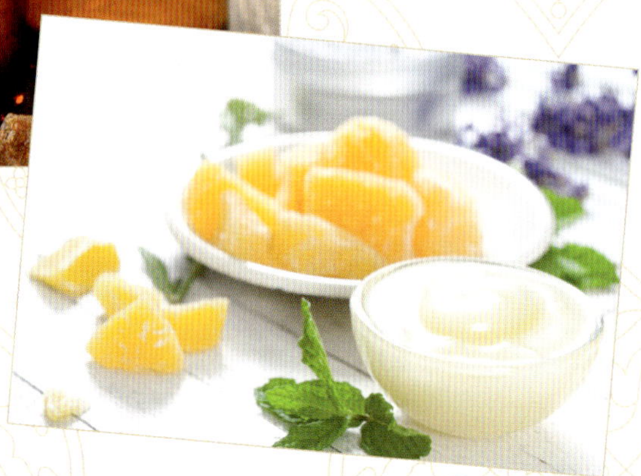

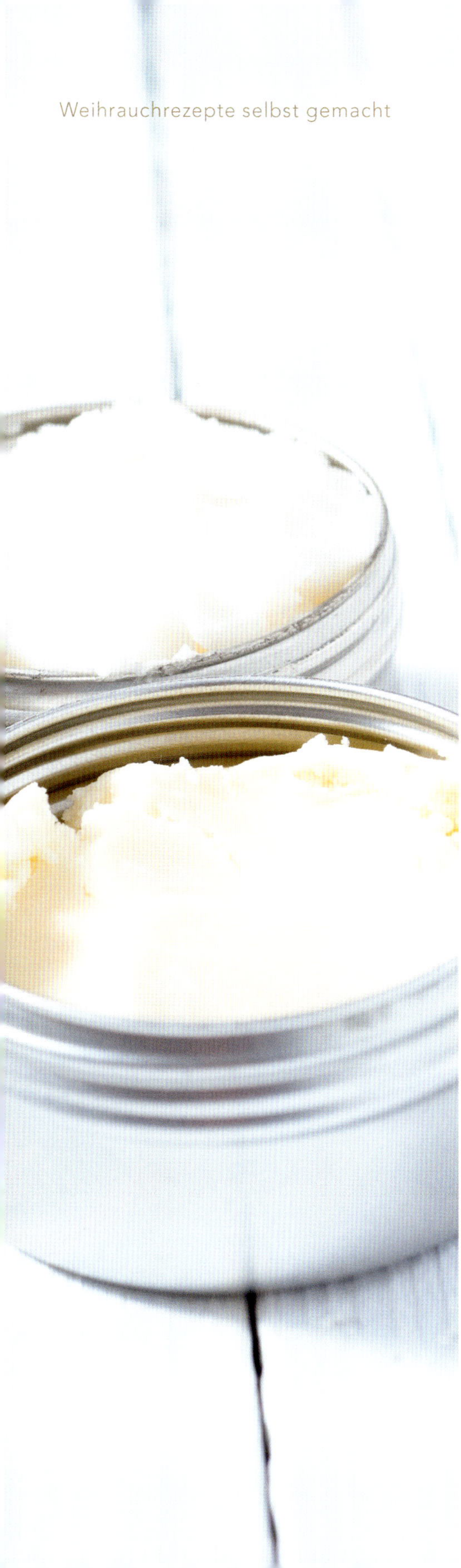

Die Anti-Falten Creme

Zutaten:

- 100 g Sheabutter
- 30 ml Kokosöl
- 4 Tropfen Weihrauch
- 3 Tropfen Myrrhe
- 2 Tropfen Geranie
- 2 Tropfen Ylang Ylang
- 2 Tropfen Sandelholz

Anleitung:

- Sheabutter im Wasserbad flüssig werden lassen.
- Kokosöl unterrühren und vom Herd nehmen.
- Ätherische Öle einrühren.
- In Tiegel abfüllen und bis zum Gebrauch kühl lagern.

Oder:

- Kokosöl 5-10 Minuten lang cremig rühren.
- Sheabutter unterrühren und alles zu cremiger Konsistenz rühren.
- Zuletzt die ätherischen Öle sorgfältig unterrühren.
- In Tiegel oder möglichst dunkle Glasbehälter mit Schraubverschluss füllen und kühl und dunkel lagern.

Das nährende Massageöl

Zutaten:

- 250 ml reines Pflanzenöl
- 15-30 Tropfen Weihrauchöl oder eine Mischung aus Weihrauch, Myrrhe, Sandelholz, Mandarine, Limette oder Rose

Anleitung:

In das Pflanzenöl 15-30 Tropfen eines ätherischen Öls oder einer Ölmischung beifügen und vor Gebrauch gut schütteln.

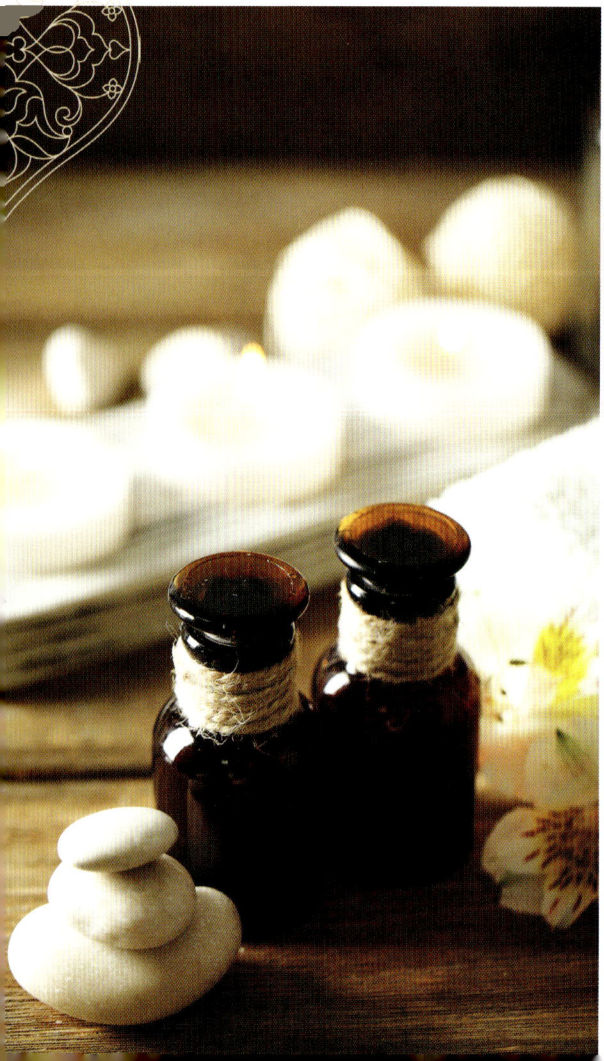

Die Weihrauchöl-Fußmassage zum Einschlafen

Wenn dir oder deinen Lieben das Einschlafen schwerfällt, du Probleme mit dem Durchschlafen hast oder dir einen tiefen REM-Schlaf wünschst, reibe die Fußsohlen vor dem Schlafengehen mit diesem Weihrauch-Fuß-Massageöl ein und schaue, was passiert!

Zutaten:

- ¼ Tasse Kokosöl
- 4 Tropfen Weihrauch
- 4 Tropfen Lavendel

Anwendung:

- Vor dem Schlafengehen die Fußsohlen einreiben.
- Falls dir die Füße zu fett erscheinen, ziehe Socken darüber an, um das Bettzeug zu schonen.
- Bereite dir unter längerem Rühren (5-10 Minuten) eine cremige Kokosöl-Konsistenz, rühre die ätherischen Öle gut unter und massiere damit die Füße.
- Reibe deine Füße einfach mit einen Tropfen Weihrauchöl oder Lavendelöl ein.
- Auch deine überaktiven Kinder werden davon sehr profitieren.

Das Weihrauch-Haarwasser zum leichteren Frisieren

Wer kennt das nicht? Man kämmt und kämmt den blonden Lockenschopf des Kindes, doch das Haar ist wie verfilzt, und man kommt mit dem Kamm nicht durch. Das Kind jammert und ist von dem Zupfen und Reißen genervt. Greife einfach zu deinem Weihrauch-Haarwasser, sprühe es auf den Lockenkopf. Du wirst erstaunt sein, dass das Durchkämmen nun wie von selbst geht.

Für dein Weihrauch-Haarwasser brauchst du:

- 1 Tasse gutes Wasser
- 2 TL fraktioniertes Kokosöl
- 5 Tropfen Weihrauchöl
- 5 Tropfen Rosmarinöl

Anleitung:

Zutaten in eine Glas-Sprühflasche füllen und gut vermischen. Vor jedem Gebrauch gut schütteln.

Anwendung:

- Befeuchte das Haar mit dem Weihrauch-Haarwasser, tauche den Kamm wiederholt in die Flüssigkeit ein oder sprühe das Haarwasser großzügig auf. Dann kämme durch.
- Natürlich kannst du statt Rosmarinöl auch ein duftendes Blütenöl wie Rosengeranie, Ylang Ylang oder einfach dein Lieblingsöl nehmen. Doch Rosmarinöl ist das Spezialöl für Haare, das auch für seine Eigenschaften als Haarwuchsmittel bekannt ist.

Der Haarwuchs-Spray aus Weihrauchöl

Sobald das Haar schütter wird, fragst du dich wohl auch, was du dagegen tun kannst. Wie hässlich diese Geheimratsecken sich lichten, so dass du die Haare von hinten nach vorne zur Stirn hin frisieren musst, damit man diese kahlen Stellen nicht sieht. Hier ist ein erprobtes Mittel, das dir bald neuen Haarwuchs beschert. Du wirst stolz auf den neuen Flaum sein.

Zutaten:

- 120 ml gutes Wasser
- 1 EL Hamamelis
- 10 Tropfen Weihrauchöl
- 10 Tropfen Rosmarinöl
- 10 Tropfen Lavendelöl

Anleitung:

In eine Glasflasche mit Sprühaufsatz fülle alle Zutaten ein und schüttle kräftig. Auch vor jedem Gebrauch gut schütteln.

Anwendung:

- Täglich morgens und/oder abends das Haarwuchs-Spray auf die Haare sprühen und gut in die Kopfhaut einmassieren, besonders dort, wo du dir neuen Haarwuchs wünschst.
- Dieses Mittel ist auch sehr effektiv bei Psoriasis.
- Du könntest auch einen Tropfen Weihrauchöl oder Lavendelöl pur in die Kopfhaut einreiben.

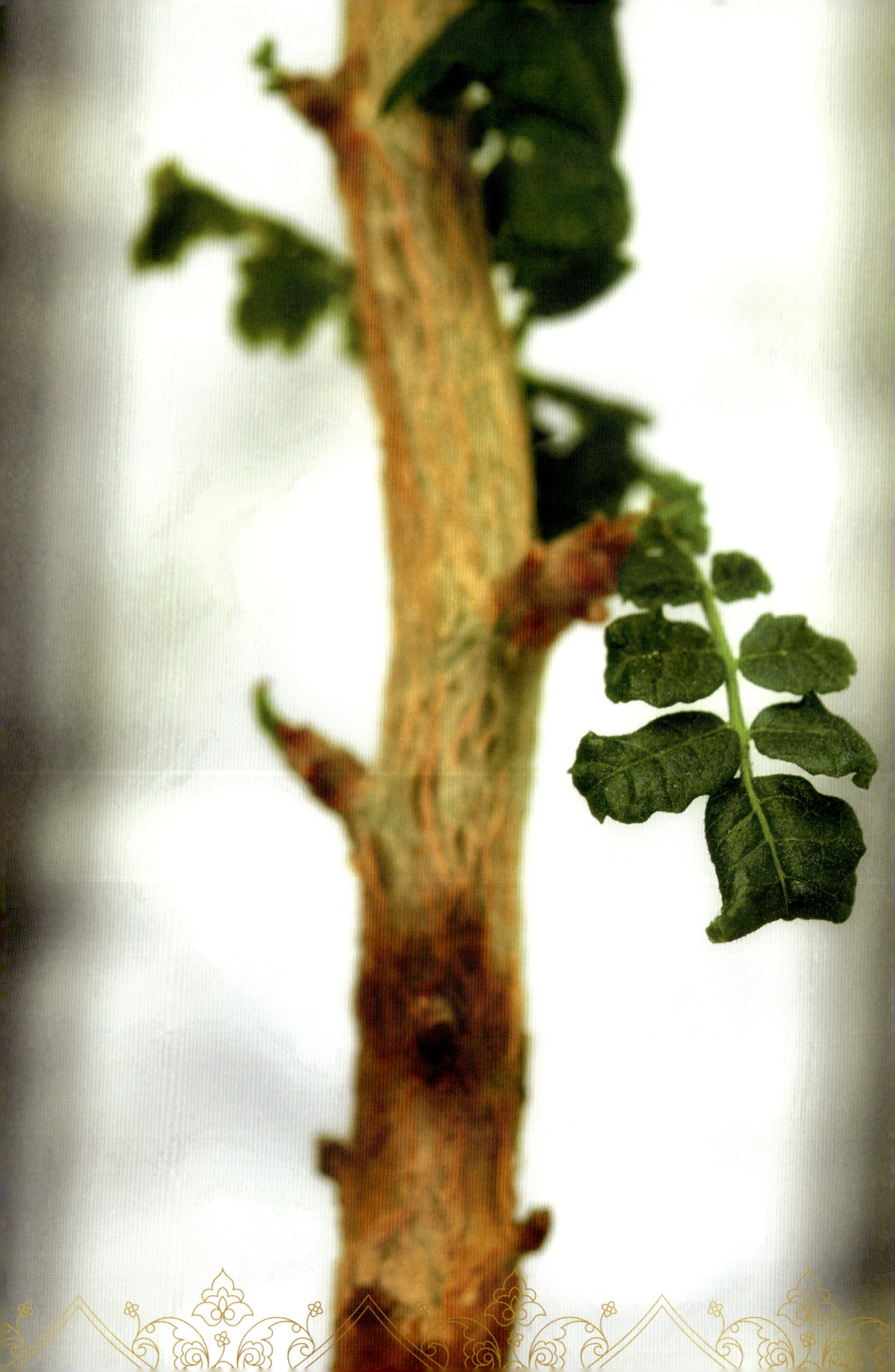

6

Das Geschenk aus der Wüste Arabiens

**„Wissen ist wie Reichtum dazu bestimmt, gebraucht zu werden.
Dieses Gesetz der Anwendung ist universal,
und derjenige, der es verletzt,
leidet durch seinen Konflikt mit den Naturkräften."**
KYBALION

Weihrauch: Das Allheilmittel von Kopf bis Fuß

Der legendäre Weihrauchbaum, dessen bevorzugter Standort sich von Südafrika über die arabische Halbinsel bis nach Indien ausdehnt, streckt seine Wurzeln in kargen Boden. Er wächst oft zwischen Felsen und Klippen, auf bergigen Hochplateaus, im sonnendurchtränkten Wüstensand Arabiens und unter der heißen Sonne Indiens. Die Harztropfen, die aus dem Stamm gewonnen werden und woraus das ätherische Öl destilliert wird, wurden einst als „das Allheilmittel von Kopf bis Fuß" geschätzt und für alle damals bekannten Krankheiten eingesetzt. Weihrauch war aus dem Ärztekoffer der damaligen Zeit nicht wegzudenken.

Der Grund für die sagenumwobenen Erfolgsgeschichten von Weihrauch war nicht – wie du vielleicht denken könntest – der Umstand, dass die Menschen damals eben sonst keine andere, „moderne" Medizin zur Verfügung hatten. Ganz im Gegenteil! Die großen Heiler jener Zeit wären wohl nie auf die Idee gekommen, die Natur zu klonen, zu synthetisieren und zu kommerzialisieren. Es waren spirituelle Giganten, die auf der Erde wandelten und das tiefe Wissen über die Geheimnisse der Natur kannten. Diese Naturkräfte wirken auch heute noch, im Unscheinbaren verborgen, zum Wohl der Menschheit. Das geheime Wissen wurde denen zum Geschenk gemacht, die Augen hatten zu sehen und Ohren zu hören und die sich um das Wohl der Menschheit bemühten.

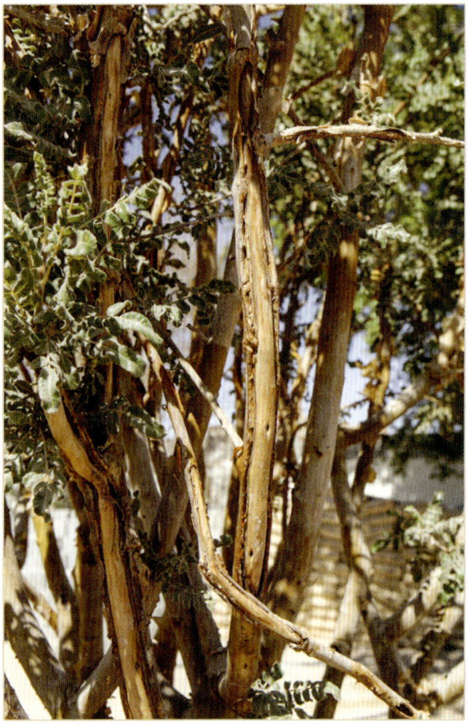

Ist es nicht verwunderlich, dass ein „Geschenk aus der Wüste Arabiens" das kostbarste Allheilmittel der Antike gewesen sein soll? Verbirgt sich das Kostbarste tatsächlich im Unscheinbaren? Es war nicht der atemberaubend duftende Jasmin jener Zeit oder der betörende Duft der Rosengeranien, eine Blütenpracht, die weithin sichtbar das Herz und die Sinne erfreuten und an der man nicht vorübergehen konnte, ohne sie zu bemerken. Stattdessen hat die lebendige Weisheit der Natur den Schatz eines „Allheilmittels" in den kargen Wüstenboden gelegt.

Wie die gute Kunde sich rasch rund um den Erdball verbreitete

Das Wissen um die große Bedeutung des heilenden Weihrauchs verbreitete sich wie ein Lauffeuer über die ganze damals bekannte Welt. Es wurden Tonnen dieser kostbaren Weihrauch-Fracht über die heiße Wüstenstraße nach Damaskus, Gaza, Alexandria, Ein Gedi, China, Indien und sogar zu König Salomon nach Israel und später per Schiff über das Rote Meer bis nach Griechenland und Italien gebracht. Aus Sri Lanka, Indien, China, Japan, Ägypten und den verschiedenen Häfen der Welt gingen die mit Gewürzen, Leinen, Gold und Silber reich beladenen Handelsschiffe im „Hafen der Königin von Saba" östlich von Salalah, Oman, vor Anker, um ihre Waren gegen den kostbaren Weihrauch in Form von Harz und Öl einzutauschen.

Die Aufzeichnungen der Kros

Das Wissen um den heiligen Weihrauch stammte wohl schon aus prähistorischer Zeit – einer Epoche, worüber es keine Zeitzeugenberichte zu lesen gibt. Dieses Wissen ist in den *Aufzeichnungen der Kros* verbrieft, Schriften, die bis in die frühen Tage der Bildung des Planetensystems in diesem Uni-

versum zurückgehen und die kommenden Geschicke der Weltengeschichte beinhalten. Sie liegen, verborgen vor der weltlichen Sicht, wohlbehütet in den Händen derjenigen, die die Geschichte des Lebens hüten. Die Wiege der Menschheit – Lemurien – liegt in tiefster Dunkelheit, vergessen unter dem stillen Meeresspiegel des Pazifischen Ozeans, begraben, und die Erinnerung an das Goldene Zeitalter ist nur noch ein leises Flüstern im Wind. Die *Aufzeichnungen der Kros* erzählen von einem Paradies, das jenes Land Lemurien einst war und in dem die spirituell hochentwickelten Menschen frei von jedem Übel in Glück und Frieden lebten. „Ständiger Frühling lag über dem Land, Blumen wuchsen ohne Samen, und gelber Honig wurde von den Bäumen gewonnen."
(Quelle: Das Shariyat-Ki-Sugmad, Buch 2)

Von diesem „gelben Honig" erzählen später auch die Israeliten, die auf ihrer vierzigjährigen Reise durch die Wüste von diesem „Weihrauch-Honig" am Leben erhalten wurden. Sie nennten es „Manna", das „Brot vom Himmel", oder „die Engelsspeise". Im Altertum wurde für den täglichen Gebrauch Weihrauch zur Stärkung von Körper und Geist gegessen, oft auch als Weihrauch-Kaugummi gekaut, als Weihrauchtee getrunken und als Weihrauch-Pillen für die Leiden der Menschen verabreicht.

Für den täglichen Gebrauch bestimmt

Aus längst vergangenen, im Meer der Vergessenheit versunkenen Tagen, als in Ägypten die Priester noch Heiler und Ärzte waren, wissen wir heute aus den alten medizinischen Schriften, dass Weihrauch ein Allheilmittel war. Man fand 877 Weihrauch-Rezepte, und der Spruch war allgemein bekannt: „Weihrauch heilt alles, von Gicht bis zum zerbrochenen Schädel." Weihrauch wurde dazu verwendet, jede nur erdenkliche Krankheit, die dem Menschen bekannt war, zu behandeln, für Haut und Haar, Muskeln und Knochen, die Organe und für Wohlergehen und Langlebigkeit.

Vor fünf- bis siebentausend Jahren – und wahrscheinlich schon viel früher – wurde Weihrauchharz auf heiße Kohlen gelegt und vernebelt, wenn jemand krank wurde, und jeden Morgen einen Monat lang von den Priestern mit Weihrauchöl gesalbt, um die bösen Geister – wir würden 'die bösen Geister' heute mit Krebs, Diabetes oder Arthritis übersetzen – zu vertreiben. Beim nächsten Mond waren sie wieder gesund. Das war das alte Heilungsritual: Die Menschen wurden einen Monat lang mit Weihrauchöl gesalbt und erlangten innerhalb dieser Zeit ihre Gesundheit zurück.

Heute meinen einige Leute, die von einem Leiden betroffen sind, dass es genügt, einen einzigen Tropfen Weihrauchöl schnell und nur ein einziges Mal aufzutragen und schon wären sie gesund. Nach all dem, was in diesem Buch geschrieben steht, soll Weihrauch ja ein echtes Wundermittel sein! Und überhaupt, in unserer schnelllebigen Zeit muss Medizin „sofort" wirken. Aber in alter Zeit wurde das Weihrauchöl großzügig verwendet und aus Gastfreundschaft über das Haupt gegossen, das bis zum Saum des Gewandes floss. Im Falle von Krankheit unterzogen sie sich dem einmonatigem Heilungsritual mit Weihrauchöl.

Was vor fünftausend Jahren unserer Zeitrechnung medizinische Wissenschaft war, wurde zur Zeitenwende in jedem Haushalt der alten Welt gepflegt. Selbst noch im Mittelalter war Weihrauch ein wichtiger Bestandteil in den Rezepturen der Heiligen Hildegard von Bingen, und bis 1900 finden wir den routinemäßigen Einsatz von Weihrauch in europäischen Spitälern. Anfang des 20. Jahrhunderts fand man Weihrauch als Heilmittel in der *Pharmacopoeia* erwähnt, doch wurde es bald danach fallen gelassen. Man dachte wohl, dass dieser natürlich vorkommende, lieblich duftende Weihrauch nicht mehr „zeitgemäß" wäre.

TIPP: Hast du ein wirkliches Problem, folge dem Weihrauchritual heutiger Aromaexperten: Verwende zehn Minuten lang einen Tropfen Weihrauchöl jede Minute. Danach nimm das Weihrauchöl eine Stunde lang alle zehn Minuten. Dann verwende Weihrauchöl einmal jede Stunde, bis das Problem gelöst ist.

Oft wirst Du bemerken, dass nach einer einmaligen Anwendung deine Schmerzen verschwunden sind oder dein Problem sich gelöst hat. Manchmal dauert es länger. Das Öl wirkt, wenn du es anwendest! Aber bitte glaube nicht, dass eine einmalige, flüchtige Behandlung dein Problem lösen muss, das ja eigentlich im Geist sitzt, deine Gefühle gefangen hält und deinen Körper infiziert hat. Gib dem Weihrauchöl die Zeit, die es braucht, um die Ursache deines Problems auszuarbeiten.

Die wissenschaftlichen Errungenschaften auf dem Gebiet der „modernen" Medizin

Im Jahre 1928 wurde Penicillin erfunden und 1945 als „bahnbrechende Errungenschaft der Menschheit" mit dem Nobelpreis ausgezeichnet. Eine neue Wende in der modernen Heilkunst brach an, und das altbewährte Weihrauch- und Balsamtannen-Öl, das vorher über die Jahrtausende als natürliches Antibiotikum ohne Nebenwirkungen für die Gesundung der Menschen gesorgt hatte, war bald ganz vergessen. Man ahnte nicht, dass diese neue medizinische Erfindung die Medizin eines Tages in eine weltweite Krise stürzen würde, in einer Zeit, wo Antibiotika aus dem Labor keinerlei Wirkung auf pathogene Keime mehr zeigen und es lebensgefährlich werden würde, auch nur an eine Operation zu denken.

Die „moderne Wissenschaft" wandte sich damals ab von der Hausapotheke der Natur, aber nicht bevor man sich das Wissen über die Geheimnisse der Pflanzenwelt und ihrer wertvollen Bestandteile zu eigen machte, um deren heilende Wirkstoffe im Labor zu klonen. Die moderne Wissenschaft und Gesellschaft hatte das Geheimnis des Lebens vergessen, das in grauer Vorzeit eine Selbstverständlichkeit gewesen war und im Herzen eines jedes Menschen geschrieben stand, dass nämlich die Natur mit Geist beseelt ist. Synthetische Präparate aus

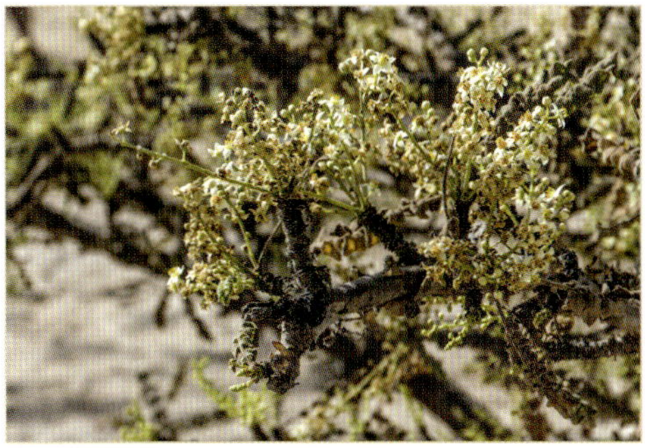

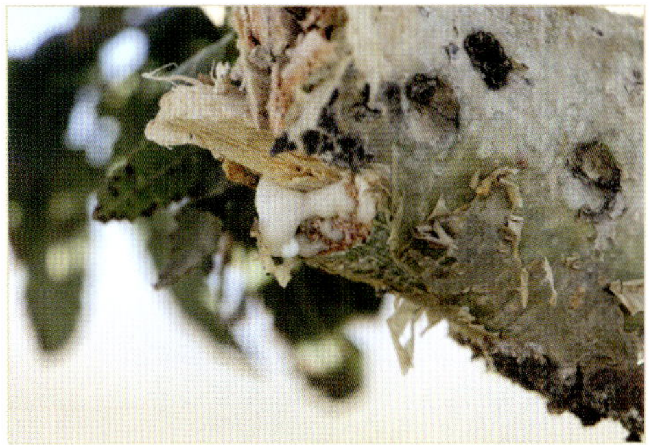

Menschenhand sind wie Roboter, die mit der lebendigen Natur nicht vergleichbar sind. Lange Listen von Nebenwirkungen auf den Beipackzetteln beweisen es.

Vergessen waren die Heilanwendungen vergangener Epochen, die damals zur Heilung nichts „Besseres" zur Verfügung hatten als die überreichlichen Kräfte der Natur – und von all den Schätzen der Natur war der kostbare Weihrauch ihr absolutes Allheilmittel.

Weihrauchduft, der Himmel und Erde verbindet

Der heilige Weihrauch stand über die Jahrtausende mit Anbetung und mystischer Erfahrung in Zusammenhang.

Man sagt, dass er imstande war, das *Dritte Auge* zu öffnen, das in andere Welten sieht. Es wird auch *„das allsehende Auge Gottes“* genannt und ist für die Sucher der himmlischen Erleuchtung immer von tiefer Bedeutung gewesen.

Das Dritte Auge – Tor zum Himmel

„Die Aktivierung der Zirbeldrüse ist für das Goldene Zeitalter der Erleuchtung wichtig“, sagt Dr. DeVita. Weihrauch hat die Kraft, das Dritte Auge zu erwecken. Descartes war der Meinung, dass die Zirbeldrüse der „Sitz der Seele“ und der Treffpunkt des Körperlichen und Geistigen sei. Durch diese mystische Berührung von Geist und Materie wirken beide gegenseitig aufeinander ein und befruchten sich. Das heißt, neue Gedankenimpulse bewegen das Menschenherz und eröffnen neue Wege und Einsichten, die zu immer größeren Höhen führen.

Die Zirbeldrüse ist bio-lumineszent und lichtempfindlich. Sie weist die zweithöchste Durchblutungsrate nach der Niere und die gleiche Menge an Durchblutung wie die Hypophyse auf. Zugleich ist sie besonders anfällig gegen Umweltgifte, und Forscher berichten, dass die Zirbeldrüse zum Beispiel mehr Fluor speichern kann als alle anderen Organe. Es ist daher nicht verwunderlich, dass diese Drüse, die oft von Umweltgiften verstopft ist, nicht fähig ist, sich voll zu entfalten und in einem Dämmerzustand verbleibt. Dabei eröffnet die Erweckung der Zirbeldrüse hilfreiche Dimensionen.

- Die Beschleunigung der Lernfähigkeit
- Eine verbesserte Gedächtnisleistung
- Die Verbesserung unserer Intuition und Kreativität
- Ein Erwachen unserer psychischen Heilkräfte
- Die Erfahrung der Glückseligkeit
- Jugendlichkeit und Dynamik

Die Geheimnisse der Zirbeldrüse

Viele alte Kulturen ehrten das Symbol des „Sehenden Auges“. Es war für sie von größter Bedeutung, um durch die grauen Schleier der Welt hindurchzusehen und um eine klare Sicht ihres spirituellen Zieles vor Augen zu haben. König Tutanchamun war mit einer aktivierten Zirbeldrüse abgebildet – er galt als Sehender.

Der Weihrauchduft diente in altägyptischen Initiationsriten zur Einleitung einer Transformation, die geistig wie auch körperlich stattfand und den Auserwählten zu einem höheren Bewusstsein und zur Glückseligkeit anhob. Von den Yoga-Meistern wurde die Zirbeldrüse als ein Portal zum höheren Selbst angesehen, durch das der Eingeweihte schritt, von Weihrauchduft umhüllt. Wahrsager hielten das Dritte Auge für die Verbindung zu interdimensionalen Erfahrungen; und das sechste Chakra oder Stirn-Chakra, das mit dem Dritten Auge in Verbindung steht, war dafür bekannt, das Tor zur inneren Sicht zu öffnen.

„DMT – Das Spirit Molekül"

In seinem Buch „DMT, The Spirit Molecule" entdeckte Dr. Rick Strassman, was er das „Spirit Molekül" nennt – dimethyl-tryptamine oder DMT – das von der Zirbeldrüse während der Geburt und beim Tod erzeugt sowie bei Nahtod-Erfahrungen oder bei mystischen Erlebnissen aktiv wird. Dr. Strassmans chemischer Ansatz bestätigte die Idee der Zirbeldrüse als ein Portal, durch das der Geist hindurchgeht. Dies geschieht entweder beim Eintritt in dieses physische Dasein bei der Geburt oder beim Verlassen dieser Welt, entweder in der Stunde des Todes oder um in andere Dimensionen und in tiefe mystische Versenkung zu gelangen. Dieser heilige Augenblick wurde – bewusst oder unbewusst – über die Jahrtausende hinweg mit dem Duft von Weihrauch gefeiert. Das Neugeborene wurde mit Weihrauch in dieser Welt empfangen. Sterbende schritten gesammelt und ruhig durch das Tor des Todes, und spirituell Erleuchtete fanden in Weihrauch eine Hilfe, um sich in tiefem Frieden in die Anbetung Gottes zu versenken. Das Dritte Auge bringt den Menschen auf eine höhere Bewusstseinsstufe.

„Wenn die Seele den physischen Körper verlässt, um in die fernen Welten zu reisen, tut Sie es durch das Tisra Til, das Dritte Auge."

DAS SHARIYAT-KI-SUGMAD, BUCH 2

TIPP: Willst Du eine mystische Erfahrung erleben und einen Blick in deine inneren Welten werfen, schließe deine Augen, fülle dich mit Liebe und schaue unverwandt in das Dritte Auge, das zwischen deinen Augenbrauen liegt. Dann stimme liebevoll und voller Erwartung in die Musik der Sphären ein. Dieser heilige Ton ist HU (ausgesprochen Hju), der vom Herzen des Höchsten zu dir kommt, um dich in die höheren Welten mitzunehmen. (Der aufsteigende Weihrauch war immer schon ein Symbol dafür.)

Der Atem Gottes, der Leben einhaucht

Weihrauchduft hat eine erdende, beruhigende und ausgleichende Wirkung auf Körper, Emotionen und Geist. Er fokussiert die Geisteskräfte auf das Wesentliche und hebt die Sinne von der Erdgebundenheit zu lichten Höhen hinauf. Weihevoll leitet er die Gebete zum Himmel und öffnet die Tore der Intuition für die geheimnisvollen Geschenke des Geistes. Von alters her war es das heilige Salböl, mit dem Priester und Könige in ihr Amt eingesetzt wurden. Aber es kann auch heute noch jeden Einzelnen von uns salben, um uns der Aufgabe zu weihen, für die wir bestimmt sind.

TIPP: Weihrauch steht seit jeher mit Gebet und spiritueller Ausrichtung in Zusammenhang. Darum atme in der Stunde des Gebetes oder in der Meditation den milden Weihrauchduft ein, der dich mit seiner anhebenden Kraft in den Himmel trägt.

Weihrauch und Langlebigkeit

Der Traum der Menschheit, „ewig zu leben", webt Erinnerungen aus uralten Tagen, wo sich der Mensch seiner Unsterblichkeit voll bewusst war, hoffnungsvoll in unsere heutigen Träume. Wie mit Nebelschleiern ist die Wahrheit vor der klaren Sicht verdeckt. Doch könnte die folgende Legende Licht ins Dunkel der Unsterblichkeit werfen.

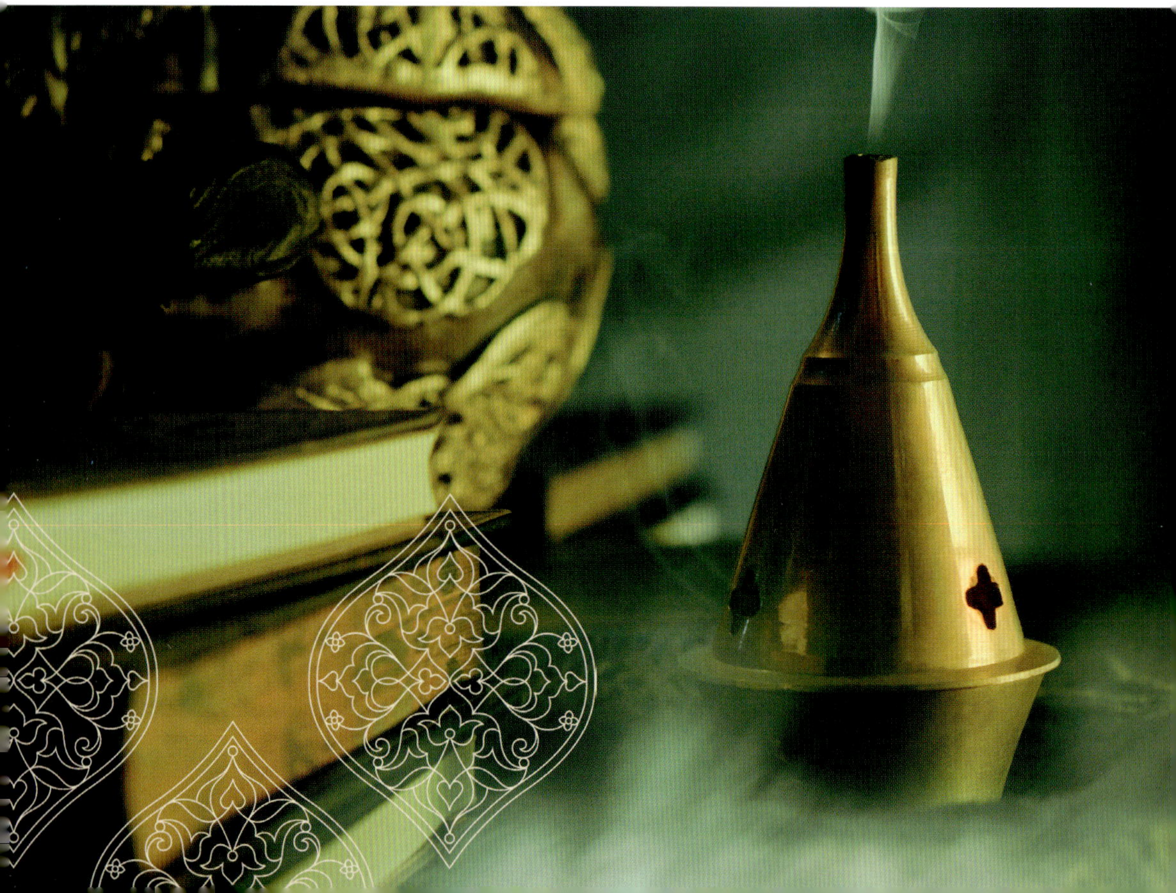

DIE LEGENDE VON ISIS UND OSIRIS

Kennst du die uralte und geheimnisumwobene Legende von Isis und Osiris? Sie ist bereits über 5.000 Jahre alt, doch lebt sie in unbeachteten alten Schriften und längst vergessenen mystischen Erinnerungen noch heute weiter und wird wohl ewig leben, denn Wahrheit ist unsterblich. Die Erzählung von Osiris fußte auf dem uralten, längst in den Untergrund gedrängten Initiationsritual der Transformation vom Unwissenden zum göttlich Wissenden, vom Toten zum ewig Lebenden. Erst heute, in unserer Zeit, haben die guten Mächte, die das Schicksal dieser Erde unsichtbar in Händen halten, beschlossen, dieses Wissen der Menschheit wieder öffentlich zugänglich zu machen. Mit dieser Kenntnis wird noch einmal ein Goldenes Zeitalter anbrechen, in dem auf allen Planeten Frieden und Ruhe herrschen und das Licht der Erkenntnis der Unsterblichkeit, das Osiris und Isis symbolisieren, wird wiederkehren. Es ist also die Geschichte der heiligen Transformation.

Isis und Osiris waren von adeliger Geburt und in tiefer Liebe als Ehegatten verbunden. Osiris war im frühen Ägypten ein Herrscher, der für sein Volk lebte und Ägypten in Gerechtigkeit regierte. Er schenkte ihm Frieden und war auf Wohlstand für seine Untertanen bedacht. Von seinem Volk als Sonnengott verehrt, erfreute er sich größter Beliebtheit.

Osiris wusste, dass er nicht Gott war, sondern ein Sohn Gottes, so wie jeder andere Mensch auch, und daher gottähnlich. Aber zu jener Zeit brauchte das Volk einen starken Führer, an den es glauben konnte; und wie es eben bei einem Volk Brauch ist, das nicht selbst Verantwortung übernehmen will, so verlangt es nach einer starken Persönlichkeit, zu der es aufschauen konnte.

Die Priesterschaft wurde mächtig und hatte eine eiserne Hand auf die Schätze des Landes gelegt. Sie verwaltete die riesigen Mengen von Gold, Weihrauch, Myrrhe und anderen kostbaren Harzen, Kräutern und Schätzen, und die Opfergaben, die ihnen zustanden, waren nur von allerfeinster Qualität. Viel Weihrauch verbrauchte die tägliche Tempelräucherung. Auch die Heilanwendungen für die Kranken benötigten Weihrauch sowie die Toten- und Einbalsamierungsrituale. Das Handwerk der Mumifizierung hatte sich zu einer Kunst entwickelt und die Verlängerung des Lebens, die „Langlebigkeit" oder „Unsterblichkeit", war für die Elite des Landes in greifbarer Nähe.

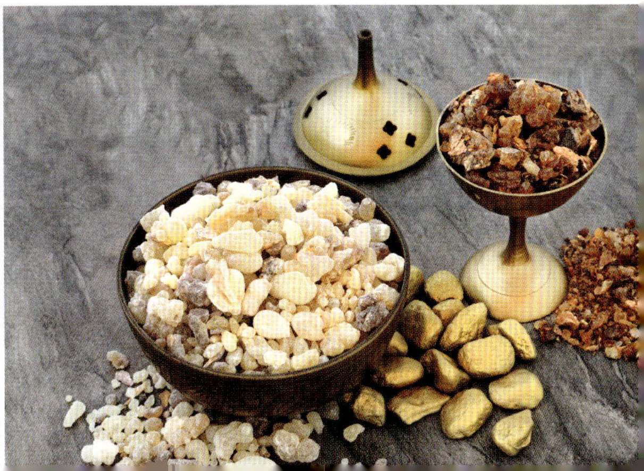

Weihrauch war auf jeden Fall das anerkannte Mittel für ein langes und gesundes Leben, und so mancher greise Patriarch lebte hunderte Jahre lang gesund und agil. Er ernährte sich von Manna, dem süßen Weihrauchharz, und salbte sein Haupt mit dem „Öl der Freude".

Von Methusalem, der zu den ältesten Menschen der Geschichte zählt und 969 Jahre alt geworden sein soll, erzählt man sich, dass er sich täglich Weihrauch auf seine Stirn rieb.

TIPP: Mache es wie Methusalem: Reibe dir täglich einen Tropfen Weihrauchöl auf die Stirn!

Sagenumwobener Duft der Götter

„Wie Zimt und duftendes Gewürzrohr, wie beste Myrrhe strömte ich Wohlgeruch aus, wie Galbanum, Onycha und Stakte, wie Weihrauchwolken im heiligen Zelt."

SIRACH 24:15-17

Wohlgeruch, der das Herz in den Himmel trägt, das kann nur ein Geschenk des Himmels sein. So dachten unsere Vorfahren und wurden nicht müde, ihren Gott mit Weihrauch und allerlei duftenden Harzen und Kräutern zu ehren.

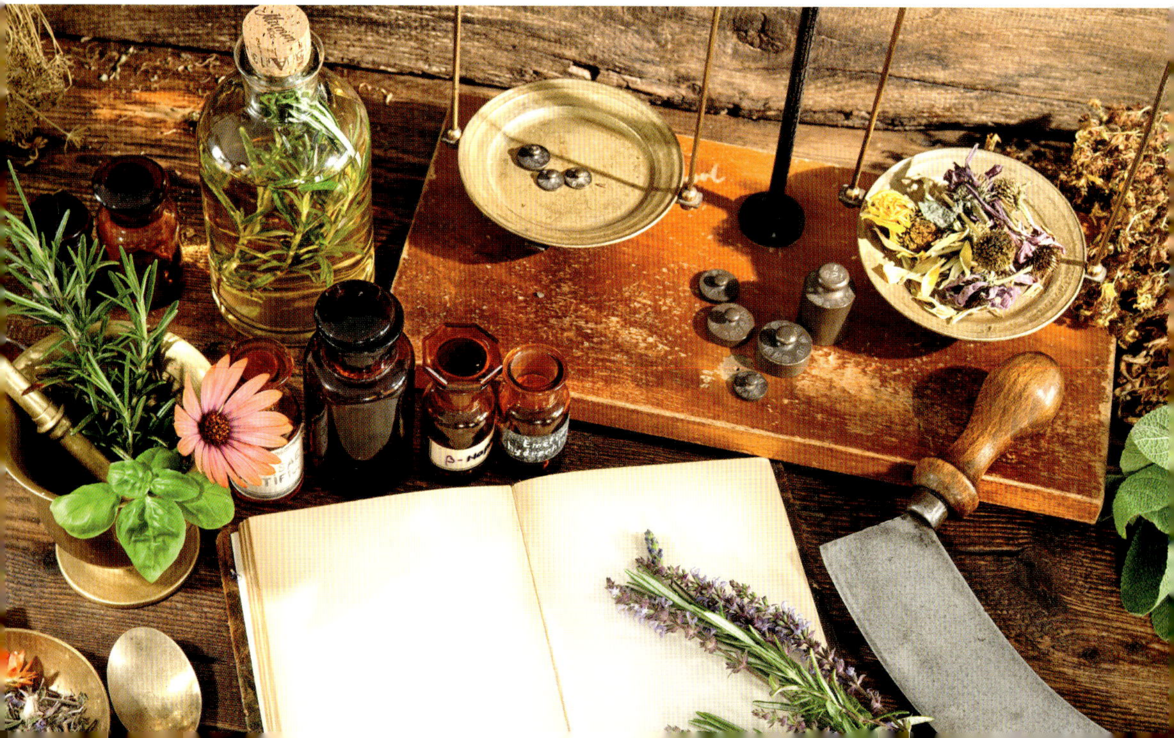

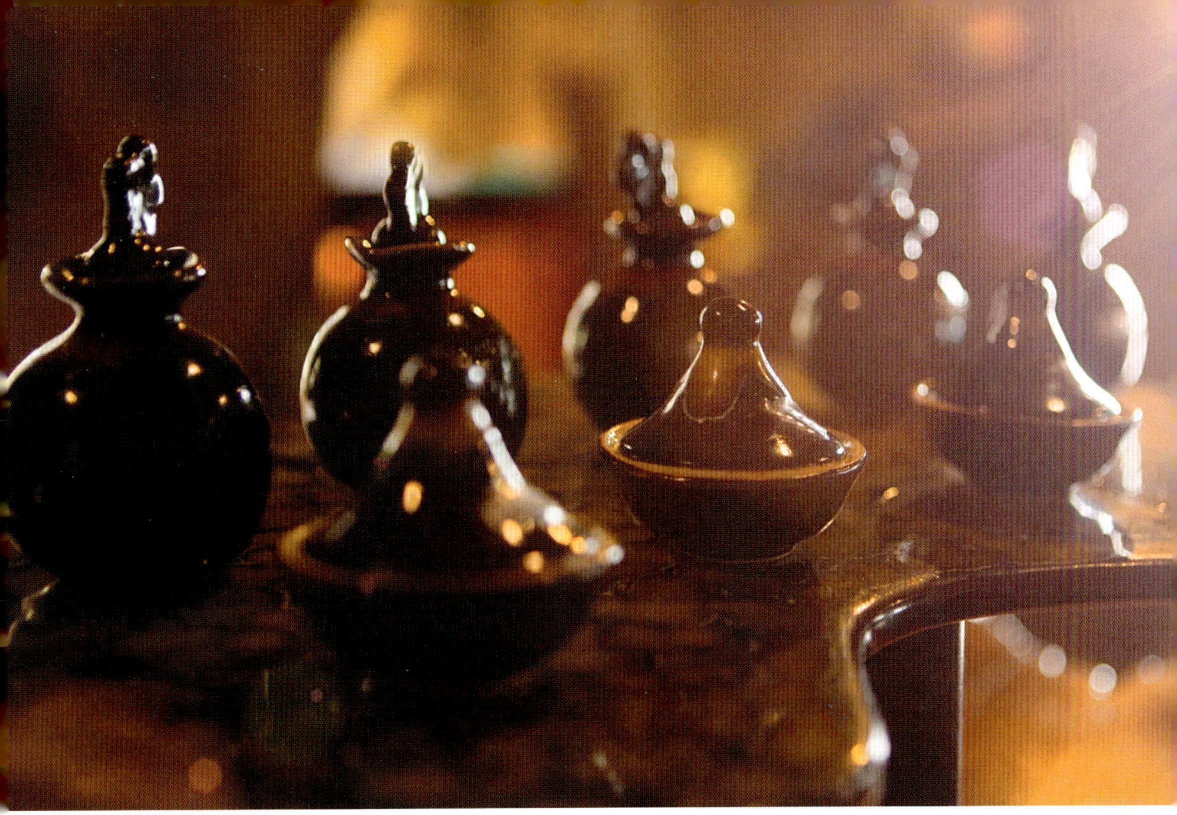

Als die Priester Heiler und Ärzte waren

Seit den frühesten Aufzeichnungen der Menschheitsgeschichte wird Weihrauchharz, diese kostbaren „Tränen Gottes", in uralten Papyri und Wandmalereien in hunderterlei Rezepten gepriesen. Die Tempelpriester waren die Hüter des Weihrauchschatzes. Sie waren zugleich die Heiler ihrer Zeit.

DIE LEGENDE VOM EWIGEN FEUER

Hohe Säulen ragten über das Atrium hinauf, das von einer Kuppel überdeckt war, die wie das Himmelszelt selbst anmutete. Die Luft war getragen von einem lieblich süßen Balsamduft, der Herz und Sinne in ehrfürchtigem Schweigen himmelwärts trug. Die Sonne war noch nicht aufgegangen, und eine tiefe, dunkle Ruhe lag über dem heiligen Ort. In der Mitte des Raumes stand eine riesige Feuerschale. Darin loderte die Lebendige Flamme, ein Symbol des göttlichen Bundes mit den Menschen.

In langen weißen Gewändern, die am Halsausschnitt und an den Ärmeln mit Gold verbrämt waren, betraten die Tempelpriesterinnen auf leisen Sohlen den ehrwürdigen Raum. Es war, als schritten sie, ohne den Boden zu berühren. Ihre Haut strahlte und glänzte von duftendem Salböl, und ihre Augen schienen nach innen zu schauen. Ihr Dienst galt einzig ihrem Gott, und der Glanz ihrer Reinheit war atemberaubend.

Eine glockenhelle Stimme begann einen heiligen Ton zu singen, lang hingezogen und von unvergleichlicher Schönheit – HU. Es schien, als wäre sein Ton in die Sprache des Lebens gewoben – in das Rauschen des Windes in den Blättern der Bäume, in die rollenden Meereswellen und das helle Lachen der Kinder. Wie eine Lerche stieg der Klang in den Himmel auf, und es war, als würde das gesamte Universum mitsingen. Ein Liebeslied an Gott, das schönste Gebet. Die Schar der geweihten Jungfrauen stimmte mit ein, als der Hohepriester im prunkvollen Goldornat das Heiligtum betrat. Sein ehrwürdiges Gesicht war ebenmäßig, und sein Gehabe von einer großen inneren Ruhe getragen. Das golden flackernde Licht umspielte seine Züge. Er war umhüllt von einer Rauchwolke aus kostbarstem Weihrauch, als er mit dem Räucherfass dreimal die heilige Feuerschale umschritt. Dann verneigte er sich. Der Tag im Heiligtum begann.

Als Heiler verstand die Priesterschaft es, mit dem Weihrauch die „bösen Geister" der Krankheiten wie Gicht, Rheumatismus, Allergien, Hautgeschwüre, Krebs, Lungenkrankheiten und vieles mehr „auszutreiben", indem sie das geweihte Harz räucherten und Salben und Ölmischungen herstellten, mit denen sie unter Gebeten und mit klarer Absicht die Kranken heilten.

Die Menschen räucherten die Krankenstuben mit Weihrauch, um Krankheitserreger im Keim zu ersticken und damit die Ansteckungsgefahr zu bannen. In der ägyptischen Gefangenschaft ließ Moses die Israeliten unter anderem Weihrauch an die Pforten ihrer Häuser streichen, damit der Engel des Todes (die Seuche) an ihnen vorüberzog. Weihrauch war ein natürlich duftendes Desinfektionsmittel, das den Geist himmelwärts ausrichtete, aufgewühlte Gefühle befriedete und dem Körper Ruhe, Schutz und Heilung schenkte, wenn er durch das Alltagsleben aus der Balance geworfen wurde.

Das Räuchern von Weihrauch und anderen duftenden Harzen und Kräutern sorgte für eine angenehme Raumatmosphäre. Man beseitigte dadurch starke unliebsame Gerüche und hielt Ungeziefer, Fliegen und Stechmücken fern, Krankheitsüberträger, die in jenen heißen Regionen eine Plage waren.

Man verstand sich auf die Herstellung wohlriechender Parfüms, die die Sinne erhellten und Freude ins Leben brachten. Weihrauch war nicht nur für seinen wohlriechenden Duft beliebt, sondern er war zugleich das wertvollste Fixativ in der Parfümherstellung, das die flüchtigen Blütendüfte eines Parfüms einfangen, binden und dauerhaft haltbar machen konnte.

TIPP: Willst du dein eigenes „Parfüm" herstellen, brauchst du ätherische Öle mit einer Kopfnote (das sind zum Beispiel liebliche **Rosen-, Geranien-** oder **Jasmindüfte**), einer Herznote (wie etwa **Lavendel, Zitronengras** oder **Orange**) und einer Basisnote (zum Beispiel **Weihrauch, Myrrhe**). Weihrauch oder Myrrhe „fixieren" deine flüchtigen Blütendüfte und machen den Duft deines Parfüms länger haltbar.

Die Vorratshaltung von Räucherwerk und Salbölen für den täglichen Gebrauch im Tempel war Aufgabe der Priester. Sie wurden in der Bibel als „Apotheker", „Salbenmischer" oder „Salbenbereiter" bezeichnet. Natürlich verwendeten sie ausschließlich die besten Weihrauchharze, wobei der Heilige Weihrauch (*B. sacra*) von Oman der kostbarste Weihrauch der Antike war.

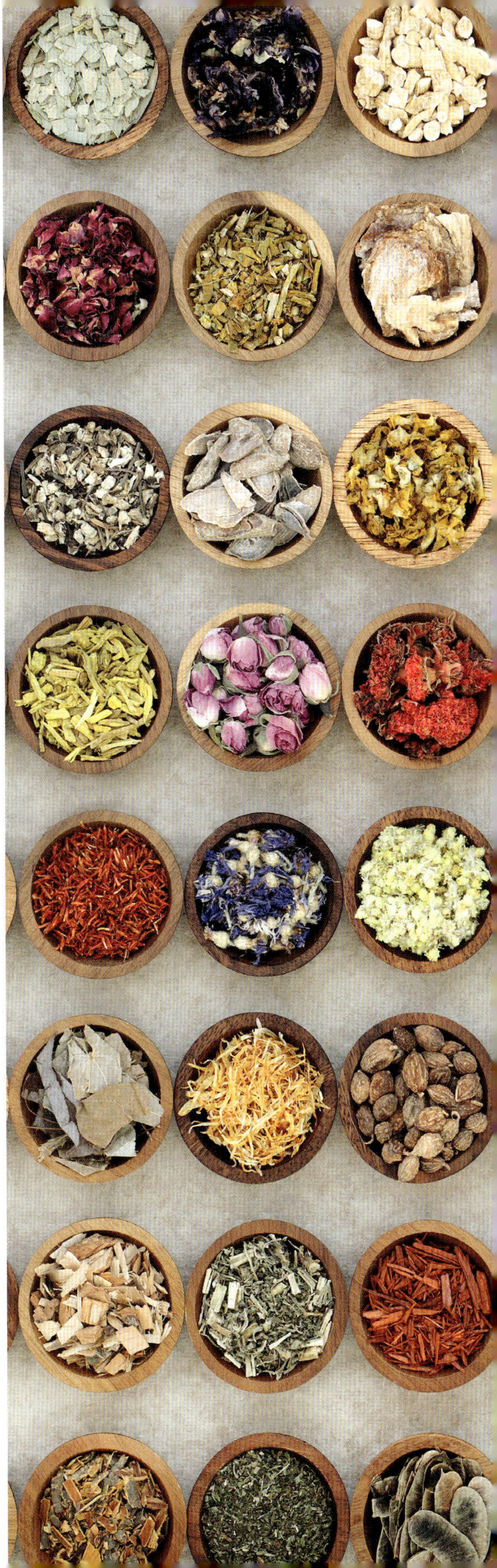

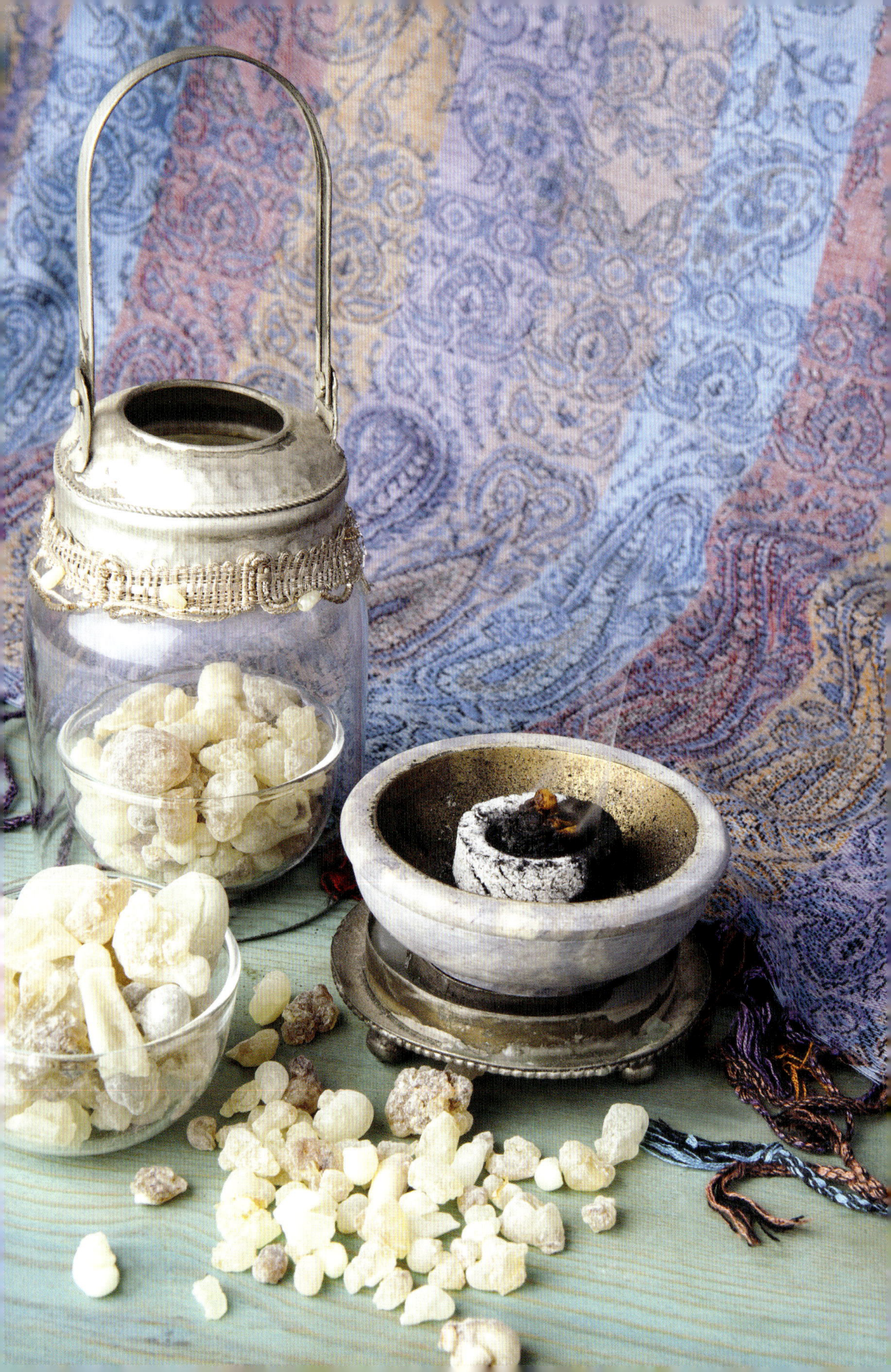

7

Weihrauchqualität im Licht der Wissenschaft

„Der Herr schuf Medizin aus der Erde
und ein denkender Mann wird sie nicht verachten."
SIRACH 38:4

Es gibt Dutzende verschiedene Boswellia-Bäume, und einige davon werden zur Gewinnung von Weihrauchöl genutzt. Dem indischen Weihrauch, *Boswellia serrata*, entströmt ein frischer Duft. Das Weihrauchöl aus Südafrika und dem Jemen, *Boswellia carteri*, hat ein balsamisches, süßes Aroma. In Oman wächst ausschließlich *Boswellia sacra*, der heilige Weihrauch, der lieblich mild duftet und der kostbarste Weihrauch des Altertums war. Von ihm wird vermutet, dass er der heilige Weihrauch war, der als Geschenk dem Jesuskind überbracht wurde.

„Weihrauch" ist nicht gleich „Heiliger Weihrauch"

Es gibt zwei Weihraucharten, „Weihrauch" (*Boswellia carteri)* und „Heiliger Weihrauch" (*Boswellia sacra*), von denen sogar heutige Aroma-Experten meinen, es handele sich um ein und dieselbe Boswellia-Gattung, also um dasselbe Öl. Aber jüngste Untersuchungen haben eindeutig bestätigt, dass es sich tatsächlich um zwei verschiedene Arten von Weihrauch handelt. Forscher konnten die chiralen Moleküle, die in jeder Ölsorte gefunden werden, mit Gaschromatographie (GC) erfolgreich trennen und den Unterschied zwischen *B. carteri* und *B. sacra* definitiv nachweisen. Die GC-Tests haben einen Unterschied in der optischen Rotation aufgezeigt – der Art und Weise, wie Licht von Molekülen reflektiert wird.

Was ist also der Unterschied bei der Verwendung dieser beiden Weihrauchöle? Weihrauch (*B. carteri*) ist bekannt für seine Fähigkeit, eine gesunde Haut zu unterstützen sowie für seine allgemein beruhigenden Eigenschaften. Heiliger Weihrauch (*B. sacra*) erzeugt nachweislich ein verstärktes Gefühl geistigen Bewusstseins und Momente tiefer Meditation. Studien haben gezeigt, dass das im *Heiligen Weihrauch* gefundene Incensolacetat auf einen Ionenkanal im Gehirn wirkt, was seine Fähigkeit erklären könnte, eine geistige Verbindung herzustellen. Beide Boswellia Arten sind heute Gegenstand wissenschaftlicher Untersuchungen.

TIPP: Um ein Gefühl der Spiritualität zu fördern, gib einen Tropfen Heiliges Weihrauchöl (*Boswellia sacra*) in Bücher oder heilige Texte.

Die Weihrauchqualität ist das alles Entscheidende

Am Weltmarkt gibt es viele Weihraucharten und Qualitäten. Oft ist eine kostbare Weihrauchart, zum Beispiel *Boswellia carteri,* mit anderen, qualitativ wertlosen Harzen vermischt und wird an nichtsahnende Kunden als teures Weihrauchharz verkauft. Häufig sind Harze von allerlei Farbschattierungen und verschiedenen Ernten, unterschiedlichen Gebieten und möglicherweise von verschiedenen Jahrgängen zusammengewürfelt. Da europäischen und amerikanischen Weihraucheinkäufern der Unterschied und die Qualität von Weihrauchharzen nicht hinreichend bekannt sind, wird ihnen die geringste Weihrauchqualität zum Höchstpreis verkauft.

Es bedarf eines intensiven Studiums der Harze, denn Expertenwissen ist nötig, um die Feinheiten des Harzes beim Kauf zu erkennen. Letztendlich hängt die Reinheit eines Weihrauchharzes vom Standort der Bäume und vom Wetter zum Zeitpunkt der Ernte ab. Das beste Harz kommt von Bäumen, die Wetterextremen ausgesetzt sind.

Boswellia-sacra-Bäume, zum Beispiel, produzieren das beste Harz, da sie nur einmal im Jahr während des Monsunregens bewässert werden und dann in der gleißenden Sommerhitze überleben müssen. Wenn die Bäume diesen Extremen nicht ausgesetzt wären, so wäre der Harzgehalt beeinträchtigt. Wenn die Harzqualität beeinträchtigt ist, ist die Qualität des aus dem Harz extrahierten Öls geringer. Damit das ätherische Öl von Weihrauch in seinen therapeutischen Eigenschaften wirksam ist, muss das richtige Gleichgewicht natürlicher Pflanzenstoffe vorhanden sein. Daher ist bereits bei der Auswahl der richtigen Weihrauchbäume große Sorgfalt geboten, um die strengen Anforderungen an die Ölqualität zu erfüllen.

Natürlich ist das für die meisten Anbieter von Ölen auf dem Markt nicht machbar, denn sie kaufen ihr Weihrauchöl von einem oft unbekannten Händler und können nicht mit Sicherheit wissen, woher das Harz stammt, von welchen Bäumen es gewonnen wurde und in welcher Gegend die Bäume wachsen. Sie kennen die Wettersituation zur Zeit der Ernte nicht und haben kein Wissen darüber, wie frisch oder alt das Weihrauchharz zur Zeit der Destillation war. Natürlich kommt das beste Weihrauchöl von dem frischen, gerade geernteten Harz. Harz, das jahrelang lagert, verliert mit der Zeit einen Teil seiner Heilkräfte.

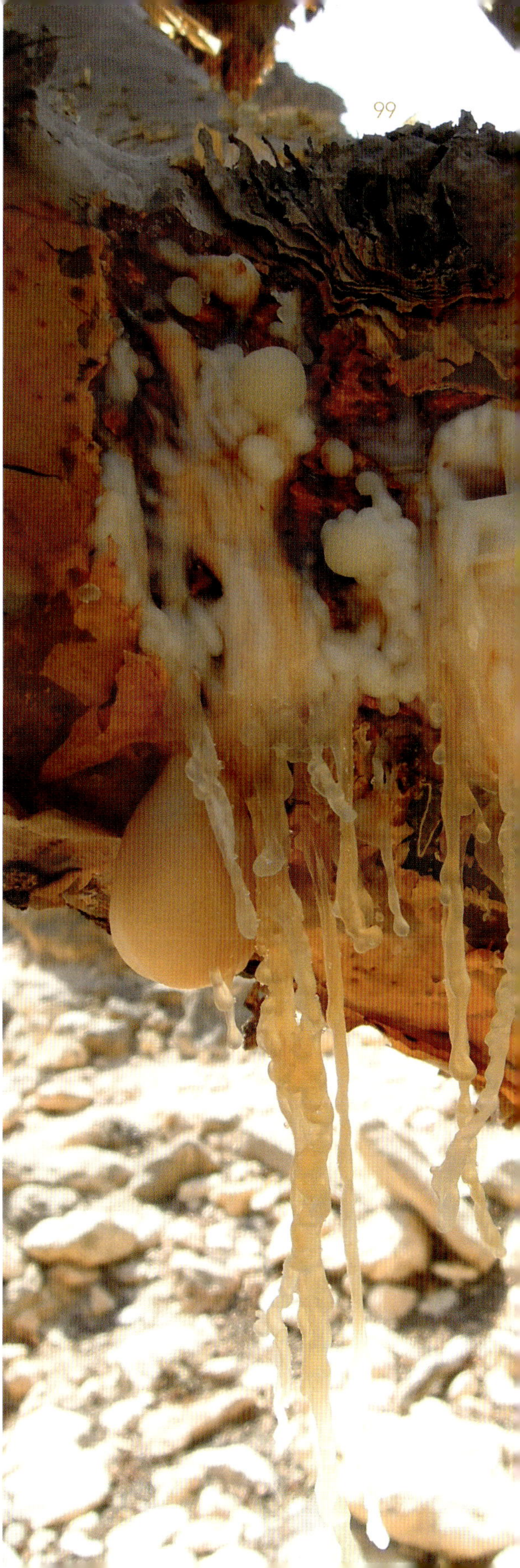

Die heilsamen Boswelliasäuren

Der Gehalt der Boswelliasäure-Konzentration eines Weihrauchöls zeigt die Qualität und Heilwirkung des ätherischen Weihrauchöls an. Das Boswelliasäure-Profil ist jedoch für den Weihrauch-Experten nur ein Teil der vielfältigen und komplexen therapeutischen Wirkungen im phytochemischen Profil des Weihrauchöls.

Das ursprüngliche Harz ist umso reichhaltiger an Boswelliasäuren im destillierten Öl, je frischer es zum Zeitpunkt der Destillation ist, und auch der Destillationsprozess und die Dauer der Destillation, die je nach Destillationsmethode zehn bis sechzehn Stunden währen kann, spielen eine wichtige Rolle in der Herstellung eines hochwirksamen ätherischen Weihrauchöls mit einem bedeutsamen Boswelliasäuren-Gehalt. Zum Beispiel weist *Boswellia carteri* von Somalia bei sachgemäßer Destillation einen Boswelliasäuren-Gehalt von 81,5 auf. Das bestätigt, dass die im Weihrauchharz enthaltenen Boswelliasäuren in einem sorgfältigen, nach therapeutischem Standard durchgeführten Destillationsprozess nicht verloren gehen.

Verfälschter, unwirksamer Weihrauch

Leider gibt es heute große Qualitätsunterschiede bei den verschiedenen Weihrauch-Anbietern auf dem Weltmarkt. Wer ein Weihrauchharz von unbekannter Quelle kauft, könnte nicht nur einen Sack unterschiedlichster Harze geliefert bekommen. Diese Harze könnten bereits Jahre alt sein. Hast du dich auch schon einmal gewundert, warum das Weihrauchharz aus dem Geschäft um die Ecke keinen Duft abgibt, ganz gleich wie lange man es über einer Kerze erhitzt? Ein frisches Weihrauchharz, das sofort nach der Ernte destilliert wird, weist einen weitaus höheren Boswelliasäure-Gehalt auf, duftet unvergleichlich lieblich und ist weitaus wirksamer in der therapeutischen Anwendung.

Doch die meisten Firmen, die Weihrauchöl anbieten, haben noch nie einen Weihrauchbaum in der Wüstensonne wachsen gesehen, denn sie kaufen Weihrauchöl in Kanistern zum Wiederverkauf ein. Auf dem Etikett steht „100% biologisches Weihrauchöl" oder womöglich „100% *Boswellia sacra*", das sich bei eingehender Analyse als Betrug herausstellen könnte; denn *Boswellia sacra* enthält die begehrten Boswelliasäuren, während es wiederholt vorkommt, dass die Analyse jenes Weihrauchöls keinerlei Boswelliasäuren aufweist.

Zeigt die Laboranalyse keinen Boswelliasäuren-Gehalt im fertigen Öl, wurde ein Weihrauchharz destilliert, das keine Boswelliasäuren enthält. Ein solches Weihrauhharz stammt von der Spezies *Boswellia frereana*, einer Weihrauchart, die erwiesenermaßen keine Boswelliasäuren enthält und demnach auch für therapeutische Zwecke nicht in Betracht gezogen wird. Sie ist weitaus günstiger im Einkauf und wird von profitorientierten Händlern als reines *Boswellia carteri* oder *Boswellia sacra* verkauft.

Minderwertige Harze für erstklassige Öle?

Viele findige Weihrauchhändler mischen *Boswellia papyrifera* zum Weihrauchharz hinzu und verkaufen diese Mischung als „reines *Boswellia carteri*". Während das *Boswellia papyrifera* Harz eine wunderschöne bernsteinfarbene Tönung hat, gibt es nur wenig Öl, das von schlechter Qualität ist. Manchmal können zwanzig Prozent eines als *Boswellia carteri* Harz gekennzeichneten Sacks ein Gemisch aus Schmutz, Abfall und fern verwandten Weihraucharten sein.

Diese Ware geht an ferne, unbekannte europäische Destillateure, die das „kostbare Weihrauchöl" nach unbekannten und unkontrollierbaren Standards herstellen und vermarkten. Der Käufer im Geschäft hat keine Einsicht in den therapeutischen Wert des Öls. Er erhält keine Qualitäts-Analysen, und würde er sie bekommen, könnte er sie nicht interpretieren. Er hat keinerlei Kontrolle über den Destillationsprozess und erhält auch keine Auskunft zu Fragen zur Destillationsmethode oder Herkunft, denn niemand weiß Näheres.

Die Gefahr: Verfälschtes und gestrecktes Weihrauchöl

Reines Weihrauchöl ist oft mit farblosen, geruchlosen Lösungsmitteln wie Diethylphthalat oder Dipropylenglykol gestreckt und verfälscht. Die einzige Möglichkeit, das „reine" vom „verfälschten" Öl zu unterscheiden, ist, das gegenständliche Weihrauchöl einem rigorosen Testverfahren mittels hochmoderner Gaschromatographie, Massenspektroskopie und Kernspinresonanzspektroskopie (NMR) zu unterziehen.

Es ist von unschätzbarem Wert, wenn man seinen Weihrauchöl-Lieferanten persönlich kennt, der seine eigenen Weihrauchplantagen pflegt und hegt, das Öl sofort nach der Weihrauchernte aus unverfälschten Harzen nach therapeutischem Standard in einem zehn- bis sechzehnstündigen Prozess destilliert und dessen GC/MS- und HPLC-Analysen das beste Weihrauchöl zertifizieren – mit einem Wort, einen Weihrauchöl-Lieferanten, auf den man sich zu hundert Prozent verlassen kann.

„Weihrauchharz wird aus Bäumen der Gattung Boswellia (Familie Burseraceae) gewonnen. In die Baumstämme werden Einschnitte gemacht, um eine austretende Flüssigkeit zu erzeugen, die als milchartiges Harz erscheint. Das Harz härtet zu goldfarbenem Harz, bekannt als Weihrauch. Es gibt zahlreiche Arten und Sorten von Weihrauchbäumen, darunter *Boswellia serrata* in Indien, *Boswellia carteri* in Ostafrika und China, *Boswellia frereana* in Somalia und *Boswellia sacra* in Arabien. Jede Gattung produziert ein etwas anderes Harz."

Frank, MB, et. al. *BMC Commentary and Alternative Medicine* 2009, 9:6.

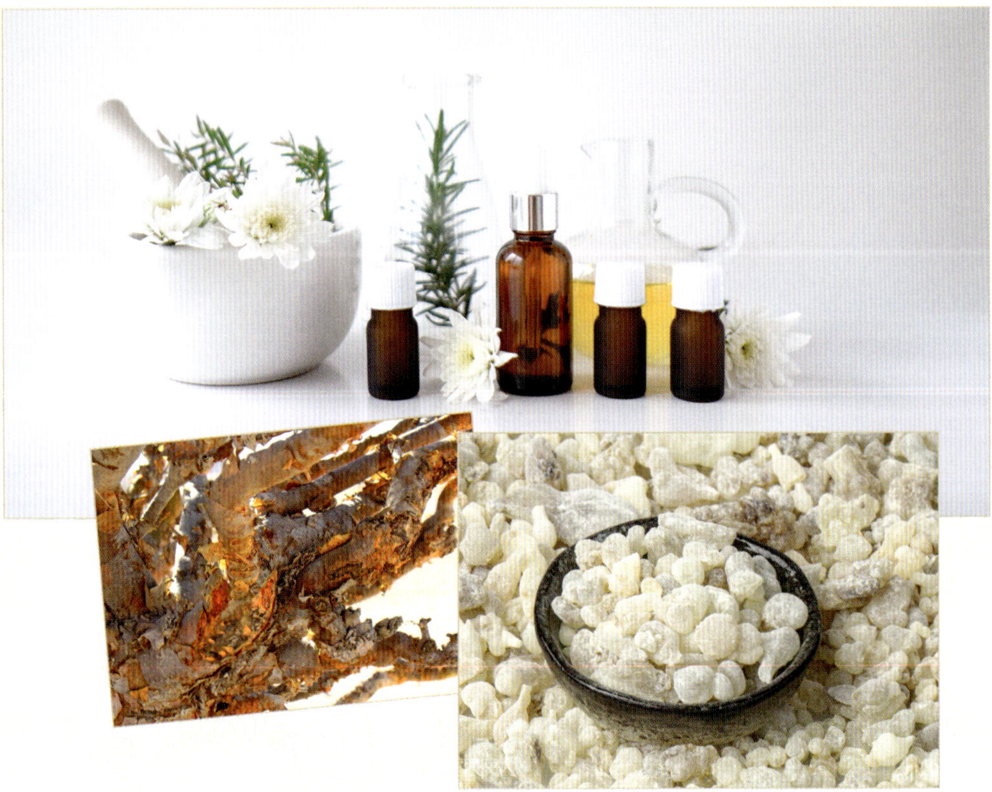

Boswelliasäuren in der Wissenschaft

Für viele Wissenschaftler ist das Thema der Boswelliasäuren heute ein interessantes Forschungsgebiet, wie auf *pubmed.gov*, der US Medizinischen Datenbank, nachzulesen ist. Hier findet man derzeit hundertdreiundsechzig wissenschaftliche Studien zu Boswelliasäuren und deren breitem Wirkungsspektrum.

Weil Boswelliasäuren in der Natur jedoch nicht leicht zu identifizieren sind, außer durch eine innovative Form der Chromatographie, die als HPLC oder High Performance Liquid Chromatographie bezeichnet wird, verwenden fortschrittliche Wissenschaftler heute dieses Instrument, um Boswelliasäuren genauer und einfacher zu analysieren. Der Siedepunkt von Boswelliasäuren beträgt 556° C, und die Temperaturen der GC/MS-Säulen können bei 300° C liegen. Das heißt, die herkömmliche GC/MS Apparatur kann die Boswelliasäuren nicht in Gas umwandeln und daher nicht nachweisen. Deshalb muss die HPLC-Technologie verwendet werden.

GC/MS – Gaschromatographie/ Massenspektroskopie

Schon Aristoteles wendete in der Antike das Prinzip der Chromatographie an, als er sich mit der Reinigung des Meerwassers beschäftigte. Aber erst der russische Botaniker Michail S. Tswett gab dieser Methode der Trennung von bestimmten Farbstoffen in einem Medium 1903 seinen Namen. Zwischen 1937 und 1972 wurden zwölf Nobelpreise für Arbeiten vergeben, in denen die Chromatographie eine entscheidende Rolle spielte.

Dr. Herve Casabianca, vom *French National Centre for Scientific Research* (CNRS) in Paris, mit seiner Expertise in Analytischer Chemie, ist einer der weltweit führenden Experten für GC/MS ätherischer Öle, der diese Wissenschaft lehrt. Die Bedienung der Apparatur an sich ist leicht durchführbar, aber die Interpretation der Testergebnisse ist eine hohe Kunst, die viel Wissen und Erfahrung erfordert. Für die Analyse ist nur ein einziger Tropfen eines ätherischen Öls notwendig.

Während der GC (Gaschromatographie) Bereich des Gerätes die bis zu 300 Molekülarten eines ätherischen Öls durch Hitze voneinander trennt, identifiziert der MS (Massenspektroskopie) Bereich des Gerätes jedes einzelne Molekül mit Namen (wie zum Beispiel „Boswelliasäure”).

High Performance Liquid Chromatography (HPLC)

Noch genauer analysiert die High Performance Liquid Chromatography (HPLC). Mit dem optischen Refraktometer und, noch genauer, mit einem Test an der chiralen Säule kann die Rotation der Moleküle gemessen werden, um festzustellen, ob sie natürlichen oder synthetischen Ursprungs ist. Die „Bibliothek” bekannter chiraler Marker für ätherische Öle gibt Aufschluss über die optische Drehung der Moleküle. Jede Verunreinigung durch synthetische Substanzen, Geruchsverstärker oder zusätzliche Moleküle, die das Öl schönen wollen, wird wie bei einem Lügendetektor entlarvt. Es gibt hier kein Entkommen. Natürlich scheinen auch die fehlenden Bestandteile im destillierten Öl auf, das für therapeutische Zwecke dadurch unbrauchbar wird. Das heißt, dass durch die aufwendige High Performance Liquid Chromatography (HPLC) die Reinheit eines ätherischen Weihrauchöls eindeutig dargestellt werden kann.

Wenn also das richtige Harz gewählt und eine zeitnahe und fachkundige Destillation durchgeführt wurde, wird ein ätherisches Weihrauchöl, das sowohl rein ist als auch messbare bioaktive Boswelliasäuren enthält, wirklich zur Gewissheit. Dabei helfen die modernen Messgeräte sowohl bei der Suche nach dem besten Weihrauchharzmaterial als auch bei der Feinabstimmung des Destillationsverfahrens.

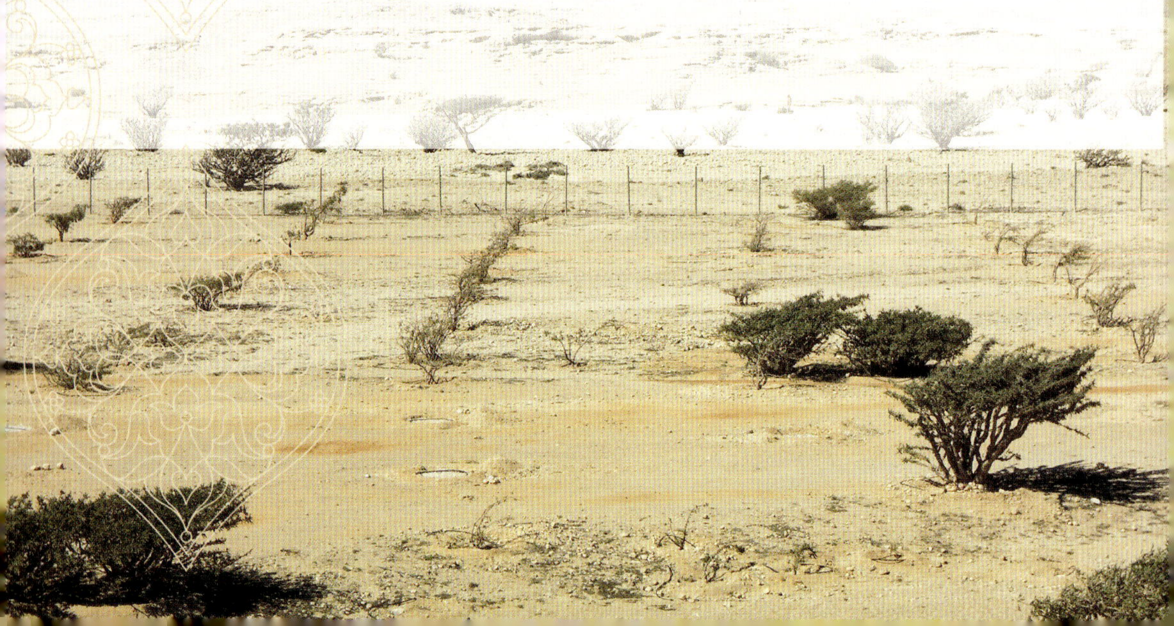

Die verschiedenen Weihraucharten

„Bis der Tag anbricht und die Schatten entfliehen, werde ich mich zum Myrrhenberg und zum Weihrauchhügel begeben."

HOHELIED 2.17

Boswelliasäuren finden sich in den Harzen und Ölen vieler Boswellia-Arten, unter anderem dem afrikanischen *Boswellia carteri*, dem omanischen *Boswellia sacra* und dem indischen *Boswellia serrata*. Doch Chemiker weisen darauf hin, dass die für therapeutische Zwecke vorteilhaften Boswelliasäuren nicht im Harz aller Weihraucharten zu finden sind. Daher solltest du bei der Verwendung eines Weihrauchöls darauf achten, eine Weihrauchart zu wählen, deren therapeutische Wirkung erwiesen ist. Weihrauchöle höchster Güte sind *B. sacra* und *B. carteri*.

Boswellia frereana – „der Königsweihrauch" mit geringem therapeutischen Nutzen

Das Harz der *Boswellia frereana* Spezies aus Somalia enthält keine Boswelliasäuren. Diese Tatsache wird durch eine Reihe von glaubwürdigen Forschungsquellen gestützt, zum Beispiel von Wissenschaftlern an der *Cardiff University in Wales*, die ihre Forschungsberichte im *Phythotherapy Research Journal* publiziert haben. Auch enthält diese Weihrauchart weniger Sesquiterpene, wie aus einer Studie von 2005 in der Fachzeitschrift *Phytochemistry* hervorgeht.

Dr. Mahmoud Suhail, ein hervorragender Weihrauchkenner und Forscher aus Oman, erklärte bei einer internationalen Konferenz, dass *B. frereana* bei den Einheimischen als süßes Harz zwar zum Kauen sehr beliebt ist, stellte aber ganz klar fest, dass *B. frereana* nicht die gleiche therapeutische Aktivität, das gleiche phytochemische Profil und den gleichen historischen Ruf wie andere Weihraucharten genießt.

Eine Studie aus dem Jahr 2006 im *Journal of Chromatography A* bestätigte: „Die sechs Boswelliasäuren 11-Keto-Beta-Boswelliasäure, Alpha-Boswelliasäure, Beta-Boswelliasäure und ihre 3-O-acylierten Derivate sind die typischen Bestandteile von Weihrauch *B. carteri*, *B. sacra* und *B. serrata*, sind jedoch nicht in *B. frereana* vorhanden."

Boswellia frereana ist ein Weihrauchharz, das für den therapeutischen Gebrauch nicht genutzt wird. Dabei kostet reines *Boswellia frereana* Öl dreimal so viel wie *carteri*, weil seine Ernte viel arbeitsintensiver ist. Frereana-Harz ist schwierig zu sammeln und benötigt gewöhnlich zwölf Schnitte, statt zwei bis sechs, wie bei den anderen Weihraucharten, bevor das Harz zu rinnen beginnt. Die Menge ist dann so voluminös, dass das weiße Harz die ganze Länge des Stammes hinunterfließt. Die Ernte dauert zirka acht Monate, weil die Harzstücke so groß und schwierig zu sammeln sind. Deshalb wurde das teure, reine *Boswellia frereana* Harz „*The King of Frankincense*“ genannt. Es ist viel teurer als *Boswellia carteri* und Myrrhe. Außerdem kann das Frereana-Harz nur einmal im Jahr geerntet werden, in Somalia sogar nur jedes zweite Jahr.

B. frereana im Vergleich:

- *B. frereanas* antimikrobielle Aktivität ist geringer als diejenige von *B. sacra* aus Oman und Jemen.
- Er hat weniger Sesquiterpene als *B. carteri* und *B. sacra*.
- Er enthält KEINE BOSWELLIASÄUREN.
- Er enthält KEINE der neuroprotektiven Diterpene der Incensol-Familie.

Boswellia papyrifera – wunderschön, doch nicht therapeutisch

Das goldfarbene Weihrauchharz der Spezies *B. papyrifera*, auch Äthiopischer *Weihrauch* oder *Weihrauch von Sudan* genannt, hat schon so manchen weihrauchliebenden Menschen genarrt, der ihn für den begehrten *B. carteri* Weihrauch hielt. Er ist mit seinen goldenen, fast durchscheinenden Tränen atemberaubend schön anzusehen. Mit seinem hellen Zitronenaroma und einem waldigen Kieferton ist er wegen seiner einzigartigen Duftqualität als Räucherwerk beliebt.

Sein therapeutischer Wert hält sich in Grenzen. Die US Medizinische Datenbank *pubmed.gov* enthält nur ein paar wenige Studien. Hauptsächlich wird von findigen orientalischen Weihrauchhändlern das billige *Boswellia papyrifera* Harz als Substitut für reines *Boswellia carteri* Weihrauchharz verkauft. Es ergibt nur wenig Öl von schlechter Qualität.

Boswellia serrata – das indische Weihrauchöl

Vielfach erforscht ist *Boswellia serrata*, das beliebte *Salai guggal*, auch *Shallaki* genannt, das im indischen Subkontinent beheimatet ist. Die länglichen, grünlich gefärbten Harze gelten als die kostbarste Sorte. Das destillierte Öl hat eine blassgelbe Farbe, und sein Duft verströmt ein liebliches, zitrusähnliches Aroma mit einer leichten Kampfernote. Dieser Weihrauch war seit Jahrtausenden besonders in der ayurvedischen Medizin als Heilmittel bekannt und wurde für seine entzündungshemmende und beruhigende, angstlösende Wirkung geschätzt sowie mit Vorliebe in Lotionen und Parfüms genutzt.

Boswellia carteri – der therapeutische Weihrauch aus Somalia

Boswellia carteri wurde nach dem schottischen Botaniker Dr. John Boswell und dem britischen Arzt und Kräuterexperten Dr. H. J. Carter benannt. Diese Weihrauchart ist in Somalia beheimatet. Das ölhaltige, gummiähnliche Harz, als Oleo-gum-resin bekannt, stammt von den Stämmen und Ästen des Weihrauchbaumes aus der Familie der Burseraceae. Auch Myrrhe und der legendäre Balsam von Gilead wurden als Harz eines Wüstenbaumes derselben Familie geerntet.

TIPP: Weihrauch findet man in der Bibel einundachtzig Mal erwähnt, davon zweiundzwanzig Mal direkt und neunundfünfzig Mal indirekt.

„Dann sprach der HERR zu Mose: Nimm duftende Gewürze – Stakte (Myrrhe), Onycha, Galbanum und reinen Weihrauch – in gleichem Maße und mache eine duftende Mischung aus Weihrauch nach der Arbeit eines Parfümeurs, gewürzt mit Salz, rein und heilig."

Exodus 30:34

Boswellia sacra – das wertvollste Therapeuten-Öl

Es heißt, die begehrtesten Weihrauchbäume wachsen in Oman, denn sie bringen die höchste Qualität von Harz hervor. Dieser legendäre omanische Hojari-Weihrauch ist von der *Boswellia sacra* Spezies und ist die einzige Weihrauchart, die in Oman wächst. Tatsächlich ist *Boswellia sacra* die einzige in Arabien beheimatete Weihrauchart, wie *Royal Botanical Gardens* in Kew bestätigt.

Das Räuchern dieses weich duftenden Harzes ist höchst aromatisch und seit alters her beliebt zur Beruhigung und Anhebung des Geistes, aber es wurde auch zum Desinfizieren sowie für entzündungshemmende medizinische Anwendungen genutzt. Dr. Mahmoud Suhail aus Oman ist zurzeit auf dem Gebiet der alternativen medizinischen Weihrauchtherapie einer der weltweit führenden Forscher. Er hat sein Medizinstudium an der *Al Anbar University* absolviert, und sein Ziel ist es, die Sortier- und Extraktionsverfahren für Weihrauchharz in seiner Heimat Oman noch zu verbessern, um die Reinheit und Wirksamkeit des ätherischen Weihrauchöls weiter zu steigern.

Boswellia sacra Forschungsergebnisse

Dr. H. K. Lin ist ein anderer genialer Wissenschaftler, dessen bahnbrechende Forschungen an der *Oklahoma University* die antitumoralen Eigenschaften und die selektive Krebszellen-Zytotoxizität von *Boswellia sacra* bestätigen.

„Weihrauch aktiviert einen spezifischen Kanal, um den Zelltod von Krebszellen bei Bauchspeicheldrüsen-, Brust-, Darm, Blasenkrebs und Gehirntumor zu induzieren", erklärte Dr. Lin seiner erstaunten Zuhörerschaft bei einer internationalen Konferenz in den USA. Er berichtete, dass *Boswellia sacra* entzündungshemmende Eigenschaften besitzt und erstaunliche Heilerfolge bei rheumatoider Arthritis, Autoimmunkrankheiten sowie bei Morbus Crohn, einer entzündlichen Darmerkrankung, zeitigt.

Des Weiteren hat *Boswellia sacra* laut seinen Forschungsberichten geweberegenerierende Eigenschaften, etwa bei Arthrose. Die heutige Medizinwissenschaft lehrt: „Die Entzündung ist reversibel, aber der Schaden, den sie verursacht, ist nicht umkehrbar." Weihrauch beweist aber, dass diese medizinische Erkenntnis heute überholt und der Schaden reversibel ist. Die Boswelliasäuren haben sich dabei als absolut sicher erwiesen.

Boswellia sacra ist laut Dr. Lin auch bei degenerativen Erkrankungen wie Alzheimer und Demenz hilfreich, denn das ätherische Weihrauchöl überquert die Blut-Hirn-Schranke und fügt den Gehirnzellen das benötigte Protein hinzu. Damit eine Substanz die Blut-Hirn-Schranke überqueren kann, sollte sie lipophil sein und ein geringes Molekulargewicht aufweisen, was eine anhaltende Herausforderung für die Pharmaindustrie darstellt, aber für das Weihrauchöl ganz natürlich ist. Selbst ein 1.100-fach verdünntes *Boswellia sacra* Öl konnte Krebszellen in vitro eliminieren und wurde an Blasen-, Pankreas-, Dickdarmkarzinom, gynäkologischen und Brusttumoren erfolgreich getestet.

Alle an der Studie teilnehmenden Krebspatienten zeigten eine dramatisch positive Reaktion in Bezug auf klinische und biochemische Verbesserungen sowie augenscheinliche Verbesserungen der Röntgenbefunde. Folgende Krebsfälle nahmen an der Studie teil: Prostata, Blase, Darmkrebs, Brustkrebs, Ewing-Sarkom des Knochens, hepatozelluläres Karzinom, Melanom, Gehirn Astrozytom, Lymphom, multiples Myelom und Leukämie. Mehr als siebzehn heute bekannte Wirkstoffe in *Boswellia sacra* sind antikarzinogen. Die Forschung, die Dr. Lin und Dr. Suhail durchführen, ist eine großartige Botschaft der Hoffnung für unzählige Leidende.

„Die *American Medical Association* stellte fest, dass, wenn sie einen Wirkstoff fänden, der die Blut-Hirn-Schranke passieren könnte, sie dazu in der Lage wäre, Heilung für

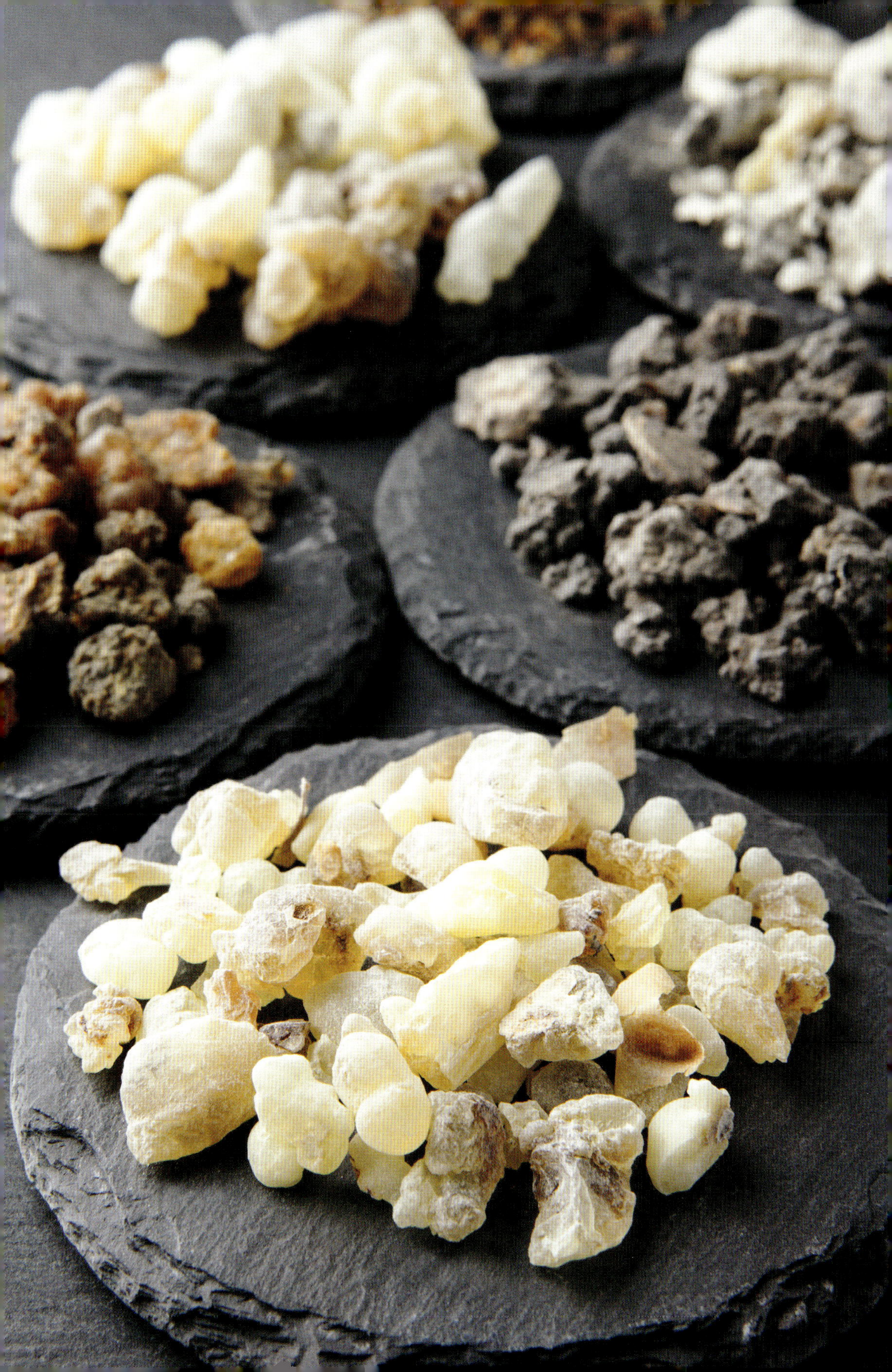

Leiden wie Multiple Sklerose, Alzheimer und Lou Gehrings zu bringen. Solche Wirkstoffe gibt es bereits, und sie sind seit biblischen Zeiten erhältlich. Diese Wirkstoffe sind natürliche ätherische Öle – insbesondere jene Moleküle der Gruppe der Sesquiterpene, die dem Gehirn Sauerstoff zuführen.“ Dr. David Stewart

Historische Erkenntnisse deuten stark auf *B. carteri* oder *B. sacra* als den geschätzten Weihrauch alter biblischer Zeiten hin.

Weihrauch, der die DNS verändern kann

Die chemische Zusammensetzung von Weihrauch (*B. carteri*) weist einen Gehalt von 42% Monoterpenen und 8% Sesquiterpenen auf. Dr. David Stewart schreibt in seinem Buch *Heilende Öle der Bibel* :

„Die wichtigste Eigenschaft der **Monoterpene** ist ihre Fähigkeit, falsch geschriebene Informationen der zellularen Erinnerung (DNS) neu zu programmieren (Wiederherstellung von Gottes Ebenbild, Genesis 1:26). Mit unpassendem, falschem Code im Speicher der Zelle beginnen Fehlfunktionen, und Krankheiten sind das Ergebnis, einschließlich tödlicher Krankheiten wie Krebs.“

„Von **Sesquiterpenen** wird angenommen, dass sie bei der Bekämpfung von Krebs besonders effektiv sind. Das Wurzelproblem einer Krebszelle ist, dass sie Fehlinformationen enthält, und Sesquiterpene können diese entstellten Informationen löschen. Gleichzeitig schafft der von den Sesquiterpenen transportierte Sauerstoff eine Umgebung, in der Krebszellen sich nicht vermehren können. Also verabreichen Sesquiterpene den Krebszellen einen Doppelschlag – einen, der deren kodiertes Fehlverhalten verhindert, und einen zweiten, der ihr Wachstum stoppt.“

Sesquiterpene bringen Sauerstoff zu den Zellen

Der Wissenschaftler Dr. Ahmed Warfa, der vielen als der „Vater des Weihrauchs“ bekannt war und als Erster den Weihrauch kultiviert hatte, war ein Pionier und Experte für Weihrauch. Er erklärte:

„Die Aktivität der Sesquiterpene, das sind chemische Bestandteile im Weihrauch, erhöht den Sauerstoff im Gehirn. Gleichzeitig wird der zelluläre Sauerstoff im gesamten Körper erhöht, weil er vom Blutkreislauf aufgenommen wird.

Interessant ist, dass Sesquiterpene kein echtes Sauerstoffmolekül enthalten, sondern diese nur transportieren und es dadurch dem Körper erleichtern, Sauerstoff aus anderen Quellen aufzunehmen. Wenn man daher Weihrauch im Wasser oder im Essen zu sich nimmt, erleichtern die Sesquiterpene im ätherischen Öl es dem Körper, Sauerstoff besser aus den Nahrungsquellen zu ziehen. Dadurch tragen sie zur Immunmodulation wesentlich bei und beeinflussen das Immunsystem positiv."

TIPP: Als Nahrungsergänzung nimm täglich einen Tropfen Weihrauchöl zu dir.

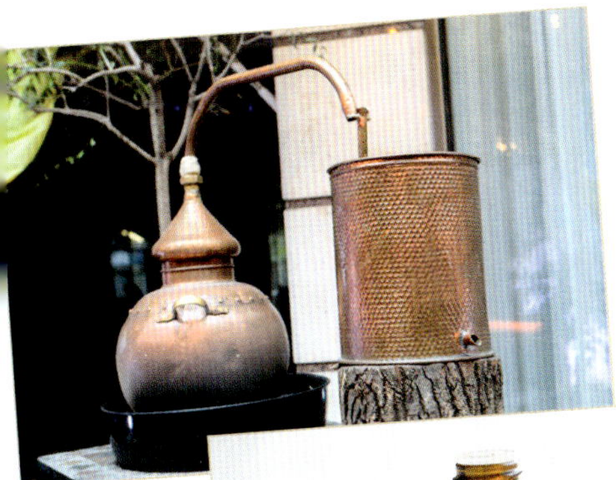

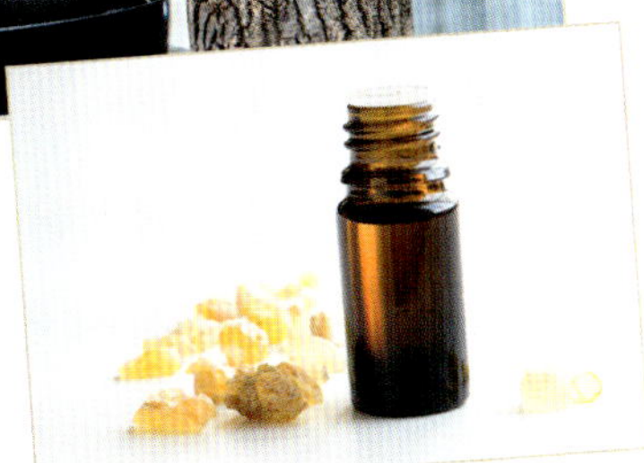

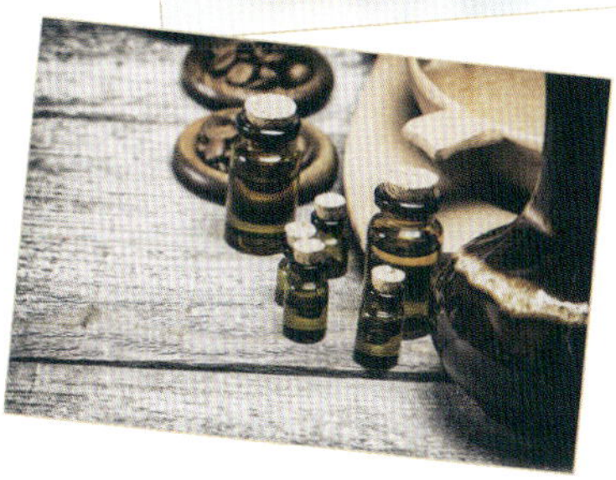

Die Weihrauchöl-Destillation

„Natürlich sind die Pflanzen die aus der Erde geschaffene Medizin, und deren effektivste Heilmittel sind ihre Öle."
Dr. D. Stewart, *Heilende Öle der Bibel*

Kommerzielle Destillerien destillieren mit hohem Druck und hoher Temperatur, bis zu hundertfünfzig Grad Celsius, wodurch die Moleküle zerbrechen. Dies beschleunigt den Extraktionsprozess und ermöglicht es dennoch, die Top-Noten für die Parfümindustrie zu erfassen. Die Destillationszeit kann unter vierzig Minuten liegen. Wenn kommerzielle Destillerien daher nur zum Zweck des Aromas extrahieren, beispielsweise für die Parfümeure, wird, sobald die größeren Moleküle, die im Allgemeinen die Duftverbindungen sind, aufsteigen, der Kessel abgeschaltet, weil er hundert bis hundertfünfzig Liter Dieselkraftstoff pro Stunde verbrennt und bei längerer Destillation vielleicht nur ein oder zwei Prozent mehr Öl produziert.

Doch die therapeutischen Moleküle sind meistens die letzten, die erst nach Stunden freigesetzt werden. Auch ist die Zeit der Ölgewinnung je nach Herstellungsprozess, den man Hydrodestillation nennt, verschieden. Die Extraktionskammer ist mit einem Agitator ausgerüstet, das ist eine Rührvorrichtung, die sich langsam dreht und in kontinuierlicher Bewegung das Harz zerkleinert und rührt. Etwa ein Viertel der Kammer wird mit Harz befüllt und bis zur Hälfte mit Wasser aufgefüllt. Das ständige Rühren bei hundert Grad Celsius dauert zehn bis zwölf Stunden, bis das Harz aufgelöst ist und Öldämpfe ins Wasser abgibt. Der Dampf steigt auf und fließt durch den Kondensator in den Separator, ein Vorgang, der einer normalen Dampfdestillation sehr ähnlich ist. Während die Produktionszeit von Weihrauchöl mit Rührbewegung bis zu zwölf Stunden dauert, wird bei einer teilweisen Rotationsmethode das Weihrauchharz in einem sechzehnstündigen Prozess gewonnen, um das hochwertigste Weihrauchöl mit seinem vollen chemischen Heilpotenzial zu erhalten.

Die Rotationsmethode ist also ein Prozess, bei dem das Harz zu grobem Pulver gemahlen wird. Es ähnelt der Bewegung einer alten Trommelwaschmaschine, bei der sich die Paddel hin und her bewegen, um die Kleidung zu schlagen. In unserem Fall zerlegen die Paddel das Harz, das sehr klebrig ist und leicht zusammenpappt, wodurch die Öl-Abgabe behindert wird. Aus diesem Grund ist die ständige Bewegung wichtig, um zu verhindern, dass sich das Pulver am Boden festsetzt. Dieses Rühren gewährleistet auch eine größere Dampfsättigung für eine vermehrte Extraktion des ätherischen Öls, wenn der Dampf durch das pulverförmige Harz aufwärts strömt.

Die Kunst der Dampfdestillation besteht darin, den genauen Zeitpunkt zu kennen, wo das Öl die höchste Wirkung, den vollen Gehalt an heilsamen Inhaltsstoffen und die beste Qualität aufweist.

Isoincensolacetat – der wichtigste Diterpen-Biomarker

Der Weihrauch aus Somalia, *Boswellia carteri*, und *Boswellia sacra* aus Oman weisen eine recht ähnliche chemische Zusammensetzung auf, wobei Isoincensolacetat der wichtigste Diterpen-Biomarker ist.

Diese sehr wichtige chemische Verbindung des Weihrauchharzes zeigt sich erst nach elfstündiger Destillation unter Rühren oder fünfzehnstündiger Destillationszeit ohne Bewegung. Incensolacetat gilt als Hauptbestandteil des Weihrauchöls zur Unterstützung vieler Körperfunktionen und dient als Begleiter der Boswelliasäuren in ihren wirksamen Eigenschaften.

Gewinnung von Weihrauch

Der römische Naturforscher und Verfasser der Enzyklopädie *Naturalist Historie*, Plinius der Ältere, beschrieb staunend: „Weihrauchbäume und diejenigen, die zur Ernte des Weihrauchharzes berechtigt waren, wurden als heilig betrachtet.“ Denn Weihrauch galt als Blut des Baumes, das göttliche Kräfte barg.

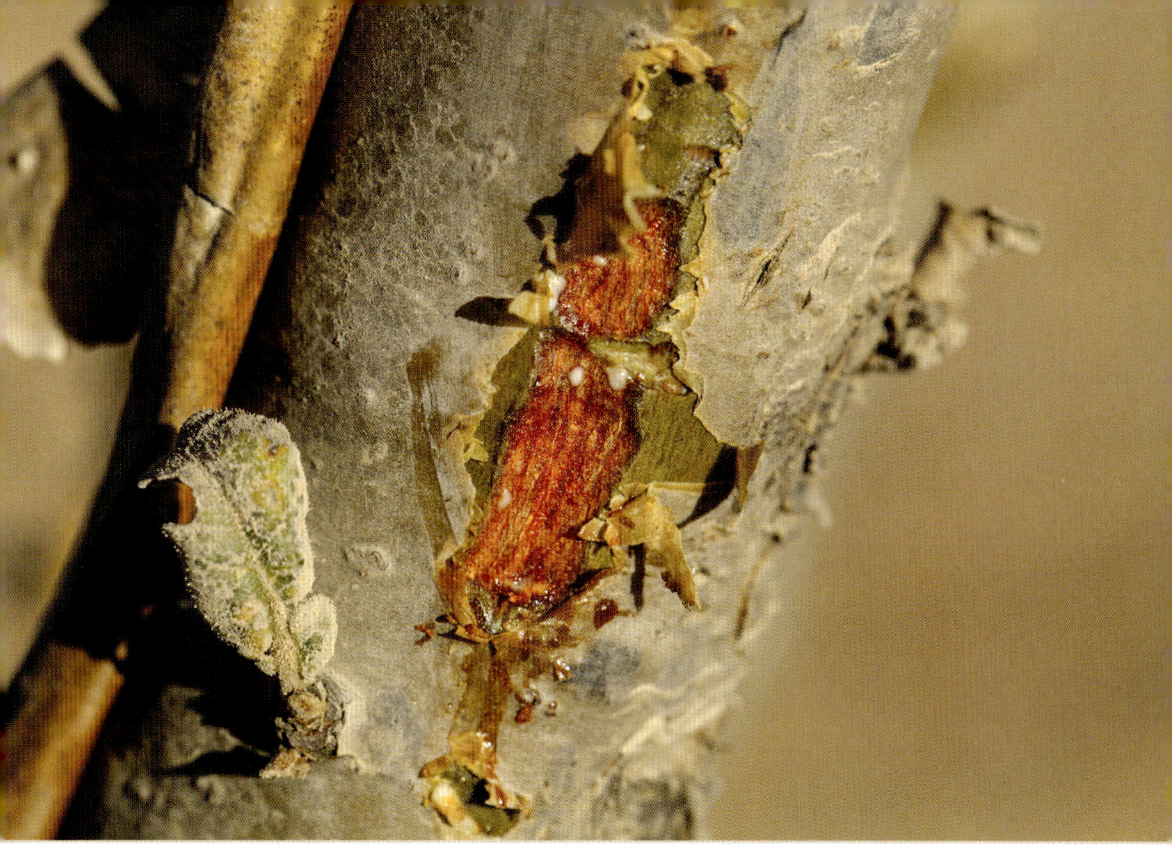

„Die Bäume können gemolken werden."

Gary Young, der Begründer von „Young Living", überlieferte folgendes Erlebnis:

„Die Bäume können gemolken werden", sagte der Beduine in seiner Muttersprache. Mit einem Spachtel ging er vorsichtig und ehrfurchtsvoll um. Sein zerfurchtes Gesicht verriet sein Alter nicht, aber seine Fertigkeit im Ansetzen des Spachtel in einem gewissen Winkel, das zarte und doch feste Schaben und Einarbeiten in den Stamm, all das schien eine jahrtausendealte Kunst zu sein. Sie wurde von der Stammesfamilie ihren Nachkommen vererbt, und nun lag dieses Vermächtnis in den Händen dieses alten Mannes. Ich kniff die Augen zusammen, um trotz blendender Wüstensonne den Prozess der Weihrauchgewinnung genau studieren zu können. "Wo sind die jungen Männer?", fragte ich mich und beantwortete meine Frage gleich selbst. „Viele junge Leute suchen heute die Bequemlichkeit und scheuen sich vor harter Arbeit, so wie bei uns."

Die Gesichtszüge des Beduinen waren ruhig, fast verklärt. Er schien zu beten. Knisternd, wie das Rascheln von Seidenpapier, blätterte die schützende Rinde des Weihrauchbaums schon bei der leichten Berührung von selbst vom Stamm ab und gab den betörenden Weihrauchduft frei. Nachdenklich, fast traurig erzählte der sonnenverbrannte

Mann: „Die jungen Leute gehen heute hinunter nach Salalah, um am Meer zu leben. Die Gastarbeiter, die wir anstellen müssen, haben kein Interesse, die Bäume zu schonen. Sie machen ihre Arbeit schnell und ungenau, und so mancher verletzte Baum wird dürr und stirbt ab oder gibt kein Harz mehr." Der Alte fuhr fort: „Die Anzahl der kostbaren Weihrauchbäume geht seit Jahren zurück, aber die Nachfrage bleibt die gleiche." „Deshalb bin ich hier", bestätigte ich innerlich meine Bemühungen. „Wir werden den heiligen Weihrauch in Oman aufforsten, diesem gesegneten Land seinen Nationalschatz hüten und den suchenden Menschen der Welt dieses wertvolle Geschenk nach Hause bringen."

Der Alte wandte sich wieder seiner Arbeit zu und schabte und ritzte. Plötzlich huschte ein Lächeln über die verwitterten Züge. Beim letzten Ritzen war eine weiße, klebrige Milch ausgetreten. „Die Tränen Allahs", sagte er ehrfürchtig und schien sich unmerklich vor dem Wunder der Natur zu verneigen. Nach einer Zeit sagte er: „Das Harz muss jetzt einige Wochen trocknen, bevor es fest genug ist, damit wir es ernten können." Ich fragte: „Wie viel Ertrag bringt ein Weihrauchbaum pro Jahr?" „Zehn Kilogramm pro Baum sind möglich", war die knappe Antwort.

Ich schaute auf den heiligen Weihrauchbaum, der dunkelgrüne Blätter trug und mehr wie ein Busch, denn ein Baum aussah. Ich stand da in Bewunderung vor der Natur, und Bilder aus der Vergangenheit stiegen in meinem Bewusstsein hoch. „Heiliger Weihrauch. Der teuerste und begehrteste Rohstoff der Antike." Ein ehrfürchtiger Schauer lief mir über den Rücken, und ich sah die Königin von Saba mit einem gigantischen Tross von Reitern und Kamelen, dazu Fußvolk in unübersehbarer Zahl vor meinem inneren Auge vorüberziehen. Selbst die Kamele, die unglaubliche Lasten trugen, waren mit königlichem Tand gezäumt. Es war ein Hofstaat, wie er sich einer Königin geziemte. So machte sich diese mutige Frau selbst auf den Weg durch die gefährliche Wüste, um den weisen König Salomon zu besuchen. Von ihm hatte sie wundersame Geschichten gehört, und für ihn hatte sie unschätzbar wertvolle Geschenke im Gepäck, darunter große Mengen von kostbarem Weihrauchharz. Der Karawanenführer runzelte die Stirn. Der monatelange Marsch durch die Wüste war in der Tat ein wagemutiges Unterfangen, denn dieses königliche Aufgebot war eine perfekte Zielscheibe für dreiste Wegelagerer, die dachten, dass ihnen von diesem Reichtum auch etwas zustünde."

Eine andere Geschichte kam Gary in den Sinn, die sich um die alten Ägypter rankte. Der Pharao wollte einmal diesen kostbaren omanischen Nationalschatz in seine eigenen Gefilde verpflanzen. Weihrauch war zur damaligen Zeit ein begehrtes Handelsgut, und es winkte eine ansehnliche Rendite. Außerdem wurde das Öl von Weihrauch für die täglichen Tempelzeremonien und das Totenritual samt Einbalsamierung dringend benötigt. Hätte er diese Weihrauchbäume also in seinem eigenen Hinterhof gehabt, würde der Pharao sich einiges erspart haben. So schickte er seine Späher aus, um Oman zu beschatten.

Eines Nachts schritten ein paar vermummte Männer aus der Ägäis dann zur Tat. Es hing ein dichter, undurchsichtiger Nebel tief über dem Hochplateau des Dhofar-Gebirges. Geduckt, getarnt von dichten Nebelschwaden, schlichen sie mit Pickeln und Schaufeln an die jungen Weihrauchpflanzungen heran, gruben im sandigen Boden und zogen die Bäumchen behände mit Wurzeln heraus. Die Aufseher der antiken Plantage schauten nicht schlecht, als sie am nächsten Morgen diese Vandalen-Tat entdeckten, doch zu der Zeit waren die Diebe mit ihrem Diebesgut längst auf hoher See Richtung Heimat unterwegs.

Zu Hause angekommen, war der Pharao über die gelungene Tat hocherfreut. Die Weihrauchbäumchen wurden behutsam in die Erde gepflanzt und reichlich begossen, aber sie wollten einfach nicht wachsen. Einige wurden dürr und starben. Andere kümmerten dahin. Keiner der Weihrauchbäume hatte je auch nur einen Tropfen des begehrten Harzes geliefert. Nicht umsonst heißt es, dass heiliger Weihrauch, *Boswellia sacra*, nur auf der arabischen Halbinsel wächst.

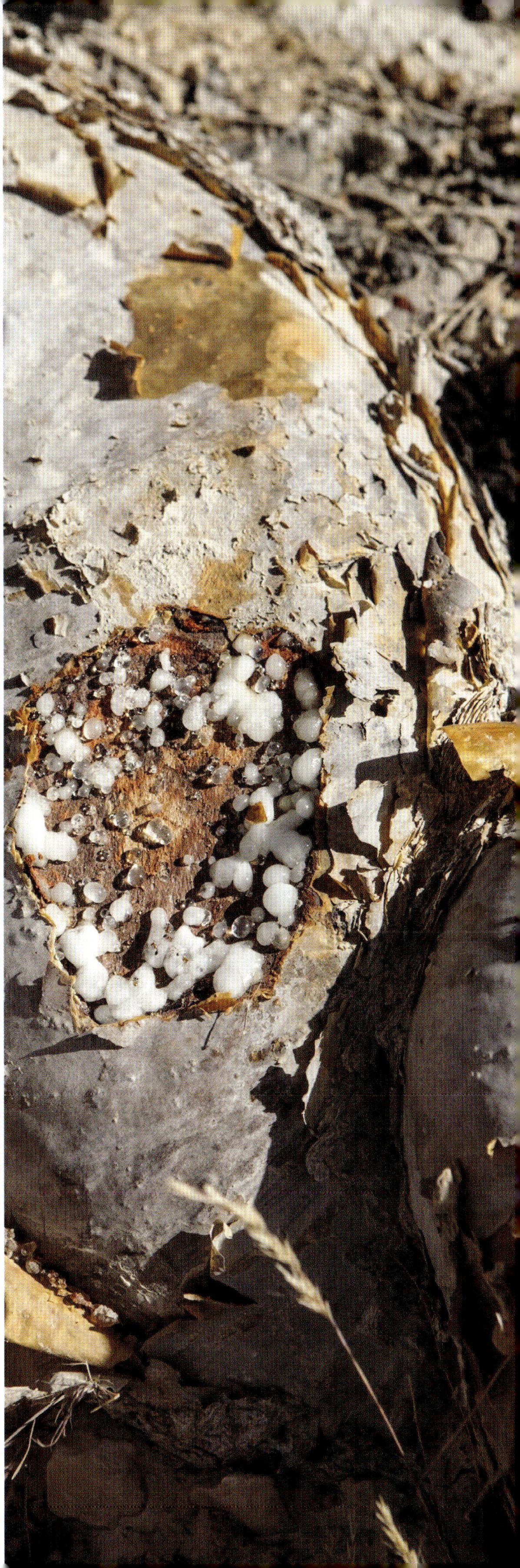

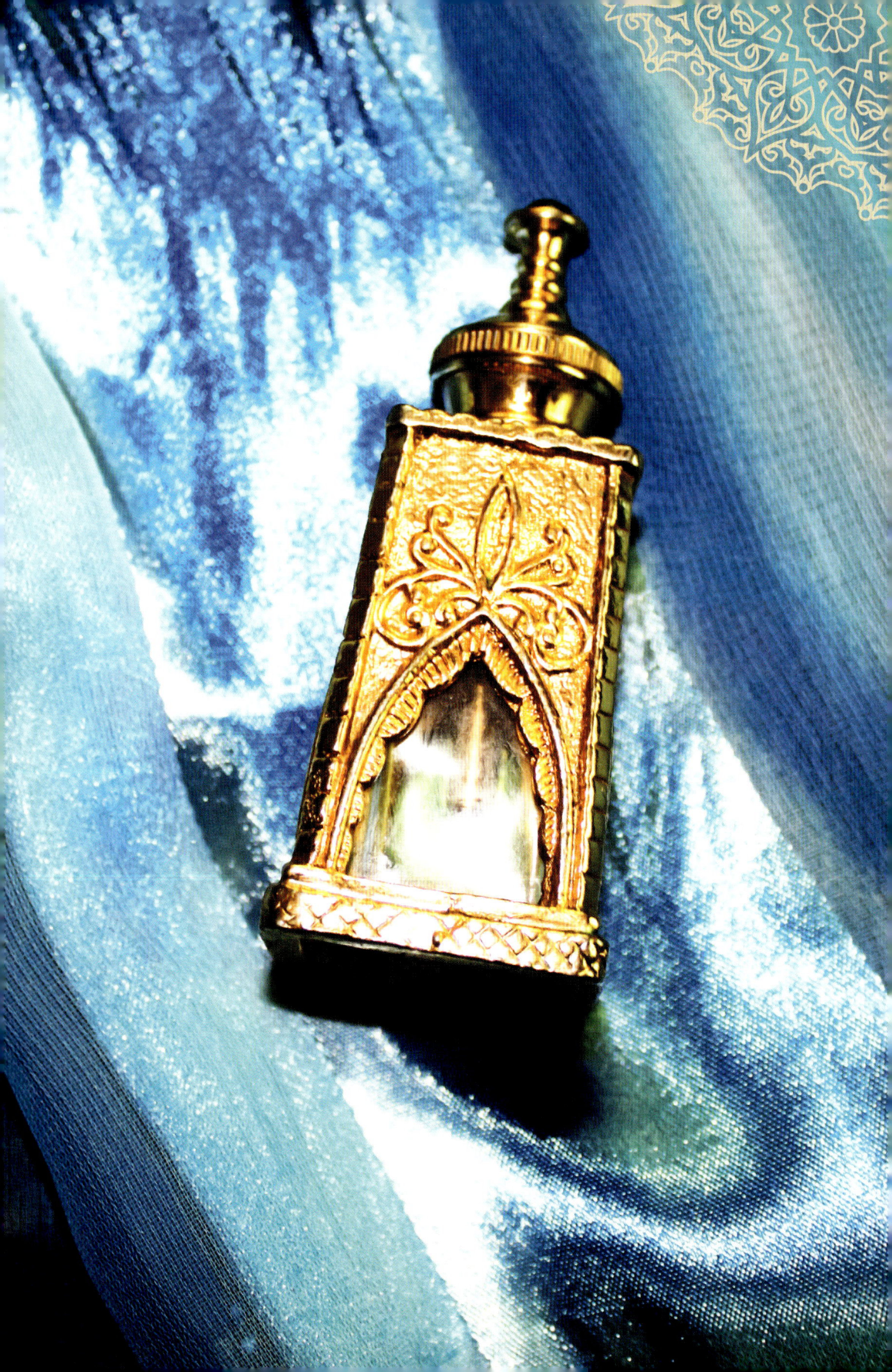

8

Die heiligen Öle der Bibel

Die Bibel berichtet ausgiebig über heilige Öle für Salbungen und deren einzigartigen Wert für Krankenheilungen sowie über Harze und Gewürze für das heilige Räucherwerk. Das Wissen um die Kraft ätherischer Öle wurde schon in allen Hochkulturen der Antike für Gesundheit und Wohlergehen von Körper und Geist eingesetzt.

TIPP: Atme den Duft der Bibelöle ein, entweder durch das Riechen am Fläschchen oder mittels eines Aroma-Diffusers.

Hier ist eine Übersicht der ätherischen Öle von einst, die traditionell gemeinsam mit Weihrauch Verwendung fanden.

- Weihrauch (*Boswellia carteri*)
- Zedernholz (*Cedrus atlantica*)
- Zimtkassie (*Cinnamomum cassia*)
- Rose von Sharon/Zistrose (*Cistus ladanifer*)
- Myrrhe (*Commiphora myrrha*)
- Zypresse (*Cupressus sempervirens*)
- Galbanum (*Ferula gummosa*)
- Ysop (*Hyssopus officinalis*)
- Myrte (*Myrtus communis*)
- Indische Narde (*Nardostachys jatamansi*)
- Aloes/Sandelholz (*Santalum album*)
- Onycha (*Styrax benzoin*)

Weihrauch – der Weihevolle

„So wie Weihrauch einer Kohle
Leben erfrischet,
so erfrischet das Gebet
die Hoffnungen des Herzens."
JOHANN WOLFGANG VON GOETHE

Das Weihrauchöl – selbst sein weicher Name sendet Wellen des Glücks und der Freude durch den Körper derjenigen, die seinen Duft eingeatmet und seine Wirkungen am eigenen Leib erfahren haben. Weihrauch (*Boswellia carteri*) ist für seine schleimlösenden, anti-tumoralen, immunstimulierenden und anti-depressiven Eigenschaften bekannt. In den heiligen Schriften wird Weihrauch immer wieder als das Mittel zur Reinigung und zum Schutz vor Ansteckungsgefahren, etwa vor Pest oder Cholera, sowie als mächtige Abschreckung gegen alle anderen „bösen Geister" erwähnt.

Es war ein wichtiger Bestandteil des heiligen Räucherwerks, das neben Weihrauch auch aus Myrrhe, Onycha und Galbanum bestand. Im Einbalsamierungsritual nahm Weihrauch neben Myrrhe und **Zedernholz** eine wichtige Stellung ein. Spezereien dufteten unverkennbar nach **Weihrauch, Myrrhe, Onycha, Galbanum, Zimt, Kalmus** und **Cassia**. Es musste ein lieblicher Duft durch die heiligen Hallen und Häuser der Menschen geweht sein, der Herz und Sinne wie der blaugoldene, weihevolle Rauch himmelwärts trug.

Mit seinem erdenden und lieblichen Duft war Weihrauch den Menschen jener Zeit als *der Duft der Götter* heilig. Es wurde als ein göttliches Geschenk an die Gemeinschaft der Lebenden verehrt, und seine aufsteigenden Rauchschwaden gewährten Momente tiefer Kontemplation und Anbetung. Doch auch in Zeiten von Trauer und Abschied war Weihrauch ein tröstender Gefährte, der Loslassen und Verzeihen in ein unversöhnliches, trauriges Herz bringen konnte.

TIPP: Man verwendet das Weihrauchöl in der Gesichtspflege, also für eine gesund aussehende Haut und eine gleichmäßige Hautfarbe. Das Einatmen schafft Gefühle der Entspannung, Ruhe und Konzentration – eine ideale Atmosphäre für Yoga, Meditation und stille Kontemplation.

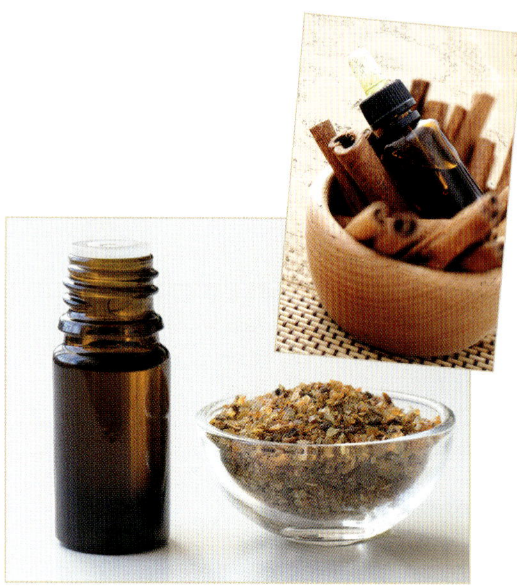

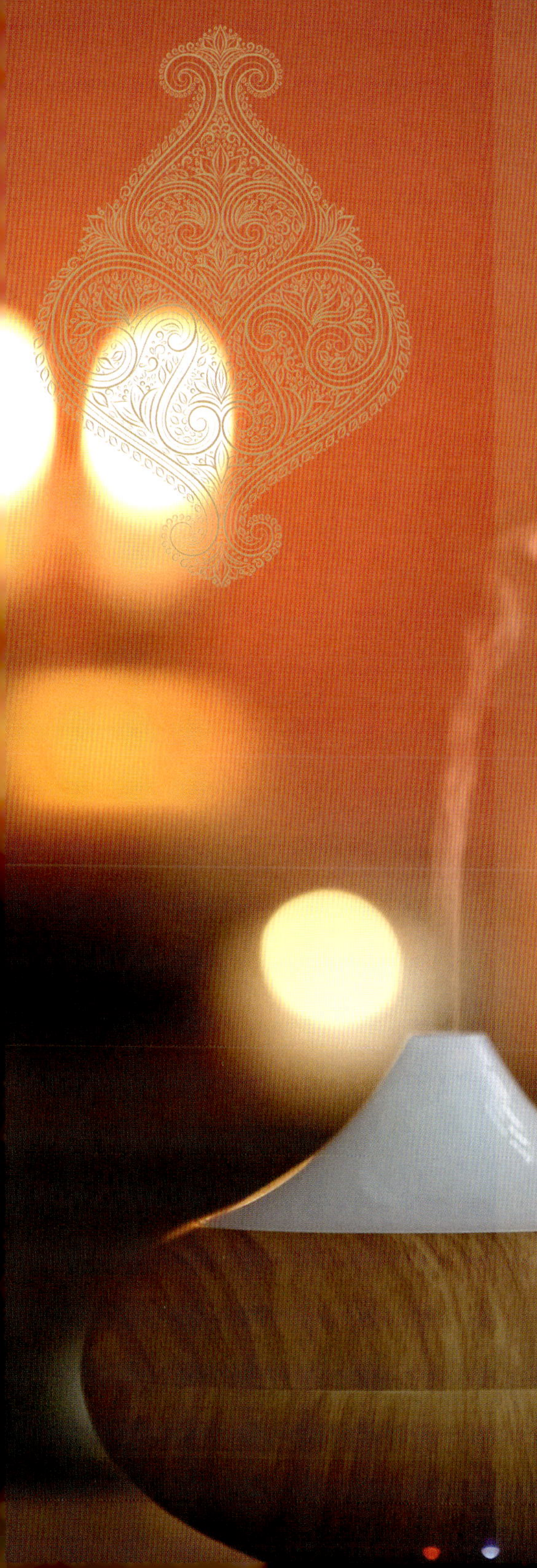

Eine weihevolle Weihrauch-Mischung für den Aroma-Diffuser

Zutaten dieser Meditations-Mischung:

- 2 Tropfen Weihrauchöl
- 4 Tropfen Zedernholzöl
- 4 Tropfen Bergamottöl

Anwendung:
Ätherische Öle im Aroma-Diffuser vernebeln und genießen.

TIPP: Was ist der Unterschied zwischen einem Aroma-Diffuser und einem Ölbrunnen mit Kerze? Gute Frage! Die Hitze der Kerze unter einem Ölbrunnen „verbrennt" das ätherische Öl. Das heißt, die heilsamen Bestandteile verpuffen in die Luft. Zwar riecht es immer noch gut, aber die Wirkungen der ätherischen Öle sind für uns verloren.

Ein Kaltluft-Aroma-Diffuser hingegen erhitzt das Öl nicht, sondern vernebelt die volle Bandbreite ätherischer Feinstoffe in die Atemluft, die wir durch Einatmen in uns aufnehmen und nutzen können.

Doch Achtung! Nur Öle von therapeutischem Nutzen bringen erwünschte Resultate. Würde ein synthetisches Öl in die Atemluft gebracht, wie etwa durch moderne Raumbedufter oder „Frischluft" Sprays, kämpft der Körper ums Überleben und ringt nach „Luft".

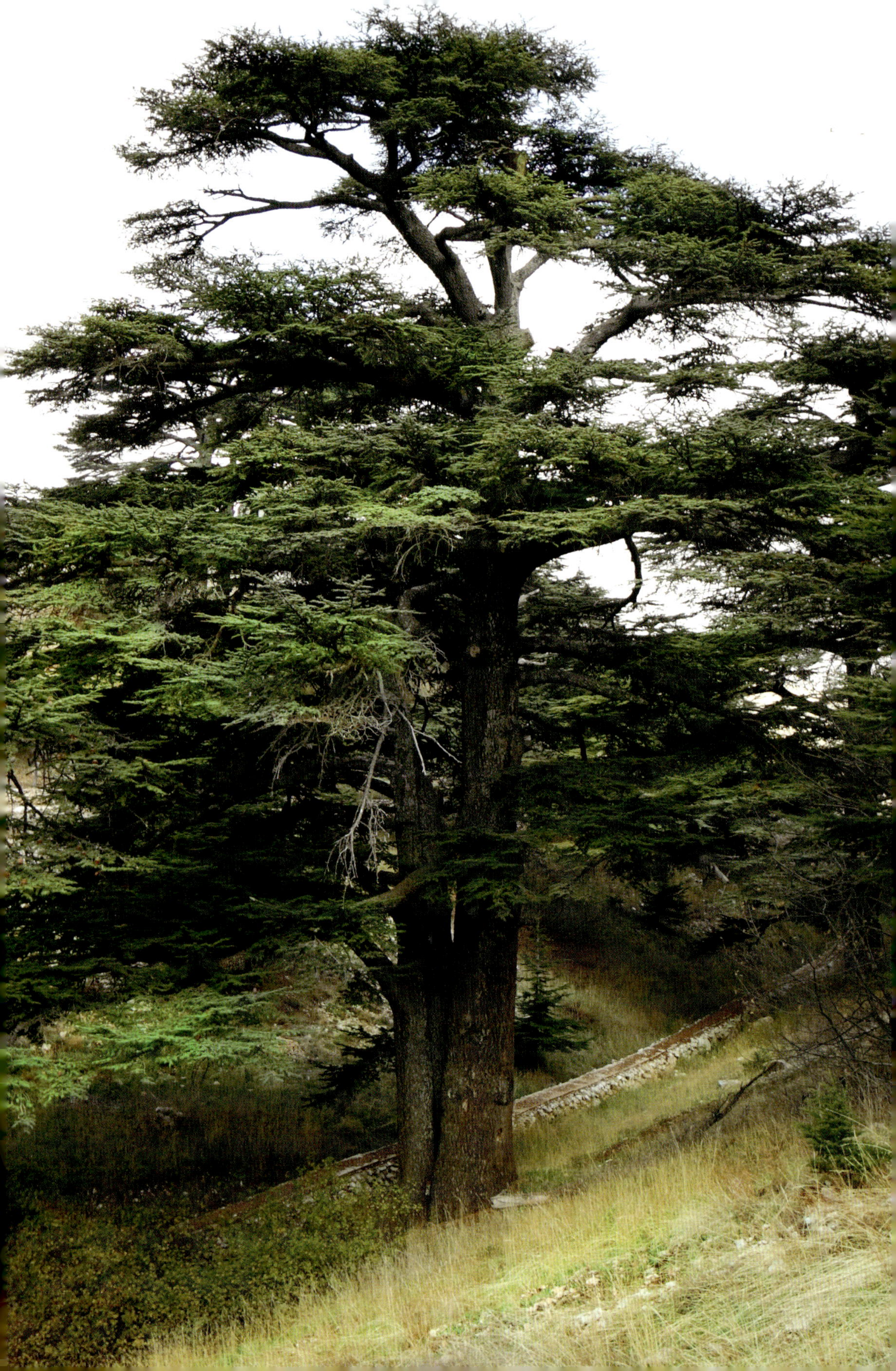

Die Zeder von Libanon

„Der Gerechte sprießt wie die Palme, er wächst wie die Zeder des Libanon."
Psalm 92:13

Bei dem in der Bibel erwähnten Zedernholz handelt es sich um die Zeder von Libanon (*Cedrus libani)* aus der Familie der Kieferngewächse, die bis zu fünfzig Meter hoch und bis zu 1.000 Jahre alt werden kann. Nur wenige dieser Bäume haben bis heute überlebt und gelten nun im Libanon und auf Zypern als geschützt. Die Gattung *Cedrus atlantica*, die Atlaszeder, ist wahrscheinlich die engste bekannte Verwandte. Als eines der ältesten destillierten Öle verströmt die Zeder einen wohlbekannten und beliebten Duft und ist außergewöhnlich reich an aromatischen Sesquiterpen-Verbindungen.

Die Zeder war einst ein Symbol für Stärke, Würde und Schönheit. Den Kelten galt die Zeder als „Baum der Erleuchteten", ein Baum der wahren Größe und der vernunftvollen Führung. Seine männliche Kraft schenkt ein Gefühl von Geborgenheit, Ruhe und Schutz und lässt Stress und Ängste vergessen. Der Zederduft regt in uns Geduld und Ausdauer an und stärkt unser Urvertrauen und das unerschütterliche Wissen der göttlichen Verheißung: „Ich bin immer bei dir." Uralte rituelle Reinigungen mit Zedernholzöl sowie die Verwendung im Mumifizierungsprozess sind uns überliefert.

TIPP: Atme den Duft der Zeder ein und fühle die Stärke und Würde, die dieser Baum verkörpert.

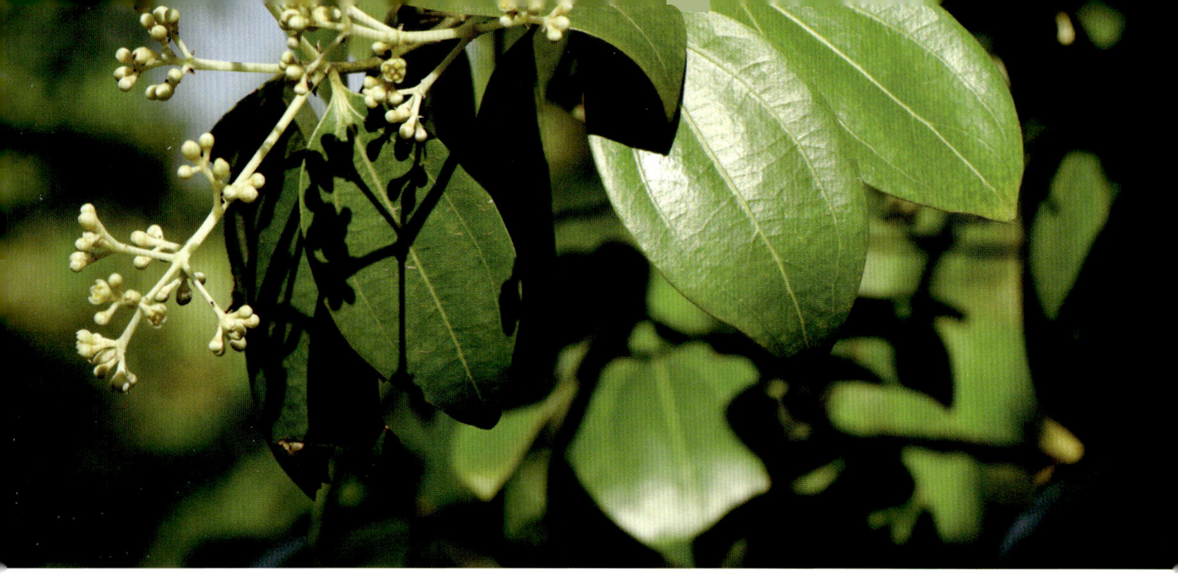

Cassia – uraltes Zimtgewürz

„Narde und Safran, Kalmus und Zimt, mit allerlei Bäumen des Weihrauchs, Myrrhen und Aloe mit allen besten Würzen."

Das Hohelied Salomons 4:14

Cassia, *Cinnamomum cassia*, auch Zimtkassie genannt, stammt aus der Familie der Lorbeergewächse und war ein Teil des heiligen Salböls von Moses. Die ersten Aufzeichnungen von Cassia auf Papyrusrollen sind bereits 3.600 Jahre alt, und das wertvolle Cassia-Öl war eines der ältesten bekannten Gewürze, das aus Blättern und Zweigen destilliert wurde. Sein Duft und die chemische Wirkung ist der wärmenden Zimtrinde sehr ähnlich. Cassia-Zimt wärmt mit seinem Feuer, und sein wunderbarer weihnachtlicher Duft öffnet das Herz und macht es weich und mitfühlend. So brachte Cassia Liebe und Selbstvertrauen in die kalte Welt, beruhigte die Gefühle in Zeiten der Trauer und beflügelte Träume zur Selbstverwirklichung. Der Cassia-Duft barg mit seiner Pheromonproduktion ein besonderes Geheimnis. Er entfachte den Ansturm der Liebesgefühle, daher wurde Cassia-Zimt in allerlei Liebesrezepturen zu sinnlichen Mischungen verarbeitet.

Die Ägypter glaubten an mehrere Götter, daher opferten sie ihnen duftende Harze und Kräuter und schmückten sich selbst mit verschiedenen Düften, um diesen zu gefallen. Die Öle wurden wegen ihrer Fähigkeit verehrt, spirituelle Verbindungen zu vertiefen. Man muss dabei bedenken, dass die meisten Menschen im Altertum keinen Zugang zu schriftlichen Aufzeichnungen hatten, beziehungsweise nicht selbst schreiben oder lesen konnten. Daher hatten Gerüche, aber auch Berührungen, eine hohe Bedeutung.

TIPP: Um amouröse Gefühle zu wecken und zu pflegen, bringe den Duft von Cassia-Zimt in dein Schlafzimmer.

Labdanum – Die Rose von Sharon – Zistrose

„Ich bin die Rose von Sharon und die Lilie des Tales."

Das Hohelied Salomons 2:1

Die Rose von Sharon wird auch *Labdanum* genannt und ist eine Felsrosenart, die mit ihrem fruchtigen, sanften Duft mit zarten Untertönen an Honig erinnert. Man vermutet, dass es sich bei diesem kleinen, strauchartigen Baum um die Zistrose (*Cistus ladanifer*) handelt. Diese Pflanze soll von der Mittelmeerinsel Kreta ins antike Ägypten gebracht worden sein. Das weich duftende, gummiartige Harz, das sich auf den Blättern sammelt, wird durch Dampfdestillation aus den Blättern und Ästen zu einem kostbaren ätherischen Öl destilliert.

Das Zistrosenöl berührt mit seiner samtigen, balsamischen Duftnote die tiefsten Winkel unserer Erinnerungen, gute und traumatische, die in unserem Unterbewusstsein verschüttet sind und als kostbarer Schatz der Erkenntnis gehoben und geheilt werden wollen. Der Duft der Zistrose schenkt genau das: Tieferes Verständnis, mildes Verzeihen, aufkeimende Anteilnahme und das bewusste Öffnen des Herzens hin zu einer Welt, die uns oft unerwartete Schmerzen zufügt. Sie stärkt, schenkt Selbstvertrauen und Lebensmut.

Traditionell wurde die Zistrose zum Stillen von Blutungen und zur Zellregeneration verwendet und wird heute wegen ihrer raschen blutstillenden Wirkung *„die therapeutische Naht"* genannt. Die Rose von Sharon unterstützt das Immunsystem und das Atmungssystem und kann auch entlang der Wirbelsäule aufgetragen werden.

TIPP: Willst du eine Blutung rasch stillen, nimm die Zistrose zu Hilfe. Tropfe ein paar Tropfen auf die blutende Wunde und beobachte die Wirkung. Du wirst erstaunt sein. Bedenke aber, dass die Wunde zuerst gereinigt werden muss, bevor sie sich rasch schließt. Die Reinigung bewirkt Lavendelöl.

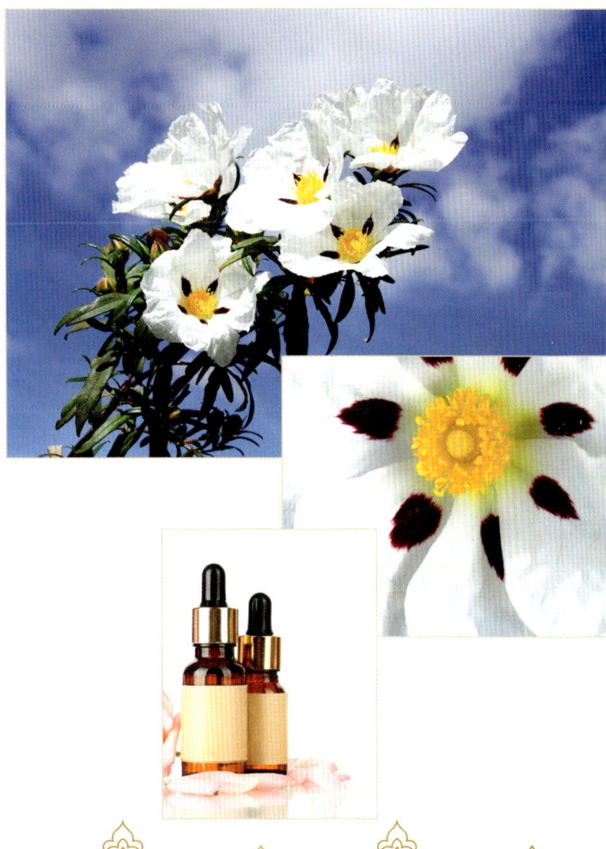

Myrrhe – Das Mutter-Öl, das in Liebe einhüllt

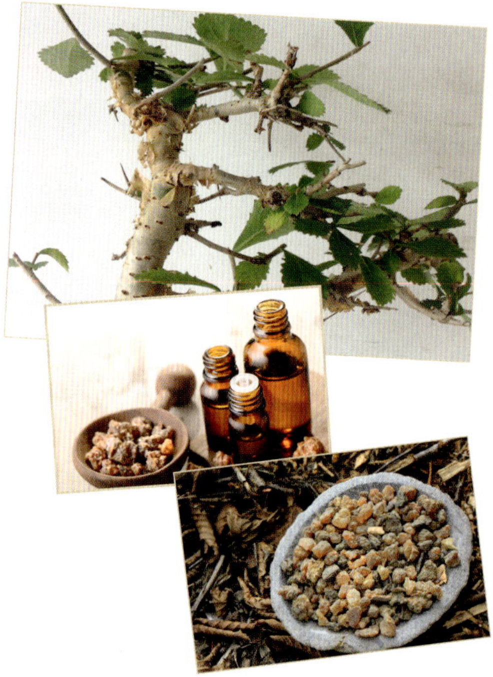

„Ich habe mein Lager mit Myrrhe besprengt, mit Aloes (Sandelholz) und Zimt."
SPRÜCHE 7:17

Myrrhenöl (*Commiphora myrrha*), in der Bibel auch als *Stakte* bekannt, zeichnet sich durch einen starken, rauchartigen, balsamischen Duftcharakter aus. Das Aroma wirkt reinigend, erholsam und belebend. Myrrhe hat eine über 4.000-jährige Geschichte als wichtiges Öl für Mütter. In den Häusern der Reichen war es zur Vorbereitung auf die Geburt und bei der Entbindung das bevorzugte Mittel, um Mutter und Kind einerseits vor den „bösen Geistern" zu schützen, andererseits vor Infektionen zu bewahren. Es wurde auf die Nabelschnur aufgetragen, um das natürliche Abnabeln zu begünstigen. Myrrhenöl war zudem in der Antike das bevorzugte Mittel zur Hautregeneration und Pflege bei faltiger, spröder und rissiger Haut. Es war das natürliche Fixativ für Ölmischungen, weil es die flüchtigen Duftstoffe eines Parfüms an sich binden konnte, um einen langanhaltenden Duft zu ermöglichen.

Myrrhe war Bestandteil von Moses heiligem Salböl, das den Menschen zentriert und erdet und zugleich sein Herz vertrauensvoll öffnet. Es wurde zur Mumifizierung der ägyptischen Pharaonen gebraucht. Es wird auch jetzt oft zur Meditation verwendet auf Grund seiner reichhaltigen Sesquiterpen-Verbindungen, die eine direkte Einwirkung auf den Sitz der Gefühle im Gehirn ausüben. Heute kommt Myrrhe in Zahn- und Mundpflegeprodukten zum Einsatz. Myrrhenöl kann wegen seiner reinigenden und revitalisierenden, aber auch aufbauenden und belebenden Wirkung auf die Haut aufgetragen und inhaliert werden.

TIPP: Massiere dein Herz-Chakra (Brustmitte) mit einem Tropfen Myrrhenöl und erlebe das Gefühl, ganz in den schützenden Mantel der Liebe eingehüllt zu sein.

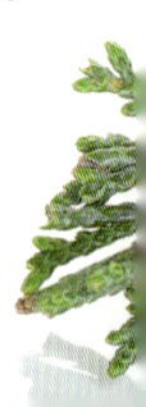

Zypresse – tief verwurzelt, in luftige Höhen

„Zedern sind die Balken unseres Hauses, Zypressen die Wände."
Das Hohelied Salomons 1:17

Cupressus sempervirens aus der Zypressenfamilie ist ein immergrüner Baum, der auch Gopherholz oder Ölbaum genannt wird und große Lebenskraft besitzt. Die daraus gefertigten Tore des Petersdoms in Rom zeigen auch nach 1.200 Jahren noch keinerlei Verfallserscheinungen. Die Zypresse, die seit Tausenden von Jahren als „heiliger Baum" verehrt wurde, galt in vielen Kulturen als Symbol der Trauer, des Todes und der Übergänge. Mit ihren Wurzeln tief und fest im Boden verankert und dem Haupt in den Himmel erhoben, bietet sie seelische Unterstützung bei Verlusten und Hilfe, um mit Veränderungen besser fertig zu werden. Sie schenkt Kraft und Standfestigkeit und einen feineren Ausblick auf das Leben und seine Probleme. Das Öl der Zypresse wurde in der Antike bei der Behandlung von Lungenbeschwerden und anderen Erkrankungen eingesetzt. Moderne wissenschaftliche Studien haben diese Wirkung der Zypresse nachgewiesen und bestätigt.

TIPP: Bei Bronchitis ist der Dampf von **Zypresse** hilfreich. Verneble das Öl im Aroma-Diffuser oder mache ein Gesichtsdampfbad. Andere hilfreiche ätherische Öle für die freie Atmung sind auch **Rosmarin, *Eucalyptus radiata,* Thymian, Balsamtanne, Kiefer** und **Pfefferminze**.

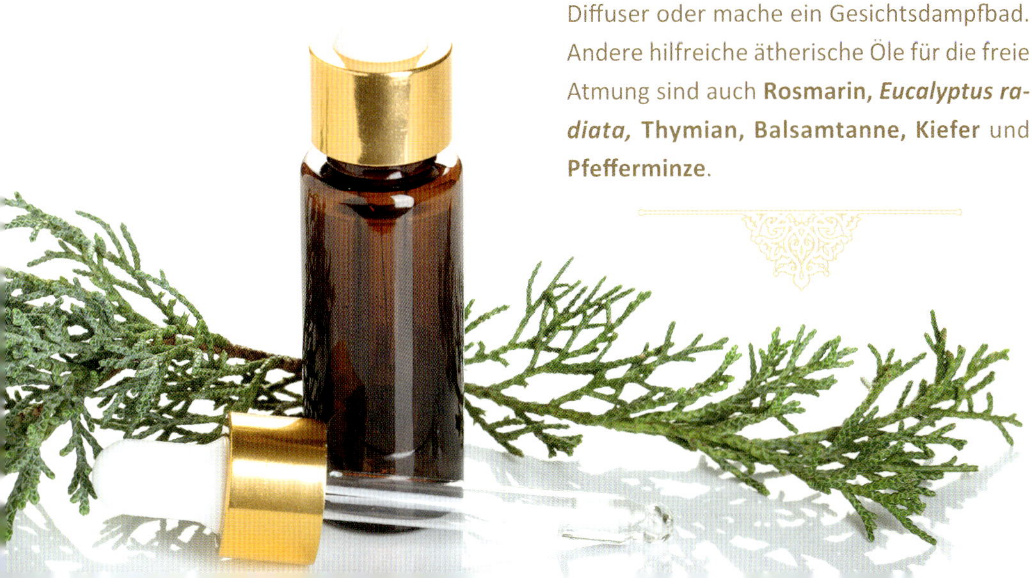

Galbanum – ein Öl zum Loslassen

**„Und der HERR sprach zu Mose: Nimm dir Spezereien; Balsam, Stakte, Galban und reinen Weihrauch, von einem so viel wie vom anderen, und mache Räucherwerk daraus, nach der Kunst des Salbenbereiters gemengt,
dass es rein und heilig sei."
2. Mose 30:34**

Galbanum (*Ferula gumosa*), auch *Mutterharz* oder *Galbanharz* genannt, stammt aus den nördlichen Bergen Irans. Das Gummiharz hat ein kräftiges, erdiges Aroma, das sogar als unangenehm stechend empfunden werden kann, wenn es verbrannt wird. Der Geschmack ist bitter und scharf. Auf Grund seines erdigen Aromas und seiner antiseptischen Wirkung wurde Galbanum traditionell zur Reinigung genutzt und fand bei der jüdischen Fastenkur Anwendung. Es galt als menstruationsfördernd, daher der Name „Mutterharz", und wurde bei Geschwüren als „Mutterpflaster" aufgelegt.

Auch seine reinigende Wirkung auf das Gemüt wurde geschätzt sowie seine Wirkung auf Konzentration und Fokussierung der Gedanken. Galbanum entspannt körperlich und geistig und stellt sich schützend zwischen uns und die Hektik sowie Überforderung des modernen Lebens. Er beruhigt auch die angespannte Muskulatur und bringt Sauerstoff in das Gewebe, um die Durchblutung zu fördern. Sein heiliger Duft ermöglicht das Loslassen von Anspannung sowie von veralteten Ideen und unnützen Verhaltensmustern.

TIPP: Willst Du loslassen? Greif zum Galbanum-Öl.

Ysop – das Öl zur Reinigung

**„Entsündige mich mit Ysop,
wasche mich rein."
Psalm 51**

Hyssop officinalis hat eine lange Geschichte als reinigendes Kraut, das in vielen Reinigungsriten und -zeremonien Verwendung fand. Sowohl die Ägypter als auch die Hebräer räucherten Ysop, um den Raum zu reinigen, in dem sie meditierten, beteten oder heilten, denn Ysop ist das Symbol für Reinheit und klares Bewusstsein. Lepra wurde in der Antike als Resultat der Sünde des Stolzes angesehen, wovon die Leprakranken mit Ysop gereinigt wurden. Als beim Auszug aus Ägypten die Pest ausbrach, wurde Ysop, zusammen mit anderen Mitteln, zum Schutz gegen die Ansteckungsgefahr an die Türpfosten gerieben. Auch soll Ysop bei Erkrankungen der Atemwege und zur Abwehr von Parasiten eingesetzt worden sein.

TIPP: Fülle ein paar Tropfen Ysop Öl in eine mit Wasser gefüllte Sprühflasche und sprühe in die Luft, um einen mit negativen Emotionen aufgeladenen Raum zu reinigen. Ysop transformiert auch dichte Gedankenformen, die an einem Ort mitschwingen, und vertreibt die „dicke Luft“.

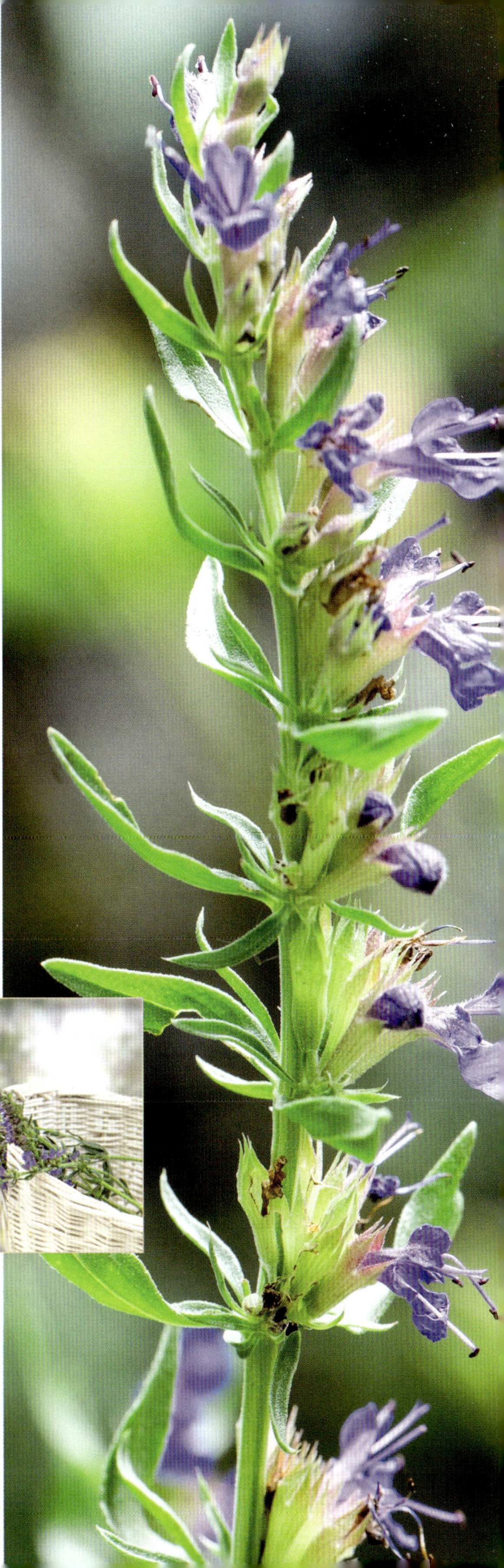

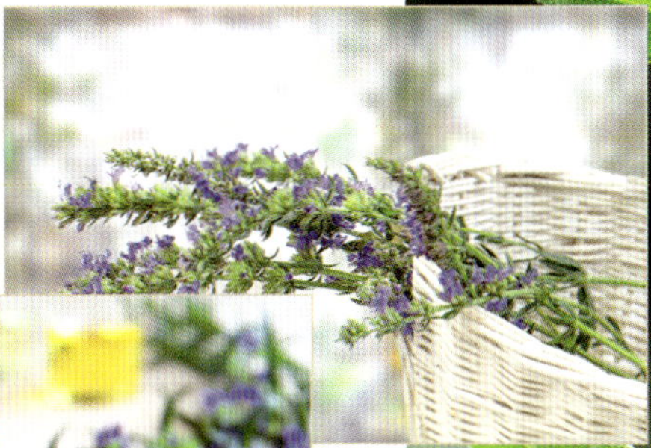

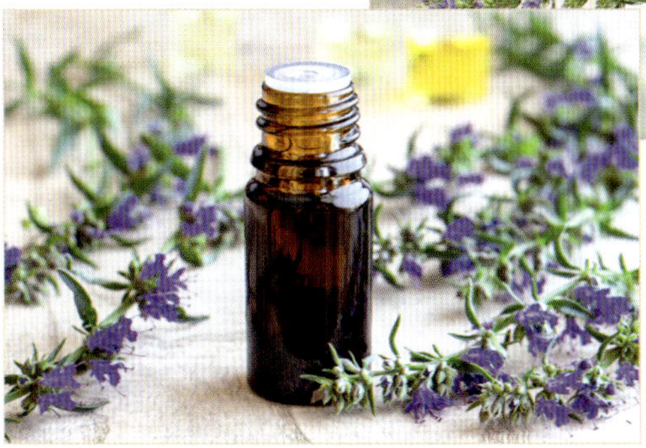

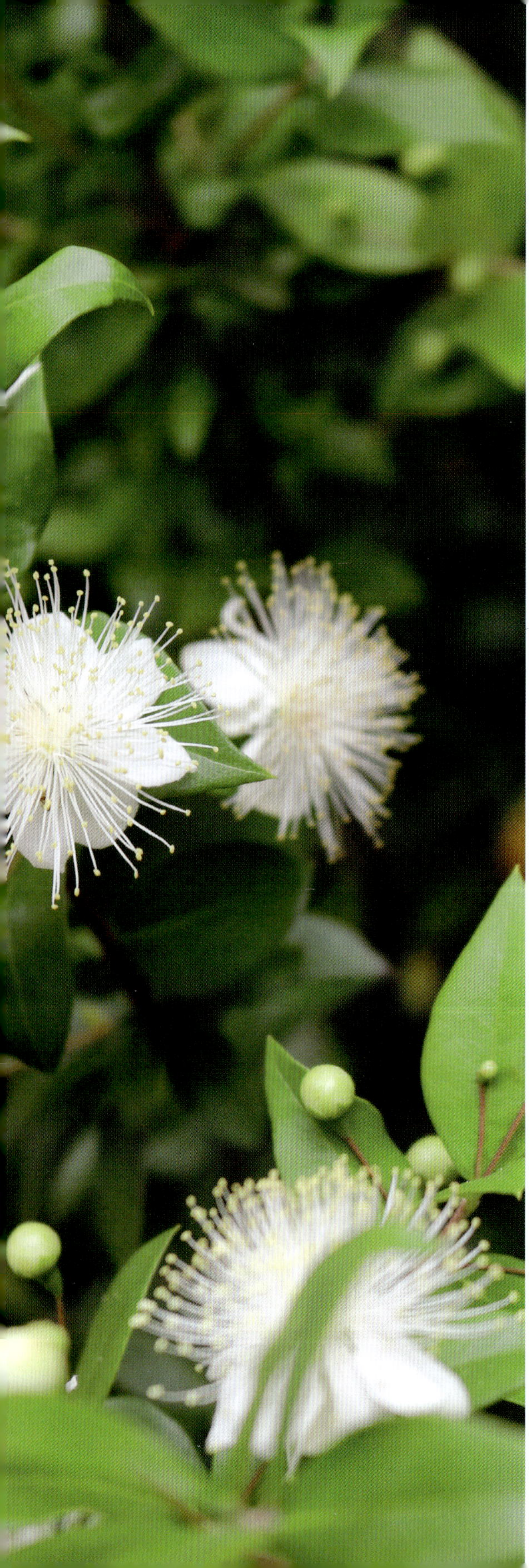

Myrte – das Sinnbild für Liebe

„Geht hinaus auf die Berge und holt Ölzweige, Myrtenzweige, Palmzweige und Zweige von Laubbäumen."
Nehemia 8:15

In antiker Zeit stand der Myrtenbaum (*Myrtus communis*) für die sumerische Mutter des Himmels, Marienna. Aphrodite, Göttin der Liebe und Schönheit, wurde mit Myrte geehrt, und die alten Griechen und Römer weihten den blühenden Myrtenstrauch der Göttin Venus als Symbol der Unsterblichkeit. Myrte wird auch Brautmyrte genannt, und der Myrtenkranz im Haar war das Sinnbild für Liebe. Er verkörperte Reinheit und Jungfräulichkeit. Für die Menschen der Antike war dieser immergrüne Strauch Symbol für Frieden und Gerechtigkeit. Das Myrtenöl balanciert männliche und weibliche Energien und schenkt innere Harmonie.

TIPP: Nimm einen tiefen Atemzug aus dem Fläschchen, um die Energie der Myrte zu genießen und in dein Leben zu integrieren.

Die Narde – Spikenard – „Die Wohlriechene"

„... Narde und Safran, Kalmus und Zimt, mit allerlei Bäumen des Weihrauchs, Myrrhen und Aloes mit allen besten Würzen."
Das Hohelied Salomons 4:14

Die Narde, auch *Indische Narde, Nardenähre* oder *Spikenard* genannt, ist eine duftende Art der Baldriangewächse und wurde bereits in der Antike als Nutz- und Heilpflanze aus dem Himalaya in kostbaren Ölmischungen und Salben gehandelt. In der ayurvedischen Medizin als Jatamansi bekannt, ist Narde (*Nardostachys jatamansi*) ein besonders wirksames Öl zur Nervenberuhigung. Es erdet und beruhigt unruhige Gedanken, schenkt Mut und Starke und stimuliert das männliche Hormonsystem.

Narde war eines der Sterbeöle der Ägypter, zusammen mit **Myrrhe** und **Sandelholz**, und auch die Hebräer und Römer verwendeten dieses duftende Öl für die Salbung der Toten. Das Nardenöl war eine starke Hilfe für den Sterbenden, der mit dem kostbaren Duft leichter die Bande zu dieser Welt lösen und den Mut für den Schritt in neue Dimensionen finden konnte. Auch den Hinterbliebenen half der Duft dieser Pflanze in der Trauerbewältigung. Aber die Narde war auch ein kostbares Öl der Freundschaft. Es war eine besondere Ehrenbezeugung, wenn der Gastgeber ein Nardenflakon brach und den Gast damit salbte.

TIPP: **Fühle dich geehrt. Atme den Duft der Narde ein.**

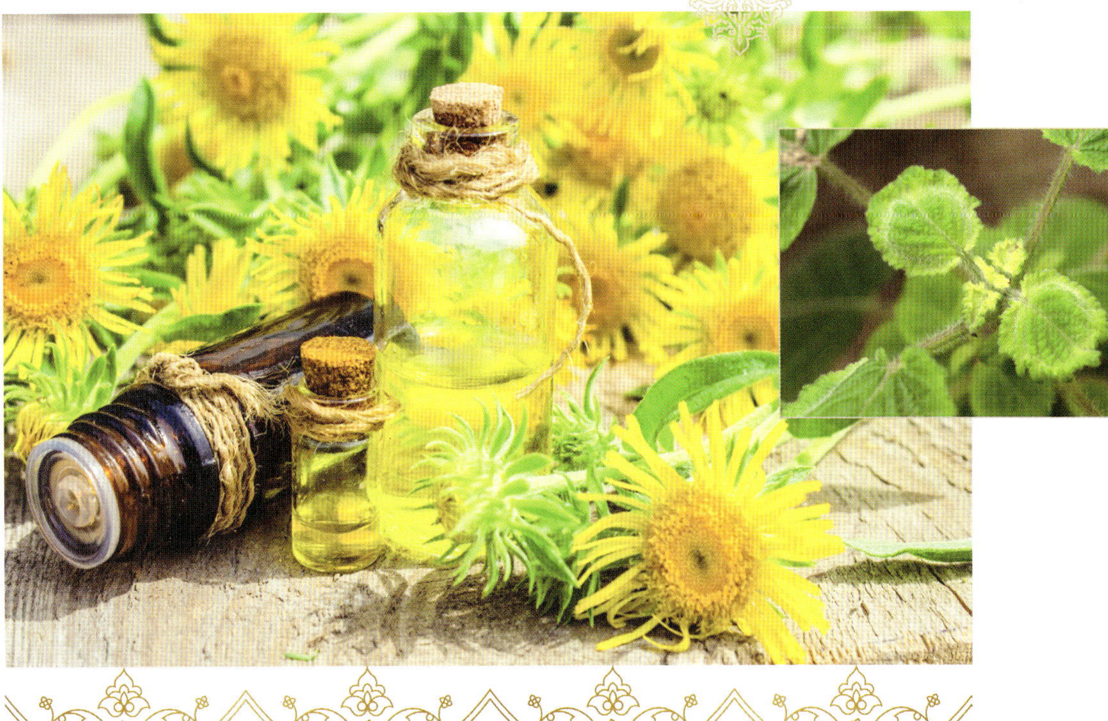

Sandelholz, Aloes – das kostbare Öl der Antike

„Ein Weiser glänzt unter Weisen;
aber wie könnte er von einem Toren
verstanden werden?
Siehe das Sandelholz,
das kostbarer ist als Gold,
der Tor macht Kohlen daraus."
WEIHEIT AUS TIBET

Der Sandelholzbaum (*Santalum album*) gehört zu den kostbarsten Bäumen der Welt, und sein Baumbestand ist heute vom Aussterben bedroht. Nach fünfzehn bis zwanzig Jahren bildet sich Hartholz, und die Destillation des Holzes kann erst nach fünfundzwanzig Jahren beginnen. Mit sechzig bis achtzig Jahren bildet der Baum den höchsten Anteil an ätherischem Öl im Baumstamm und in den Wurzeln. Synthetisches Sandelholzöl wird heute häufig als „reines" Sandelholzöl verkauft, was daran zu erkennen ist, dass die Menge an sogenanntem „Sandelholzöl" weltweit bei Weitem die Jahresproduktion von natürlich gewonnenem, reinem Sandelholzöl übersteigt.

Als „der Duft Indiens" bekannt, war und ist Sandelholzöl ein spirituelles Öl, das den Anwender zu den Höhen der Ekstase tragen und ihm Erleuchtung bringen soll. Ausgeglichene Ruhe und tiefe Gelassenheit sind Qualitäten dieses kostbaren Öls. Es ist auch ein überaus sinnliches Öl, das das Hormonsystem reguliert und bei sexuellen Schwierigkeiten, deren Ursachen im Alltagsstress und in der Anspannung liegen könnten, mit seiner Kraft ausgleicht. Sandelholzöl wird wegen seiner Yin-Qualität der Blase und Niere zugeordnet. Es wirkt regulierend auf die Gebärmutter und unterstützt die Atemwege. Sandelholzöl wird auch als „das Öl der Fülle" geschätzt, denn man sagt, dass es das Gefühl von Mangel transformieren kann.

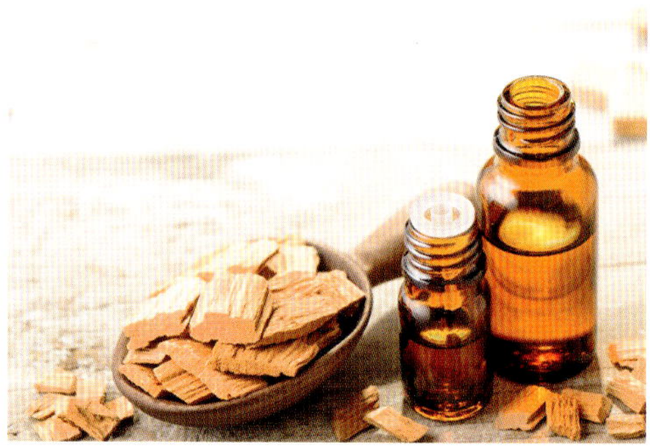

TIPP: Segne dich mit einem Tropfen des kostbaren Sandelholzes, um tiefe Ruhe und Frieden zu genießen.

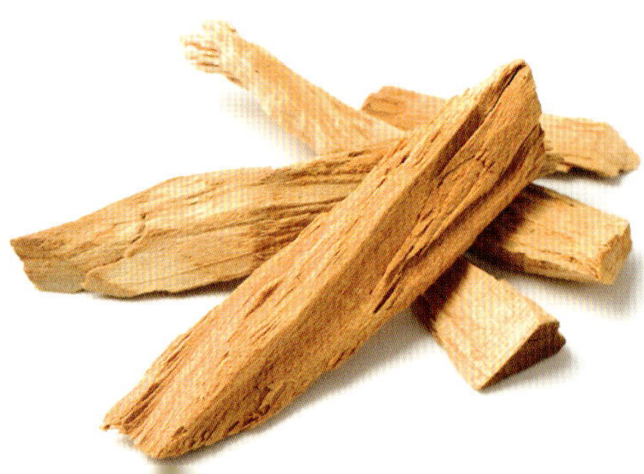

Onycha – „Der Weihrauch von Java"

„Und der HERR sprach zu Mose: Nimm dir Spezerei: Balsam, Stakte (Onycha), Galban und reinen Weihrauch, von einem so viel wie vom andern, und mache Räucherwerk daraus, nach der Kunst des Salbenbereiters gemengt, dass es rein und heilig sei."
2. Mose 30:34

Das Harz von *Styrax Benzoin*, das als ***Onycha*** bekannt ist, wurde zusammen mit gleichen Teilen von **Stakte (Myrrhe), Galbanum** und **Weihrauch** im heiligen Räucherwerk, dem *Ketoreth* (Incense), in Solomons Tempel zu Jerusalem geopfert.

Als „Duft der Göttlichkeit" verströmt Onycha einen süßen, beruhigenden Duft, der uns mit Schutz und Geborgenheit umgibt. Das ätherische Öl gilt traditionell als wohltuend und ausgleichend auf das Nervensystem und das endokrine System. Es macht die Haut geschmeidig weich, verbessert den Teint und wird gerne gemeinsam mit anderen Ölen verwendet. **Onycha** gilt als hervorragendes spirituelles Schutzöl und verstärkt wie **Copaiba** und **Pfefferminze** die Wirkung anderer Öle.

TIPP: Nimm einen tiefen Atemzug vom „Duft der Göttlichkeit" und fühle dich beschützt und geborgen.

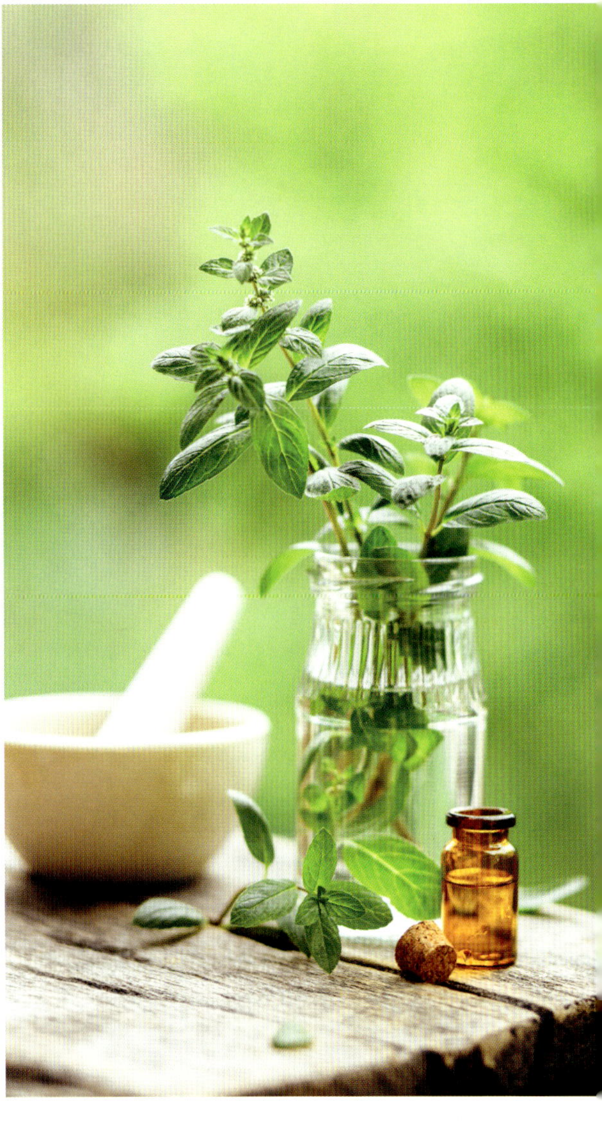

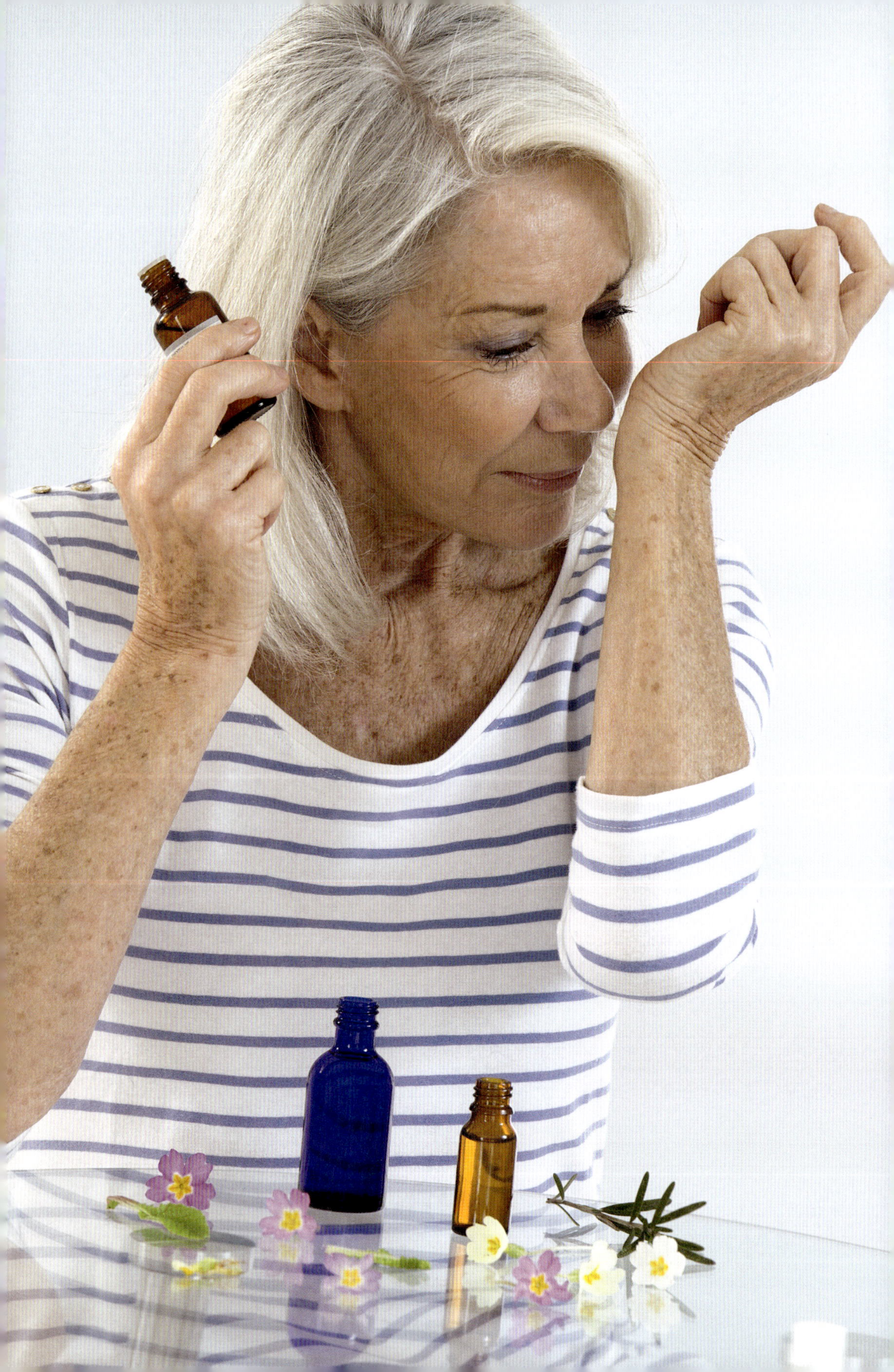

9

Weihrauchgeschichten, die das Leben schreibt

„Ist jemand von euch krank? Er soll die Ältesten der Gemeinde zu sich rufen lassen; und sie sollen für ihn beten und ihn dabei mit Öl salben im Namen des Herrn."
Jakobus 5:14

Weihrauch für gesunde Augen

Ich traf meine Freundin Gigi aus Singapur im Café um die Ecke, und sie konnte es kaum erwarten, mir von ihrer Erfahrung mit dem Weihrauchöl zu erzählen. „Stell dir vor", sprudelte es aus ihr hervor: „Ich bin beides, kurzsichtig und weitsichtig, wobei die Kurzsichtigkeit dominanter ist." Ich wunderte mich, denn sie trug keine Brille und konnte die Getränkekarte mühelos lesen. Das schelmische Funkeln in ihren Augen war kaum zu übersehen, als sie fortfuhr: „Ich habe im Oktober dieses Jahres mit Weihrauchöl für meine Augen begonnen. Zu Beginn waren meine Hände für den Weihrauch empfindlich. Jedes Mal, wenn ich einen Tropfen auf meine Handflächen rieb, wurden sie rot und juckten. Also gab ich einen Tropfen Öl auf ein kleines Stück Seidenpapier; später benutzte ich ein kleines weißes Baumwolltuch."

Gigi war in ihrer Erzählung so vertieft, man hätte meinen können, sie hatte tatsächlich gerade einen Tropfen Weihrauch in ihre Handflächen getropft, als sie fortfuhr: „Ich beugte meinen Kopf darüber und ließ den Weihrauchduft in meine offenen Augen aufsteigen. Gleichzeitig machte ich einige einfache Augenübungen. Ich schaute zum Beispiel mit offenen Augen nach links, rechts, oben, unten, diagonal und bewegte dann meine Augen in der Form einer liegenden Acht, blinzelte mit meinen Augen und schaute im Uhrzeigersinn und entgegen den Uhrzeigersinn. Zum Schluss rieb ich meine duftenden Hände fest zusammen, damit sie warm wurden, und legte sie über die Augen." Ich nickte zustimmend. Gigi sah mich triumphierend an und konnte die Neuigkeit nicht schnell genug loswerden.

„Nachdem ich das Weihrauchöl für ungefähr zwei Wochen verwendet hatte, bemerkte ich eines Abends, dass ich die Fernsehbilder schärfer und heller sehen konnte. Nach drei Wochen konnte ich problemlos ein Buch und sogar den Feindruck von Zeitungen und Lebensmitteletiketten lesen, ohne dazu meine Brille zu benötigen!" Sie lachte, denn sie musste bemerkt haben, dass ich ihr mit offenem Mund lauschte und immer wieder begeistert mit dem Kopf nickte. „Und stell dir vor", sagte Gigi lachend: „Ich kann meine Computerarbeiten jetzt ganz ohne Augenbelastung machen, und die Augen werden auch nicht mehr so trocken wie früher. Und natürlich", lachte sie schelmisch und zeigte mir ihre Hände, „jetzt kann ich den Weihrauch problemlos auf meine Hände auftragen."

„Und das alles in drei Wochen?", schaute ich sie fast ungläubig an. Sie erwiderte: „Ich war von meinen Erfolgen so begeistert, dass ich alles tun wollte, um meine Augen zu unterstützen. Daher habe ich begonnen, diesen roten Antioxidantien-Saft zu trinken, von dem du mir einmal erzählt hattest. Der liefert den Augen gute Nährstoffe." Ich nickte begeistert. „Und weißt du, ich habe etwas ganz Neues gelernt. Ich gebe jetzt in den Fruchtsaft zwei Tropfen Weihrauchöl und zwei Tropfen Limettenöl hinein. Das macht den Saft noch schmackhafter, und das Öl unterstützt meine Augen auch von innen!" Wir lachten, und man konnte sehen, wie zufrieden sie mit ihrem verbesserten Sehvermögen war. Um nichts in der Welt hätte sie ihr Weihrauchöl eingetauscht.

TIPP: Möchtest du etwas Gutes für deine Augen tun, dann folge Gigis Beispiel. Halte deine nach Weihrauch duftenden Hände sanft über deine Augen und lasse sie im Duft des Balsams baden. Meine Freundin Karin Opitz-Kreher hat ein wunderbares Buch für dich geschrieben mit dem Titel *„Die Top 7 der ätherischen Öle für gesunde und entspannte Augen – Die besten Anwendungen für eine optimale Sehkraft"* mit vielen Anregungen für gesunde Augen. (Siehe den Literaturhinweis am Ende des Buches.)

Fieberblase – Wie Weihrauch meinen Auftritt rettete

Iris blickte prüfend in den Spiegel. Das grelle Badezimmerlicht ließ keinen Zweifel daran. Wieder kündigte sich eine Fieberblase an. „Nein! Nicht jetzt!", stöhnte sie auf. Sie hatte in einer Woche einen wichtigen Geschäftstermin und konnte es sich einfach nicht leisten, mit einer blutig durchnässten Eiterblase auf der Lippe zum Termin zu erscheinen. Sie war ein Beauty Consultant. Wer würde sie und ihre Präsentation denn ernst nehmen, wenn sie selber mit einer eitrigen Fieberblase die neueste Lippenstiftkollektion vorstellte. Iris war verzweifelt.

Sie hatte in letzter Zeit sehr unter Stress gestanden. Diese Hektik des Alltags oder zu starke Sonnenbestrahlung waren meist Auslöser für ihr Lippenproblem. Aber in ihrem Beruf blieb beides nicht aus. Sie musste schön sein, um anderen Frauen Schönheit zu verkaufen. Doch diese lästigen Fieberblasen schienen sich immer den ungünstigsten Zeitpunkt auszusuchen, um aufzuplatzen. Der Anblick einer nassen Fieberblase sah ekelerregend aus, und man konnte sie mit keinen noch so teuren Kosmetika verbergen. Iris spürte deutlich, wie sich die Kundinnen in der Vergangenheit oft rasch von ihr abwandten, um nicht von einer aufgeplatzten und mit Eiter verkrusteten Wunde belästigt zu werden. Doch all das war noch nichts gegen den Schmerz, der damit einherging; und wenn die Fieberblase zu heilen begann, war man ständig versucht, an dieser juckenden Wunde zu kratzen.

Iris setzte sich verzweifelt auf den Stuhl vor ihrem Schminktisch und versuchte nachzudenken. Sie brauchte jetzt eine Lösung. Es war unmöglich, den Termin aufzuschieben. Da fiel ihr Blick auf ein kleines Fläschchen, das eine Kollegin ihr unlängst gegeben hatte. „Wenn du das nächste Mal Anzeichen einer Fieberblase bemerkst", hatte sie gesagt, „dann nimm das Weihrauchöl, das wird dir helfen." Sie kannte ihr Problem und wusste, wie sehr sie darunter litt. Iris nahm fast widerwillig das Fläschchen zur Hand. „Was sollte so ein kleines Fläschchen schon für meine offene Wunde tun können?", dachte sie genervt. Doch sie öffnete es trotzdem und roch daran. Das Öl schien mit seinem milden Balsamduft irgendwie zu ihr zu sprechen ... Sie schüttelte den Kopf und fühlte, wie sich ihr Herz mit neuer Hoffnung füllte.

Iris nahm einen Tropfen Weihrauchöl auf den Finger und rieb damit ihre Unterlippe ein, die kribbelte. Dieses Kribbeln war im-

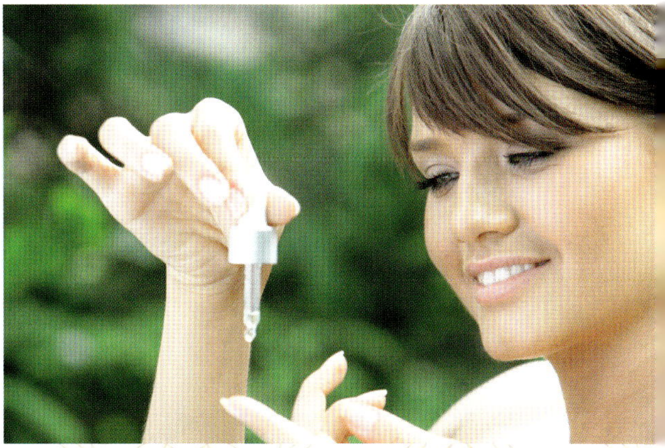

mer die erste Ankündigung eines drohenden Ausbruchs, das wusste sie. Sie wiederholte diese Weihrauch-Anwendung noch zweimal an jenem ersten Tag. Verwundert bemerkte sie, dass der Schmerz, der immer dem Kribbeln folgte, ausblieb. Am zweiten Tag schien die Fieberblase ihren Höhepunkt erreicht zu haben und begann zu wässern, aber die üblichen Schmerzen blieben auch am zweiten Tag aus, und so wiederholte Iris die dreimalige Anwendung mit dem Weihrauchöl. Sie war erstaunt, denn normalerweise würde es eine Woche dauern, bis die eitrige Lippe aufbrach.

Iris blickte auf den Kalender und stellte mit Erleichterung fest, dass der Termin noch vier Tage entfernt war. Auch am dritten Tag fühlte sie keine der üblichen Schmerzen, und die Wunde hatte begonnen einzutrocknen. Begeistert rieb Iris ihre Lippen wieder dreimal am Tag mit Weihrauchöl ein und war sicher, dass die unschöne Kruste bald abfallen würde, rechtzeitig für ihren großen Beauty-Auftritt. Am vierten Tag war die Kruste auch wirklich verschwunden und alles, was übrigblieb, war eine trockene Hautschicht über der Stelle, wo die Fieberblase gewesen war. Sie lächelte zufrieden, als sie mit dem Rotstift die Lippenkonturen nachzeichnete und den Lippenstift vorsichtig auftrug. Ein Kennerblick in den Spiegel verriet: Iris war mit ihrem Erscheinungsbild zufrieden!

TIPP: Für eine offene Wunde verwende das ätherische Öl pur. Ein fettes Pflanzenöl würde das Wachstum von Bakterien in der Wunde begünstigen. Ist die Wunde verheilt, dann nimm das Weihrauchöl mit Kokosöl oder einer naturreinen Pflegecreme, um die Haut vor dem Austrocknen zu schützen und weich und geschmeidig zu halten.

Die Keratose-Diagnose und Weihrauch

„Was habe ich denn da am Rücken zwischen den Schulterblättern?" fragte Kathi ihren Mann. „Es fühlt sich wie eine Beule an." „Zeig mal her", sagte der und beschrieb, was er sah: „Es sieht aus, als hättest du einen Pickel ausgedrückt. Schaut nicht schön aus." Nachdem diese Hautunebenheit nach einer Woche immer noch nicht verschwunden war und sogar größer wurde – sie hatte bereits die Größe einer Zwei-Euro-Münze – rief Kathi die Arztpraxis an, um einen Termin auszumachen. Nach eingehender Untersuchung stellte der Dermatologe fest: „Es sieht nach Hautkrebs aus. Das müssen wir entfernen." Er setzte einen Operationstermin in zwei Wochen an.

„Gott sei Dank", sagte Kathi erleichtert. „Da können wir vor dem Termin noch unseren Urlaub machen", und packte die Koffer. Doch kaum waren sie im Urlaubsziel angekommen, machte sich diese Beule am Rücken unangenehm bemerkbar. „Komm, kratz mir den Rücken, es juckt so", bat Kathi ihren Mann. Er wusste, wie er ihr helfen konnte. Kratzen war definitiv nicht die richtige Wahl. So holte er sein Weihrauchöl aus dem Necessaire hervor, das Universalöl, das er immer dabei hatte, und begann die Haut an dieser Stelle behutsam damit einzureiben. „Mmmm, das tut gut", lachte Kathi. Das Jucken hörte auf, und Kathis Mann wiederholte diese Einreibung vorbeugend morgens und abends.

Als der Operationstermin immer näher rückte, wurde Kathi immer bedrückter. „Ist es wirklich Hautkrebs?", rätselte sie besorgt. Aber ihr Mann versicherte ihr, dass die Stelle zwischen ihren Schulterblättern schon viel besser aussähe. Als sie vor dem Operationstermin noch eine letzte Untersuchung hatte, sah sie den Arzt verunsichert an. Sie war auf das Schlimmste gefasst. Der sagte unerwartet: „Das sieht ja schon ganz gut aus. Da brauchen wir gar keine Operation." Kathi war erst fassungslos, dann atmete sie erleichtert auf. Der Arzt erklärte: „Die Eruption ist um zwei Drittel zurückgegangen. Wir machen eine kleine Biopsie, um zu sehen, mit welcher Art von Hautproblem wir es zu tun haben."

Ein paar Tage später erklärte der Doktor Kathi die Ergebnisse der Biopsie. Er sagte: „Sie haben eine seltene Keratose, die sehr schwer zu erkennen ist. Es bestehen aber keinerlei Anzeichen für Hautkrebs." Sie dachte, der Doktor würde ihr nun sicherlich die übliche Cortison-Salbe verschreiben, aber der sagte nur: „Machen Sie so weiter wie bisher. Was immer Sie tun, hilft!" Kathi und ihr Mann waren erleichtert. Die kleine Wunde von der Biopsie heilte in wenigen Tagen mit Hilfe von Weihrauch- und Lavendelöl rasch und vollständig.

TIPP: Weihrauch wird als das „pflanzliche Cortison" bezeichnet. Die Wissenschaft hat festgestellt, dass Weihrauchöl cortisonähnliche Wirkung aufweist und bei entzündlichen Erkrankungen eingesetzt werden kann, seien es Ekzeme, Rheuma, entzündliche Darmerkrankungen, Nervenentzündung oder Entzündungen im Gehirn. Das nächste Mal, wenn du eine Hautunebenheit hast, probiere Weihrauchöl. Folge den Anweisungen deines Therapeuten. Oft genügt ein Tropfen, auf die Stelle gerieben. Wiederhole die Anwendung zwei bis drei Mal am Tag.

Eine traumatische Erfahrung mit Nesselausschlag

„Wie siehst denn du aus", rief die Mutter entsetzt aus und sah ihren 14-jährigen Sohn mit weit aufgerissenen Augen an. Sein Kopf und, wie sich herausstellte, 90% seines Körpers waren mit roten Bläschen übersät. „Komm, wir fahren sofort in die Notaufnahme", rief die Frau und packte ihren Sohn ins Auto.

„Was hat mein Sohn?", fragte die Mutter besorgt den diensthabenden Arzt, der gerade dabei war, dem Burschen eine Spritze zu verabreichen. „Nesselsucht, möglicherweise auf Grund einer Nahrungsmittelallergie", antwortete dieser und wies die Frau an, baldmöglichst den Hausarzt aufzusuchen, der die passenden Medikamente verschreiben würde.

Am nächsten Morgen in der Hausarztpraxis schrieb der Doktor auf den Rezeptblock: „Prednison, Benadryl", und er erklärte: „Geben sie ihm 25 mg Benadryl oral alle drei Stunden rund um die Uhr gegen den Ausschlag und den Juckreiz." Die Mutter befolgte die Anweisungen des Arztes, verabreichte die Medizin pünktlich und bemerkte, dass der Ausschlag zwar etwas abnahm, aber nicht vollständig verschwand. Doch das Besorgnis erregende war, dass der Junge sichtlich unter dem Einfluss der starken Medikamente stand. Er war völlig apathisch, was seine Mutter sehr beunruhigte.

„Was könnten wir noch tun?", grübelte sie und blätterte in ihren Gesundheitsbüchern. Da erinnerte sie sich an das Weihrauchöl, das sie im Badezimmerschrank verwahrte und schon längere Zeit nicht mehr verwendet hatte. Jetzt entsann sie sich, irgendwo gelesen zu haben, dass Weihrauch bei Hautproblemen helfen würde. Sie gab 5 Tropfen Weihrauchöl auf einen Teelöffel und sagte zu ihrem Sohn: „Nimm das und halte es unter der Zunge, solange du kannst, bevor du es dann schluckst." Sie reichte ihm dann alle fünfzehn Minuten diese Weihrauchtropfen.

Als die Mutter wieder nachsah, traute sie ihren Augen kaum. Der Nesselausschlag war verschwunden! Die Rötung war abgeklungen, und die Haut juckte nicht mehr. Sie war über die Wirkung ihres Weihrauchöls begeistert! Aber nach etwa drei Stunden kam der Ausschlag zurück. So wiederholten sie diese Weihrauch-Einnahme jedes Mal, wenn der Ausschlag zurückkehrte. Sie beobachteten, dass die Heftigkeit des Ausschlags langsam abnahm und immer mehr Zeit zwischen den Schüben verstrich. Dann setzte die Mutter alle verschreibungspflichtigen Medikamente ab, da sie sah, dass das Weihrauchöl viel besser funktionierte. Am fünften Tag hatte der Junge nur einen einzigen Anfall von leichter Hautrötung – und seitdem keinen mehr.

Der Grund für diese mysteriöse Nesselsucht wurde nie gefunden. Der Sohn hatte in der Vergangenheit noch nie einen Ausschlag oder Allergien gehabt. Durch dieses Erlebnis verpasste der Junge nur drei Schultage, denn er erholte sich rasch. Er gestand, dass er zwar anfangs den Geschmack von Weihrauch nicht wirklich mochte, aber am Ende sagte er schmunzelnd: „Es schmeckt doch irgendwie gut“, und nahm sein Weihrauchöl ganz unaufgefordert.

TIPP: Man nimmt einen Tropfen Weihrauchöl unter die Zunge und lässt es einige Zeit „wirken“, bevor man es schluckt. Die Mundschleimhäute nehmen das Weihrauchöl mit seinen entzündungshemmenden Eigenschaften direkt in den Körper auf. Entzündungen sollen die Ursachen aller Krankheiten sein.

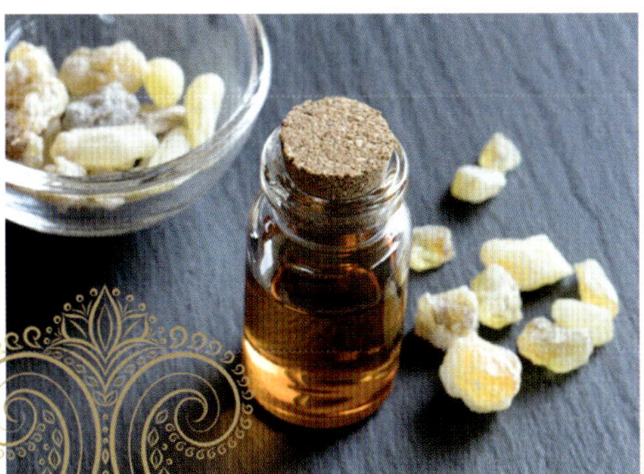

Bauchspeicheldrüsenkrebs und Weihrauch

Lukas beugte sich besorgt über seinen Großvater, der mit schmerzverzerrtem Gesicht und schwer atmend zusammengekrümmt in seinem Lehnstuhl kauerte und seine geballten Fäuste krampfhaft gegen die Magengrube presste. Der alte Mann, der gerade seinen fünfundachtzigsten Geburtstag gefeiert hatte, litt seit fünf Jahren an einem Insulinom, einem gutmütigen Tumor der Bauchspeicheldrüse. „Die vermehrte Insulinproduktion“, hatte der Arzt erklärt, „verursacht häufige Unterzuckerung, die sich einerseits in Heißhungerattacken, andererseits in Appetitlosigkeit, in Bewusstseinsstörungen, Schwindelanfällen und Krämpfen bemerkbar macht.“ Er hatte hinzugefügt: „Aufgrund Ihres fortgeschrittenen Alters können wir leider nicht operieren.“

Lukas, der Enkel, war Medizinstudent, der von den zunehmenden Schmerzen seines Großvaters erfahren hatte und zu den Semesterferien heimkam, um ihn zu unterstützen. Er hatte in seinem Gepäck ein Weihrauchöl, das er jetzt in der Hand hielt und beruhigend auf den alten Mann einsprach. „Komm, nimm einen tiefen Atemzug“, sagte er und hielt ihm das Fläschchen unter die Nase. Der Großvater roch daran, erst flüchtig, dann geradezu begierig. Es tat ihm sichtlich wohl, diesen weichen Duft einzuatmen. Er holte ihn aus seiner Benommenheit heraus und machte ihn hellwach.

„Ich werde dich jetzt mit diesem Öl einreiben", sagte der junge Mann und knöpfte das Hemd auf. Er tropfte drei Tropfen Weihrauchöl in seine Hand und rieb den Großvater auf der Stelle der Bauchspeicheldrüse damit ein. In den folgenden Tagen ließ er ihn das Öl wiederholt aus den hohlen Handflächen einatmen und rieb ihn immer wieder mit dem Weihrauchöl ein. Diese Behandlung zeigte Erfolg, denn der Großvater war bereits nach drei Tagen von seiner Verstopfung befreit, ein Zustand, der den alten Herrn sehr belastete und ihm die Lust am Essen raubte. Der Großvater bekam sogar Hunger, und am fünften Tag hatte er wieder seinen gewohnten Appetit zurückgewonnen. „Das hätte ich diesem Öl nicht zugetraut", musste er sich wohl gedacht haben, „dass es auch meine Verdauung in Schwung bringt." Er wurde zusehends besser gelaunt.

Lukas bemerkte zufrieden, dass sich der Zustand seit der ersten Einreibung mit Weihrauch dramatisch verbessert hatte. Der alte Mann konnte wieder alleine aufstehen und duschen, und eines Tages ging er sogar ganz alleine zum Friseur um die Ecke, um sich schön machen zu lassen! Hoffnung und Kraft waren wieder in sein Leben zurückgekehrt, dank eines duftenden Weihrauchöls!

TIPP: Menschen haben eine unterschiedliche Empfindungstoleranz zu ätherischen Ölen. Es gibt diejenigen, die mit Ausschlag reagieren können, das sind meist diejenigen, die durch Umweltgifte belastet sind. Dann gibt es solche, die selbst „heiße" Öle wie Oregano oder Zimt ohne Hautreaktionen vertragen. Wenn du nicht weißt, wie du auf ätherische Öle reagierst, teste das Öl immer zuerst in der Armbeuge aus, bevor du es großflächig aufträgst. Sollte die Haut rot werden, „lösche" sogleich mit einem reinen Pflanzenöl, zum Beispiel dem Speiseöl aus der Küche. Für empfindliche Personen werden ätherische Öle immer großzügig mit reinem Pflanzenöl verdünnt.

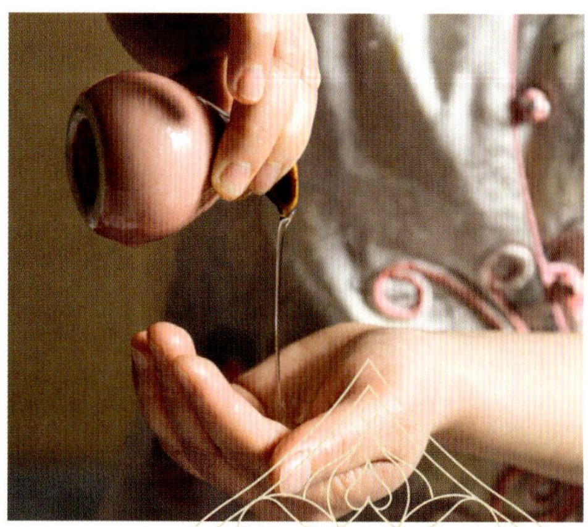

Wie ich meine Schilddrüsen-Medikamente mit Weihrauch reduzierte

Ich hatte meine Schulfreundin Clara schon eine geraume Zeit lang nicht mehr gesehen. Unsere Wege hatten sich verlaufen. Ich war ins Ausland gezogen, und sie übersiedelte in eine fremde Stadt. So hörten wir lange Zeit nichts voneinander. Umso mehr freuten wir uns daher auf unser Rendezvous am Mittwochnachmittag im nahen Kaffeehaus. Im Laufe des angeregten Gespräches erzählte sie mir: „Ich hab's mit der Schilddrüse. Ich bin immer so müde, und meine Schilddrüsenwerte sind zu niedrig." Ich horchte auf. „Zu niedrig?", schaute ich sie neugierig an. „Und wie geht es dir jetzt damit?", fragte ich.

Sie strahlte: „Seit ich bei diesem neuen Arzt bin, der auch ein Naturheiltherapeut ist, habe ich tolle Fortschritte gemacht." Sie strich kokett über ihre Hüften und flüsterte geheimnisvoll: „Ich habe bereits zehn Kilo abgenommen. Das ist viel für mich, denn früher war es unmöglich, auch nur ein Gramm abzunehmen." Ich nickte anerkennend und bemerkte, dass Clara sehr stolz auf ihre Konturen war. „Der neue Arzt verschrieb mir natürliche Schilddrüsenmedikamente und setzte die synthetischen ab. Aber eigentlich habe ich nie großartige Ergebnisse von beiden gesehen. Meine Haut fühlte sich immer noch kalt an, und ich konnte nicht abnehmen, egal, was ich tat."

Sie lachte, als sie fortfuhr: „Eigentlich hatte ich immer vergessen, meine Schilddrüsenmedikamente einzunehmen, die ich nachmittags auf leeren Magen nehmen sollte. So habe ich mir einfach einen Alarm auf meinem Handy für vier Uhr eingerichtet." Sie zog ein Fläschchen und ein Pillendöschen aus ihrer Tasche und stellte es vor sich hin. Es war fast vier Uhr. Weil sie sah, dass ich das Fläschchen aufmerksam musterte, erzählte sie weiter: „Mein Doktor hatte mir auch erzählt, dass hochwertiges Weihrauchöl bei der Regulierung der Schilddrüsenfunktionen helfen würde." Sie öffnete das Fläschchen und hielt es mir zum Riechen hin. Ich sah mir das Fläschchen genauer an. Es hatte keinen Tropfer, sondern einen Roll-On Aufsatz. „Dieser Roll-On ist sehr praktisch und bequem", erklärte Clara. „Ich kann das Öl nun überall, wo ich gerade bin, ganz leicht auf den Hals auftragen." Ich nickte und schnupperte am Fläschchen. Dieser wohlbekannte Weihrauchduft zauberte ein Lächeln auf meine Lippen.

„Ich habe mir in der Apotheke ein dunkles Glasfläschchen mit Roll-On Aufsatz besorgt, es mit Kokosöl angefüllt und zehn Tropfen Weihrauchöl hineingetropft. Ein bisschen schütteln – und fertig ist mein Weihrauchöl-Roll-On!" Ein feiner Klingelton drang aus ihrer Handtasche an unsere Ohren. Sie nahm das Weihrauchöl-Fläschchen und trug das Öl auf den Hals, direkt auf den Schilddrüsenbereich, auf. Dann nahm sie aus ihrer Pillendose eine halbe Tablette und schluckte sie mit Orangensaft.

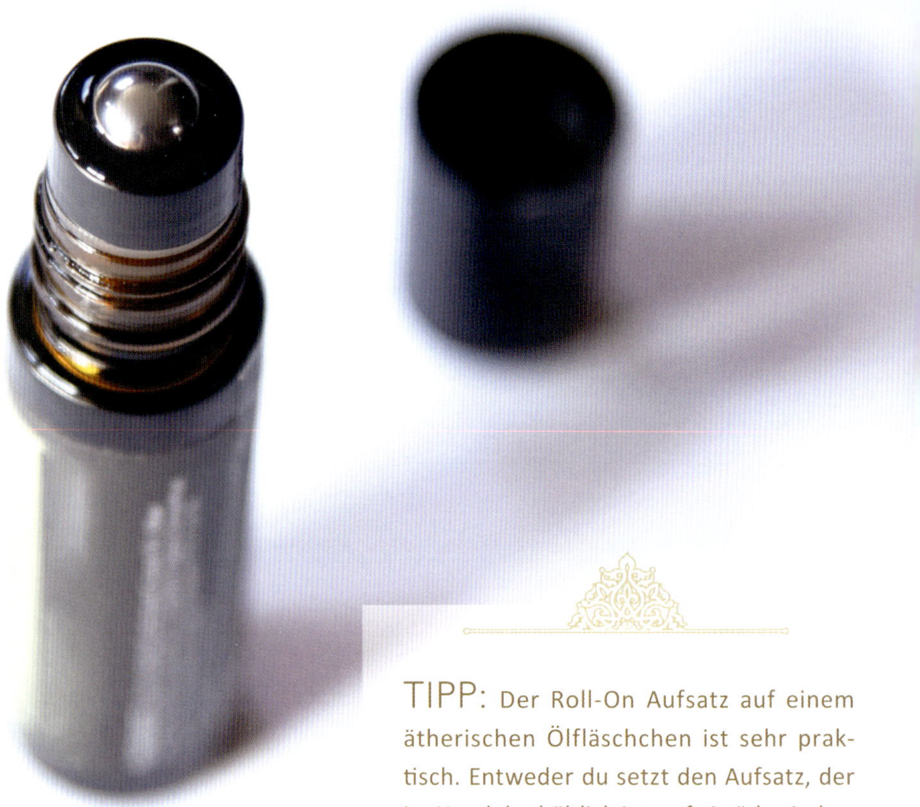

„Stell dir vor", sagte sie voll Freude. „Nachdem ich das Weihrauchöl ungefähr sechs Monate lang verwendet hatte, kam wieder die Zeit für meine Blutuntersuchung, die ich jedes Jahr zu Jahresbeginn machen lasse, und das Ergebnis war: Meine Schilddrüsenwerte waren endlich höher! Ich fühlte mich auch nicht mehr so schlapp." Und sie erzählte zufrieden: „Mein Doktor sagte: Toll, machen Sie weiter! Wir können Ihre morgendliche Medikamentendosis reduzieren. Und", fuhr sie begeistert fort, „seitdem ich das Weihrauchöl verwende, habe ich stetig kleine Mengen an Gewicht verloren und nicht wieder zugenommen. Mein Ziel ist es ja, meine Schilddrüsenmedikamente so weit wie möglich zu reduzieren und sie mit Weihrauchöl zu ergänzen. Ich arbeite mit meinem Arzt zusammen, um das zu erreichen."

TIPP: Der Roll-On Aufsatz auf einem ätherischen Ölfläschchen ist sehr praktisch. Entweder du setzt den Aufsatz, der im Handel erhältlich ist, auf ein ätherisches Ölfläschchen, zum Beispiel Weihrauch, direkt auf. So kannst du das Öl pur auftragen. Oder du machst dir, so wie Clara, deine eigene, gut verträgliche Ölmischung. Öffne den Schraubverschluss eines Ölfläschchens aus dunklem Glas, nimm den Tropf-Einsatz heraus, tropfe 10 Tropfen ätherisches Öl ins Fläschchen und fülle es mit Kokosöl oder einem anderen reinen Pflanzenöl auf. Setze nun den Roll-On Aufsatz leicht auf die Flaschenöffnung und schraube die Verschlusskappe zu, bis du ein Klicken hörst und der Roll-On Aufsatz fest in der Flaschenöffnung sitzt. Bedenke, dass du diesen Roll-On Aufsatz nicht mehr entfernen kannst, denn er sitzt wirklich fest. Vor dem ersten Gebrauch vergewissere dich, das der Roll-On Aufsatz auch fest im Fläschchen verankert ist, um ein Verschütten zu vermeiden.

Stadium 4 – Kehlkopfkrebs mit Lungenmetastasen

Auf einer Konferenz für Heilberufe erzählte eine Dame: „Ich habe einen lieben Freund. Er ist Mittfünfziger und hat ein Larynxkarzinom im 4. Stadium mit bilateralen Lungenmetastasen. Zwei verschiedene Chemotherapien haben versagt, und er befindet sich jetzt auf einem dritten Protokoll. Sein letzter PET-Scan im Mai zeigte vermehrte und größere Läsionen in beiden Lungen und wesentlich gesteigerte zelluläre Aktivität innerhalb jeder krebsartigen Läsion.

Mein Freund ist ein Kämpfer und meinte, wenn er die dritte Chemotherapie, die bereits geplant war, nicht probieren würde, überließe er dem Krebs die Oberhand. So entschied er sich für die dritte Runde, trotz der möglichen Nebenwirkungen und der geringen Chancen auf Heilung; denn der Arzt hatte gesagt: „Mit diesem Medikament haben Sie eine weniger als zehnprozentige Chance, den Krebs zu besiegen. Die wahrscheinlichen Nebenwirkungen von der Chemotherapie wären Organschäden, und die Lebensqualität für die verbleibende Zeit wäre stark beeinträchtigt."

Zu der Zeit erfuhr ich durch einen Kollegen von den wunderbaren Eigenschaften des Weihrauchöls und studierte die neuesten wissenschaftlichen Studien auf dem Gebiet der Krebsforschung. Während wir auf den nächsten PET-Scan warteten, der in zehn Tagen angesetzt war, begannen wir damit, ihm viermal am Tag Gelatinekapseln mit je fünf Tropfen des Heiligen Weihrauchs (*Boswellia sacra*) zu geben. Wir warteten gespannt auf die Ergebnisse des Scans, um zu sehen, ob sich durch die Weihrauch-Einnahme etwas verändert hätte.

Dann kam der Tag der Wahrheit. Der Arzt betrat den Chemotherapie-Raum und ging zu seinem Lounge Sessel, setzte sich und schaute uns vielsagend an. Dann blickte er dem Patienten geradewegs in die Augen und begann: „Ich habe gute Neuigkeiten! Sie müssen einer der 9% Menschen sein, für die dieses Medikament wirkt. Der PET-Scan hat gezeigt, dass Ihr Tumor auf die Chemotherapie angesprochen hat. Sie haben weniger Aktivität in jeder Läsion, und eine der ursprünglichen Läsionen auf der linken Seite des Halses ist im Scan überhaupt nicht sichtbar. Alle Läsionen haben einen kleineren Durchmesser." Wir hielten den Atem an, konnten die gute Nachricht fast nicht glauben und schauten uns triumphierend an. „Wir hatten mit unserem Weihrauchöl doch nur zehn Tage Zeit gehabt, aber es hat gewirkt!", blitzten unsere Augen voll Begeisterung.

Der Arzt sagte weiter: „Sie müssen für den Rest Ihres Lebens Chemotherapie haben." Diese Worte gingen in unserem Freudentaumel unter. Wir waren davon überzeugt, dass nicht die Chemo, sondern das Weihrauchöl die guten Erfolge erbracht hatte."

Die Dame sagte den erstaunten Konferenzteilnehmern: „Wir werden mit dem Heiligen

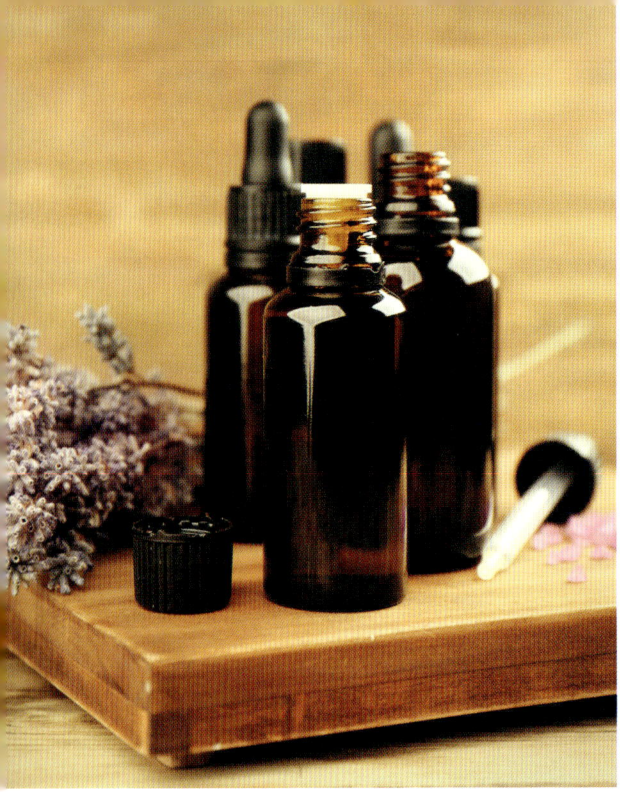

Weihrauch fortfahren und hoffen, dass er in Zukunft alle Läsionen heilen wird." „Und die Chemo?", musste sich wohl der ein oder andere Zuhörer gedacht haben. „Die Chemo brauchen wir dann nicht!"

TIPP: Es gibt ätherische Öle, die Patienten während der Chemotherapie unterstützen und vor Strahlenschäden schützen. Sie lindern offensichtliche Nebenwirkungen wie Übelkeit und Brechreiz (**Pfefferminze, Ingwer**) und unterstützen den Patienten psychisch (**Lavendel, Weihrauch**). Während der Strahlen- oder Chemotherapie werden keine ätherischen Öle verwendet, denn das wäre wie ein Kampf zwischen Feuer und Wasser. Am Ende hätte keines der beiden Elemente gesiegt. Zur Nachversorgung und zur Pflege der Haut sind Öle von **Weihrauch, Myrrhe, Lavendel** oder **Immortelle** aber beliebt.

Die gebrochene Zehe

Georg besuchte einen Duftmedizin-Vortrag. Der Vortragende sprühte vor Begeisterung, und der Funke sprang auf die Zuhörerschaft über. „**Weihrauch und Balsamtanne** gemeinsam aufgetragen ergeben einen unglaublichen synergetischen Effekt bei Knochenheilung!", sagte er. Georg war begeistert. Das musste er ausprobieren, dachte er auf dem Heimweg. Er konnte es kaum erwarten, sein Weihrauch- und Balsamtannenöl gemeinsam aufzutragen! „Dazu braucht man ja nicht gleich einen Knochenbruch, um diese Ölmischung auszuprobieren", war er sich sicher.

Leider wurde die Gelegenheit, sein neu erworbenes Wissen in der Praxis anzuwenden, allzu schnell wahr. Sein Schwiegersohn war in der Bar gestürzt und hatte sich die kleine Zehe gebrochen. Sie lief sofort dunkelblau an und schwoll so stark an, dass er seinen Schuh nicht anziehen konnte. Er lag mit Schmerzen auf dem Sofa, unfähig zu gehen, und war sogar bereit, ins Krankenhaus zu fahren.

Georg lief in den Laden und kaufte diese Zehenschläuche (eine schlauchartige Bandage, die man zuschneiden und über die Zehe ziehen kann). Daheim schnitt er die Bandage zu, drehte sie um und gab **Lavendel** zur Beruhigung der Haut und **Weihrauch** und **Balsamtanne** für die Knochenheilung darauf. Dann wendete er sie wieder und zog sie über die Zehen. Danach umwickelte er den Fuß mit Klebeband, um den Verband auf den

Zehen festzuhalten. Georgs Tochter, die Frau des Patienten, wiederholte diese Prozedur die nächsten zwei Nächte, bevor ihr Mann schlafen ging.

Am dritten Tag klingelte das Telefon, und Georgs Tochter erzählte aufgeregt: „Er hat keinen Bluterguss mehr. Die Schmerzen sind verschwunden, und er kann sogar die Zehen bewegen und den Fuß beugen. Nun kommt er wieder in seine Turnschuhe hinein!"

TIPP: Wenn du dir die Zehe brichst, gehe bitte ins Spital und lasse dich behandeln, zusätzlich zu deinem Weihrauch- und Balsamtannenöl. Der Typ in der Geschichte war ein Holzfäller, und wer diesen harten und kerngesunden Menschenschlag kennt, der weiß, dass so ein Mann nicht zum Doktor geht, außer er befindet sich in unmittelbarer Lebensgefahr.

Solltest du einen Gips tragen, suche dir die nächste freie Hautstelle und trage das Weihrauch- und Balsamtannenöl dort auf. Ätherische Öle haben die Eigenschaft, unmittelbar zu der Stelle im Körper zu gelangen, die Hilfe benötigt. Du kannst auch die Fußreflex- und Handreflexzonen mit den ätherischen Ölen aktivieren.

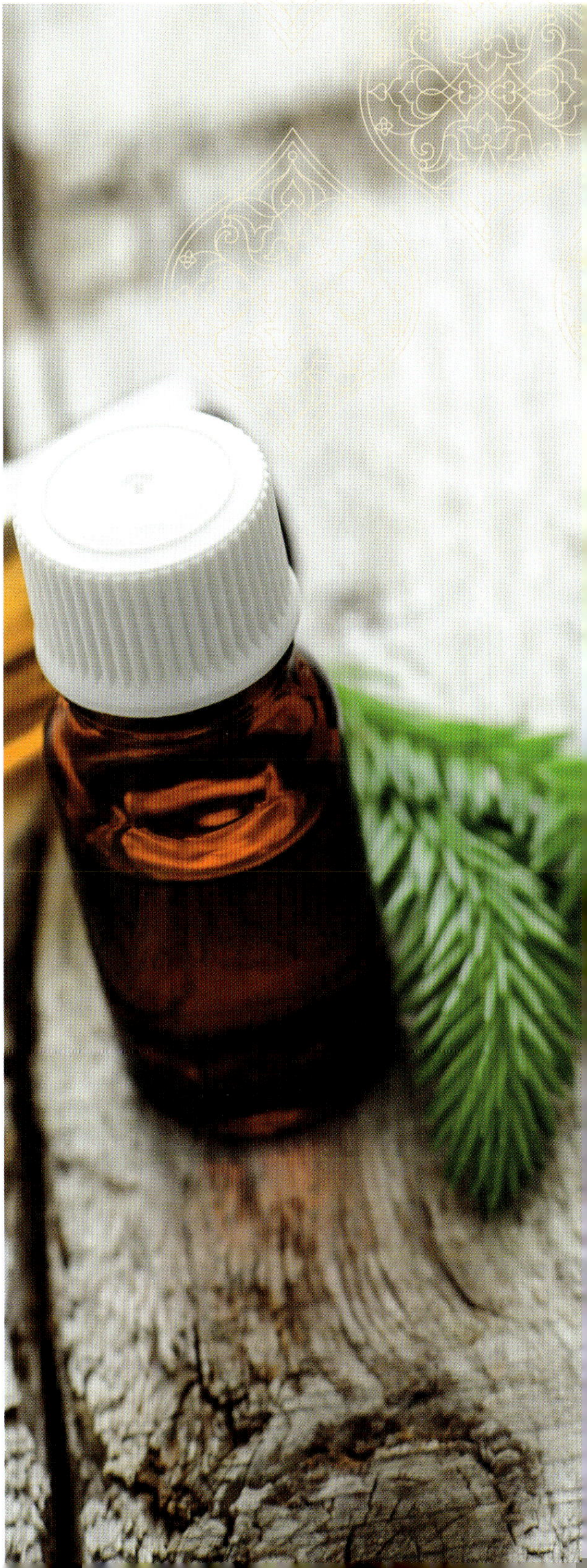

Anämie – Weihrauch hilft

Eine Heilpraktikerin hatte ihre Freundin Ella für eine Konsultation eingeschoben, denn Ella brauchte einen raschen Termin. Sie klagte über Schwächeanfälle, und damit war nicht zu spaßen. „Ich fühle mich schon eineinhalb Wochen lang so schwach und benommen. Was kann das sein?", klagte sie der Therapeutin ihr Leid und schaute sie fragend an. „Es hört sich nach einem niedrigen Hämoglobinwert an", sagte diese. „Anämie?", fragte Ella und nickte: „Das macht Sinn. Ich verliere während meines monatlichen Zyklus nämlich immer sehr viel Blut."

Die Heilpraktikerin schrieb ein Eisenpräparat auf, das Ella aus der Apotheke besorgen sollte, und riet: „Gib zwei Tropfen Zitronen- oder Weihrauchöl morgens und während des Tages in Wasser oder in Tee und trinke reichlich davon." Sie empfahl ihr auch einen befreundeten Laborarzt, der einen Bluttest machen und die Ursache der Anämie abklären würde.

Es dauerte gar nicht lange, da berichtete Ella ihrer Freundin: „Ich fühle mich hundert Mal besser! Danke für den Tipp mit den ätherischen Ölen! Ja, ich werde den Arzt, den du mir empfohlen hast, nächste Woche aufsuchen, dazu hatte ich noch keine Zeit. Aber ich funktioniere wieder voll und habe nicht mehr das Gefühl, jedes Mal, wenn ich mich bewege, zu fallen oder ohnmächtig zu werden."

TIPP: Ätherische Öle sind starke Helfer! Trinke zur Entgiftung von morgens bis um 14:00 Uhr Zitronenwasser (das ist Wasser mit einem Tropfen Zitronenöl) und ab 14:00 Uhr Wasser mit Pfefferminzöl. Das **Zitronenöl** entgiftet, das **Pfefferminzöl** leitet die Gifte aus dem Körper aus; und wechsle ab mit **Weihrauchöl**.

Dank Weihrauch kein chirurgischer Eingriff mehr nötig

Besorgt blickte Sabine in den Badezimmerspiegel. Eine große Hauteruption hatte sich in den letzten Wochen und Monaten an der Außenseite des Nasenflügels gebildet. Es sah wie eine harte Blase oder ein dickes Knötchen aus, dabei hatte anfangs alles ganz harmlos begonnen. Sie dachte, es wäre ein Pickel gewesen und drückte und rieb daran, bis es blutete, was die Stelle aber noch schlimmer machte. „Das ist weder ein Pickel noch ein lästiger Insektenstich. Es muss etwas anderes sein", dachte sie und ging zum Arzt. Der Chirurg sagte genau das, wovor sich Sabine fürchtete: „Da müssen wir operieren." Er fügte hinzu: „Der nächste freie Operationstermin ist am 28. Das ist genau in einem Monat. Ich erwarte sie pünktlich um 8:00 Uhr in der Aufnahme." Dann drückte er ihr fest die Hand und lächelte aufmunternd. „Das ist ein Routineeingriff, das machen wir schon", sagte er begütigend, als sie das Arztzimmer verließ. Der Befund lautete: „Präkanzeröse Läsion".

Nun stand Sabine unter dem grellen Badezimmerlicht und hatte Angst. „Präkanzeröse Läsion", pochte es in ihrem Kopf. Sie dachte an die Schmerzen nach der Operation, und dass ihr halbes Gesicht unter einem weißen Verband versteckt sein würde. „Wie werde ich denn aussehen?", quälten sie ihre Gedanken, als sie sich vorstellte, wie unter einem dicken Verband nur die Augen und der Mund frei sein würden. „Ich werde womöglich gar nicht richtig atmen können", stellte sie sich das Schlimmste vor und fragte sich: „Wie lange wird es dauern, bis ich wieder ganz normal zur Arbeit gehen kann?"

Während sie all den trüben und dunklen Gedanken der Angst nachhing, kam ihr wie aus heiterem Himmel eine Blitzidee. Sie hatte doch schon vor Tagen von ihrer Nachbarin, einer jungen Ärztin, ein Fläschchen mit einem ätherischen Öl bekommen mit den Worten: „Versuchen Sie es doch morgens und abends mit einem Tropfen von diesem Fläschchen." Dabei hatte sie ihr ein kleines rotes Ölfläschchen in die Hand gedrückt und ihr ermutigend zugenickt. Sabine hatte es achtlos in den Badezimmerschrank gestellt und vergessen. „Morgens und abends", dachte sie nun, als sie nach dem Fläschchen suchte. Diese junge Ärztin hatte eine solche Entschiedenheit in ihrer Stimme gehabt, als sei es das Selbstverständlichste in der Welt, dass dieses Ölfläschchen ihr Hautproblem lösen könnte. Sie schüttelte ungläubig den Kopf, als sie das Fläschchen in ihrer Hand ansah und auf dem Etikett las: „Heiliger Weihrauch."

Entschlossen öffnete sie es und führte das Fläschchen unwillkürlich zur Nase. Da entströmte ein wunderbar zarter, süßer Weihrauchduft, der aufstieg und ihre Sinne betörte. „Das riecht ja gut!", lächelte sie beglückt und nahm einen Tropfen auf ihren Finger. Sie trug das Öl vorsichtig auf die Hautstelle auf und fasste plötzlich Mut. „Ich habe ja noch ein Monat Zeit!", sagte sie sich. „Vielleicht hilft das Öl ja wirklich."

Von nun an trug Sabine das Weihrauchöl vorsichtig auf ihre Nase auf. Sie vermied jegliches Reiben, denn das hätte die große Hauteruption zum Bluten gebracht. Dann gab sie zusätzlich einen Tropfen von dem Öl auf einen Wattebausch und legte diesen über Nacht auf ihre Wunde.

Ihr erster Blick am Morgen galt immer ihrer Nase. Sie beobachtete diese Hautstelle genau und war zufrieden mit dem Ergebnis. Die Haut an der Stelle schien langsam einzutrocknen. Jedenfalls war sie nicht mehr so empfindlich, wenn man einmal unvorsichtig daran kam. Eines Tages – sie konnte es kaum glauben – fiel die Kruste, die sich gebildet hatte, einfach ab – und das bereits nach nur einer Woche! Immer nur ein kleines Stück auf einmal löste sich und fiel ab, doch in einem Monat war die Hautläsion bereits über die Hälfte geschrumpft. Sabine war mehr als begeistert. „Ich möchte meinen OP-Termin absagen", rief sie in der Klinik an und dachte: „Das Öl wirkt. Ich gebe ihm noch ein bisschen Zeit." Nach etwa zwei Monaten war die Kruste ganz abgefallen.

„Keine OP, keine Schmerzen, kein Arbeitsausfall!", dachte sie dankbar, als sie vom Einkaufen heimkam. Da traf sie im Stiegenhaus ihre Nachbarin, die Frau Doktor. „Ah, die Nase ist ja schon wieder fast gut", lachte diese und schien das ganz normal zu finden. Sabine erzählte ihr, was in der Zwischenzeit geschehen war und wie sie ihren Rat befolgt und das Heilige Weihrauchöl jeden Tag vertrauensvoll aufgetragen hatte. „Man konnte gleichsam zusehen, wie dieser dicke Knopf auf meiner Nase immer kleiner wurde! Das Mittel ist phantastisch!", strahlte sie.
„Tragen Sie noch eine Zeit lang das **Weihrauchöl** zusammen mit **Lavendelöl** auf die Stelle auf", riet die Ärztin. „Das wird Ihnen helfen, die Haut ohne Narbenbildung auszuheilen." Dann schrieb sie Sabine eine Adresse auf, wo sie das Lavendelöl kaufen könnte. Diesmal wartete Sabine nicht so lange. Sie besorgte sich das Lavendelöl sofort und trug es zusammen mit dem Weihrauchöl noch ein paar Tage lang auf, bis man keinen Unterschied mehr auf der Haut erkennen konnte. Jetzt wusste sie ja bereits, dass auf die Öle Verlass war.

TIPP: Wissenschaftliche Studien belegen die Wirksamkeit von Weihrauchöl bei jeder Art von Hautproblemen. Im Abschnitt *Weihrauch und die Medizinische Forschung* in diesem Buch findest du Antworten dazu.

Alle jungen Mütter wollen mein Rezept für das Zahnen

„Was machst denn du mit deiner Kleinen beim Zahnen? Deine Tochter scheint ja gar keine Probleme damit zu haben", fragte Uta ihre Freundin, und sichtlich genervt fügte sie hinzu: „Weißt du, mein Kleiner ist so unleidig, wenn ein neuer Zahn durchbricht. Er raunzt die ganze Zeit. Nichts kann man ihm recht machen. Er isst nichts, dann ist er wieder hungrig und schreit vor Hunger, aber sobald ich ihn füttere, reizt das wieder sein Zahnfleisch, und er schlägt ungeduldig wild um sich und weint. Ich bin am Ende meiner Weisheit."

„Ich habe alle Horrorgeschichten über das Zahnen gehört, als ich Mutter wurde", lachte die Freundin. „Also habe ich meine Recherchen im Voraus gemacht. Als meine Tochter anfing, an ihren Fingern zu nagen und über meine Lieblingsbluse zu sabbern, griff ich nach meinen Ölvorräten." Uta wusste, dass ihre Freundin von ihren ätherischen Ölen schwärmte, aber sie hatte dem nie einen Wert beigemessen. Jetzt aber horchte sie auf. „Da hilft ein Öl dagegen?", fragte sie neugierig.

„Ich nahm ein leeres 5 ml Glasfläschchen, fügte einen Tropfen Weihrauch und fünf Tropfen Nelkenöl hinzu und füllte es mit flüssigem Kokosnussöl in Lebensmittelqualität auf, das ich auch gerne für Salatsoßen verwende. Auf das setzte ich statt dem herkömmlichen Tropfer einen Roll-On-Aufsatz auf. Dann schnappte ich mir eine kleine Zahnbürste, rieb mit meinem Roll-On-Fläschchen ein wenig Öl darauf und gab ihr die Zahnbürste zum Spielen." Uta nickte und dachte bei sich: „Das ist echt nicht schwierig. Das kann ich für meinen Zwerg auch machen. Er nimmt ohnehin alles gleich in den Mund."

„Natürlich stecken kleine Kinder ihre Spielsachen gleich in den Mund, besonders wenn das Zahnfleisch juckt und schmerzt", lachte die Freundin. „Ich beobachtete meine kleine Tochter, wie sie an der Zahnbürste kaute und damit zufrieden war, und dachte mir, sie kaut ihre Zahnschmerzen einfach weg!" „Großartig!", platzte Uta hervor. „Das werde ich auch bei meinem Kleinen ausprobieren!" Sofort schrieb sie sich die Öle auf, die sie besorgen wollte, um damit auch ihrem zahnenden Kind zu helfen.

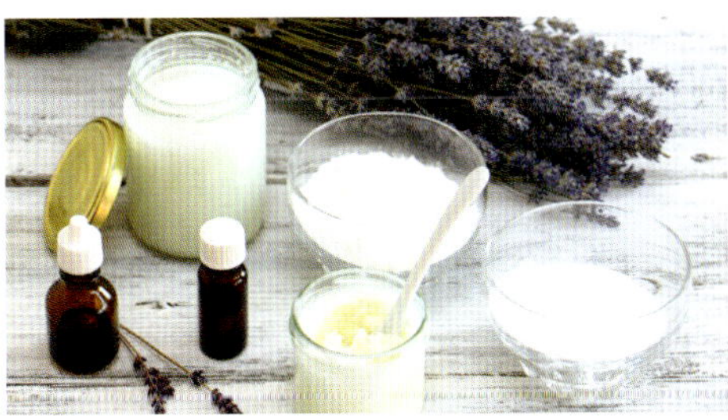

„Ich habe nie wirklich die 'Schrecken' des Zahnens erlebt", berichtete die Freundin. „Jede Mama beneidete mich und erzählte mir, wie viel Glück ich hätte, ein Kind zu haben, das beim Zahnen kein Zetergeschrei machte. Da lächele ich immer nur wissend und gebe sofort mein Spezialrezept für zahnende Kinder weiter."

TIPP: Hier ist nochmals das Rezept für das Zahnen zum schnellen Nachlesen.

Du brauchst:

- 1 Glasfläschchen, 5 ml, dunkles Schutzglas
- 1 Tropfen Weihrauch (*B. carteri* oder *B. sacra*)
- 5 Tropfen Gewürznelke (*Syzygium aromaticum*)
- Lebensmittel-Trägeröl (zum Beispiel Kokosöl oder Olivenöl)
- 1 Roll-On Aufsatz

Anleitung:

- Füge dem Fläschchen die ätherischen Öle hinzu.
- Fülle den Rest mit einem Trägeröl in Lebensmittelqualität auf.
- Bringe den Roll-On-Aufsatz an und schraube die Verschlusskappe fest zu, damit der Aufsatz fest in der Flaschenöffnung sitzt.
- Nun reibe einen Tropfen der Ölmischung mit einer Zahnbürste oder dem Finger auf das Zahnfleisch und die neuen Milchzähne. Glückliches Zahnen!

TIPP: Beaufsichtige dein Kind, wenn du ihm die „duftende" Zahnbürste zum Spielen gibst, damit das ätherische Öl nicht versehentlich in die Augen gerät. Sollte es doch passieren, nimm reines Pflanzenöl (kein Wasser), um das Auge zu waschen.

Verabschiede dich von Angst und Furcht

Helga saß der Therapeutin gegenüber und runzelte die Stirne, als sie ihr zuhörte: „Die Bekämpfung von Angstzuständen geschieht teils geistig, teils körperlich. Das bedeutet, dass wir daran arbeiten müssen, unseren mentalen Zustand und unser körperliches Wohlbefinden zu verbessern." Die Augen der Patientin, die ins Leere zu blicken schienen, verrieten eindeutig, dass Helga nichts von all dem verstand, was die Therapeutin ihr erklären wollte. So begann die Ärztin erneut.

„Ängste entstehen in unserem Gehirn. Wir denken etwas, und dieser Gedanke schürt unsere Angst. Dann beginnen diese Gedanken wie in einem Karussell immer wiederzukehren und sich schneller und schneller zu drehen. So machen wir aus einem kleinen, nichtssagenden Gedanken eine große, gierige Raubkatze. In der Dunstglocke der Angst gefangen, finden wir oft keinen Ausweg mehr." Helga nickte zustimmend, während die Therapeutin fortfuhr: „Wir werden immer unruhiger, und unser Körper rebelliert. Oft klammern wir uns an etwas, um Halt und Sicherheit zu finden, nur um zu erkennen, dass es keine Sicherheit gibt. Das macht uns noch ängstlicher und besorgter. Angst und körperlicher Stress sind ein Kreislauf, aus dem wir ausbrechen müssen." Diese Worte schienen der Patientin einzuleuchten, daher sagte die Ärztin:

„Mit der Kombination aus **Weihrauchöl** und einer Anti-Stress-Mischung aus **Lavendel, Zedernholz, Vanille** und **Limette** oder anderen beruhigenden Ölen können wir auf die angstvollen Gedanken sowie auf den gestressten Körper einwirken", und sie erklärte Helga: „Das Weihrauchöl beruhigt aufgewühlte Gedanken, erdet uns und bringt Sicherheit und neuen Mut in ein von Ängsten zerrüttetes Leben." Sie fügte verheißungsvoll hinzu:" Wie wäre es, wenn wir voll Begeisterung und Abenteuerlust ins Leben hinaus gingen, anstatt uns vor dem Straßenverkehr zu fürchten oder Angst vor dem Fliegen zu haben." Helga seufzte tief. Die Therapeutin kannte ihre Schwächen.

Sie öffnete ein Fläschchen und hielt es der Patientin zum Riechen hin. Helga roch daran, und ein Lächeln huschte über ihr Gesicht. „Weihrauch!", flüsterte sie ehrfurchtsvoll. Die Therapeutin bemerkte, wie sich wie von selbst die Sorgenfalte auf Helgas Stirn glättete und sie interessiert immer wieder am Fläschchen roch. „Das Öl bringt uns in die Gegenwart", erklärte die Ärztin. „In der Gegenwart gibt es keine Sorgen. Ängste und Sorgen liegen immer in der Vergangenheit oder in der Zukunft. Der gegenwärtige Augenblick ist das Geheimnis des Glücklich-Seins."

Sie fuhr fort: „Weihrauch baut auch den körperlichen Stress ab und sorgt so für Ruhe und Wohlbefinden. Tragen Sie zwei bis drei Tropfen Weihrauchöl auf die Handfläche auf, reiben Sie die Hände und tragen Sie es sanft auf Gesicht und Haaransatz auf. Sie können auch das verbleibende Öl hinter die Ohren, in den Nacken und im oberen Rückenbereich auftragen." Die Ärztin zeigte Helga, wie das Öl aufzutragen wäre, und sagte: „Die Ölmischung gegen Stress wird wiederholt, über den Tag verteilt, auf die Innenseite der Handgelenke aufgetragen. Wann immer ein Angstgefühl hochkommt, greifen Sie nach den Ölen." Sie stellte die beiden Ölfläschchen vor Helga auf den Tisch und beobachtete sie. Die nahm die Fläschchen dankbar an sich, sah aber, dass die Ärztin noch ein grünes Fläschchen vor sich stehen hatte, und schaute sie erwartungsvoll an.

„Das ist **Pfefferminzöl**", beantwortete die Therapeutin die unausgesprochene Frage. „Für einen extra kühlenden Frische-Kick nehmen Sie Pfefferminzöl. Sie werden bemerken, dass der starke Mentholgeruch sie aus Ihren ängstlichen Gedankenmustern herausreißen wird, so kräftig und unverhofft, als würde ein Blitz in einen Baum einschlagen. Auf diese Weise wird der Teufelskreis krankmachender Gedanken und Gefühle jäh unterbrochen." Als Helga mit ihren drei Fläschchen die Arztpraxis verließ und auf die belebte Straße hinaustrat, umklammerte sie ihre Glasfläschchen wie eine Trophäe. Sie schienen ihr schon jetzt Kraft und Mut zu geben. Darüber war Helga erstaunt und beglückt.

TIPP: Angst und Furcht sind fehlgesteuerte Gedankenschwingungen. Ätherische Öle können mit ihrer innewohnenden Schwingungsrate die Frequenz trüber, ängstlicher oder zorniger Gedanken anheben und harmonisieren, wie eine Stimmgabel misstönende Klänge auf ihre Schwingungsebene transformiert und ausgleicht. Ätherische Öle mit der höchsten derzeit bekannten Schwingungsrate sind Rose und Blaufichte.

Das Rezept gegen lähmende Angst:

- 2-3 Tropfen **Weihrauchöl** in den Handflächen verreiben und sanft auf Gesicht und Haaransatz auftragen.
- Eine Ölmischung gegen Stress könnte aus **Lavendel, Zedernholz, Vanille** und **Limette** oder anderen beruhigenden Ölen zusammengesetzt sein und wird wiederholt, über den Tag verteilt, auf die Innenseite der Handgelenke aufgetragen.
- 1 Tropfen **Pfefferminzöl** über die zuvor angewandten Öle aufgetragen, verstärkt die Wirkung der anderen Öle. Es hat einen kühlenden Effekt und unterstützt die Gedankenarbeit.

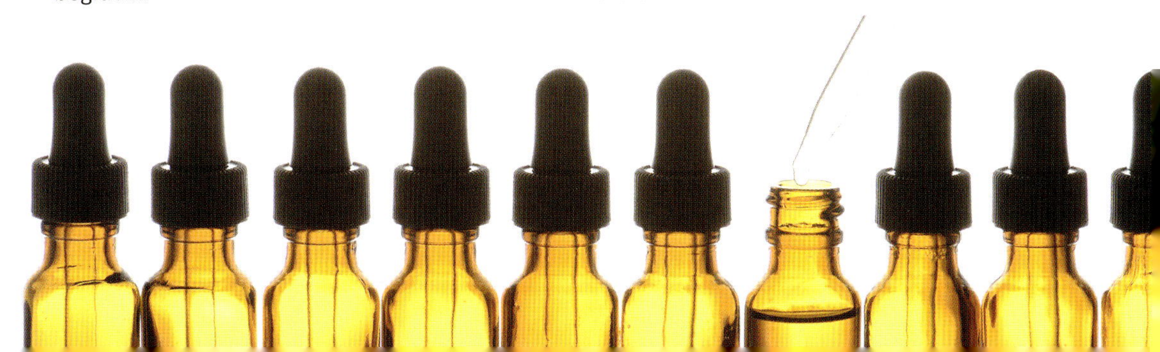

Ekzeme – Wenn die Haut juckt

Eine Mutter kam mit ihrer Tochter zum Dermatologen und klagte: „Lauras Ekzeme bedecken bereits Teile ihres Gesichts, besonders an der Außenseite der Nase. Wie kann ich ihr helfen?" Nach einer gründlichen Untersuchung sagte der Arzt: „In unserem heißen Klima sind Ekzeme keine Seltenheit. Tragen Sie täglich morgens und abends diese Lösung auf die betroffenen Stellen auf und kommen Sie nach zwei Wochen zur Kontrolle." Damit reichte er der Mutter ein braunes Fläschchen mit der handgeschriebenen Aufschrift: „Dermatitis/Ekzem Ölmischung mit Australischer Blauer Zypresse".

Laura war dreizehn Jahre alt. Sie tat alles, um diese geröteten, juckenden Hautstellen, besonders um die Nase herum, zu verdecken. „Was werden meine Freunde denken", war ihre einzige Sorge. Die Nase sah rot und rau aus, und man hätte meinen können, das Kind habe Schnupfen. Daheim angekommen, nahm Laura das Fläschchen und zog sich ins Badezimmer zurück. Insgeheim hoffte sie, dass dieses Mittel des Arztes ihrem Problem Abhilfe schaffen könnte, doch überzeugt war sie davon nicht, einfach deshalb, weil sie schon viele solcher Mittel erfolglos ausprobiert hatte. Einige der Fläschchen und Döschen waren viel größer gewesen als diese kleine braune Glasflasche – und hatten nicht geholfen.

Sie öffnete das Fläschchen und führte es unwillkürlich zur Nase, um zu sehen was darinnen enthalten war. „Man reibt ja schließlich nicht irgendetwas in sein Gesicht", dachte Laura und hatte einen starken Alkoholgeruch erwartet, wie sie es von den anderen Präparaten her gewohnt war, oder wenigstens diesen unverkennbaren medizinisch-chemischen Geruch. Doch sie war angenehm überrascht. Das riecht ja nach ... genau wusste sie nicht, was sie roch, aber es war ein Geruch aus der Natur! „Na, wie geht es Dir?", steckte die Mutter den Kopf zur Tür herein und sah ihre Tochter nicht wie sonst griesgrämig, verzagt oder verärgert vor dem Spiegel stehen. Es schien, als lächelte sie, das Fläschchen in der Hand.

„Was ist denn da drin?", fragte Laura ihre Mutter, die erwiderte: „Auf dem Beipackzettel steht *Boswellia carteri*, das ist Weihrauch, glaube ich, dann *Lavandula angustifolia*, also Lavendel, *Mentha piperita*, das kann nur Pfefferminze sein, *Cedrus atlantica*, wahrscheinlich Zeder, und noch ein paar lateinische Namen, die ich nicht kenne, alles in Olivenöl." „Das ist ja ganz natürlich!", entfuhr es der Tochter, und beide waren ziemlich beeindruckt. „Lass mal riechen", sagte die Mutter und nickte anerkennend: „Ja, ein bisschen minzig und erdend weich wie Weihrauch, und noch andere köstliche holzige Aromen kann man erkennen, wenn man weiß, was da drinnen ist."

Laura nahm einen Tropfen auf den Finger und begann, die geröteten, schuppigen Stellen damit einzutupfen. Das Auftragen des Öls schien angenehm zu sein, und zeitweilig ließ sogar der Juckreiz nach. Als Laura an jenem

Abend zu Bett ging, glänzte ihr Gesicht, denn sie hatte Vertrauen zu der Ölmischung gewonnen und wollte unbedingt einen raschen Erfolg sehen. Daher trug sie das Öl großzügig auf. Natürlich war Lauras erster Blick am nächsten Morgen in den Spiegel. „Wie sieht die Nase heute aus?", betrachtete sie prüfend ihre Haut. Es war eine leichte Rötung zu sehen, aber bei Weitem nicht die knallroten, juckenden Ekzeme wie am Vortag. Verdutzt bemerkte sie, dass sich die Nase sogar beruhigt hatte. Sie juckte nicht mehr ständig; und wenn während des Tages ein Kribbeln und Jucken zu spüren war, dann ließ dieses lästige Gefühl auch bald wieder nach.

Laura gewöhnte sich an ihr tägliches Ritual. Sie brauchte keine Cortison-Cremes mehr, die ihre Haut austrocken würden, denn bei längerem Gebrauch von Cortison kann sich die Haut nicht mehr regenerieren und wird dünn wie Seidenpapier. Stattdessen holte sie zufrieden das unscheinbare Fläschchen hervor, trug ein wenig Öl auf die betroffenen Stellen auf und wartete. Doch sie hatte nicht lange zu warten, bis sich ein sichtbarer Erfolg einstellte. Nach einer Woche waren die rauen roten Stellen fast völlig zurückgegangen. Die Haut schien sich zu regenerieren, als wäre die alte Haut abgefallen und darunter hätte sich neues Gewebe gebildet.

Beim Kontrollbesuch nach zwei Wochen nickte der Hautarzt zufrieden: „Als Vorbeugung verwenden Sie abends noch eine Woche lang diese Ölmischung weiter, dann können Sie die Behandlung absetzen." Laura und ihre Mutter waren höchst zufrieden.

TIPP: Bei Ekzemen wird zuerst nach dem Auslöser der Allergie gesucht. Es könnten gewisse unverträgliche Nahrungsmittel sein, Kosmetik-, Haut- und Haarpflegeprodukte, die allergieauslösende chemische Substanzen enthalten, giftige Haushaltsreiniger, mit denen man täglich in Kontakt kommt, und vieles mehr. Wenn der Auslöser gefunden und vermieden wurde, kann sich die Haut rasch wieder regenerieren.

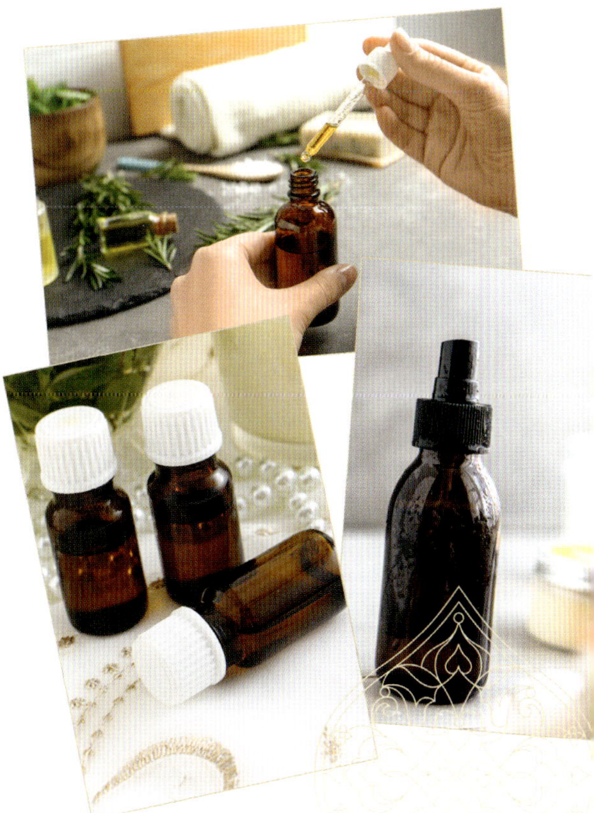

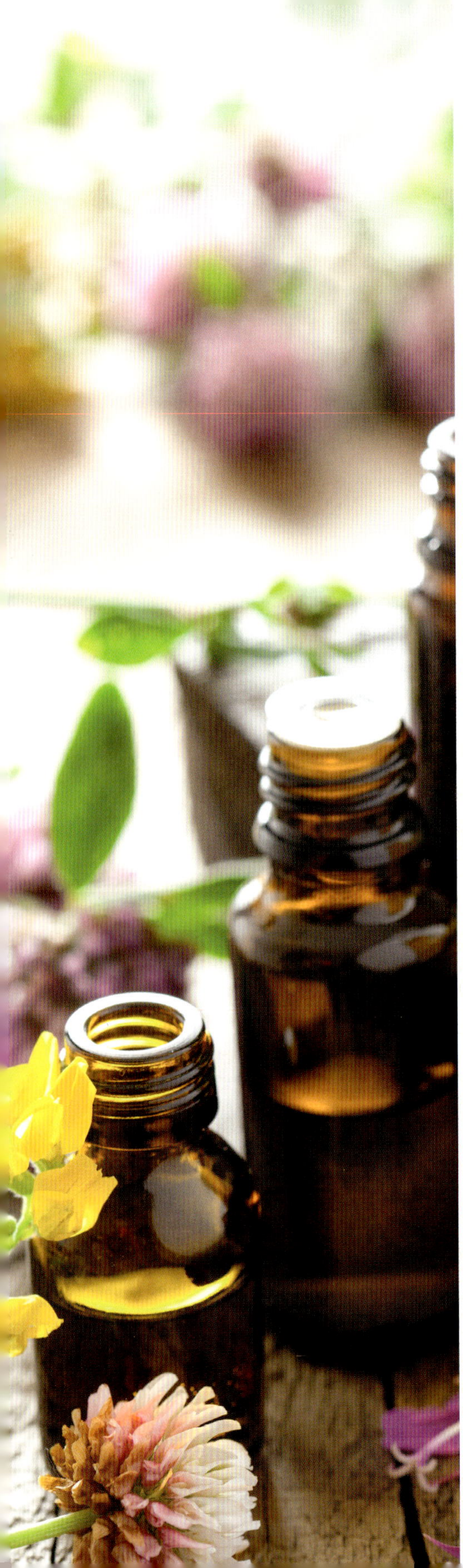

Rezept für Hauterkrankungen:

Zutaten:

- 2 Tropfen Weihrauch
- 1 Tropfen Lavendel
- 2 Tropfen einer Spezialmischung aus Blauer Zypresse, Zedernholz, Ylang Ylang, Weißtanne und blauem Rainfarn
- 1 Tropfen Pfefferminze
- 60 ml Olivenöl

Anleitung:

In ein dunkles 60 ml Glasfläschchen gibt man die ätherischen Öle und füllt mit Olivenöl auf. Diese Ölmischung sollte zweimal täglich aufgetragen werden.

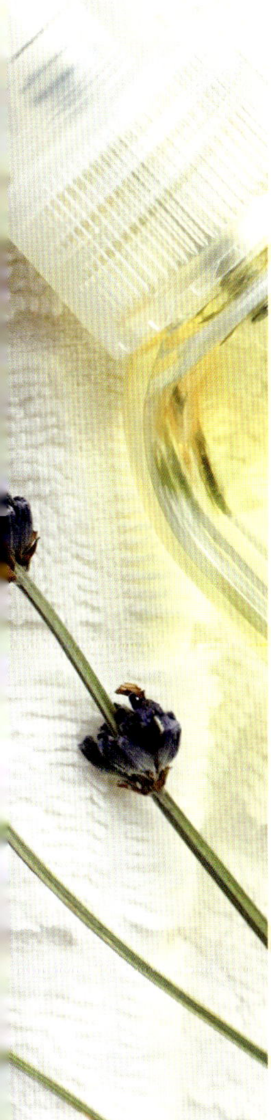

Rezept für Sonnenbrand:

Dieselbe Ölmischung kann auch bei Sonnenbrand verwendet werden, nur nimmt man anstelle von Öl reines Wasser.

Zutaten:

- 2 Tropfen Weihrauch
- 1 Tropfen Lavendel
- 2 Tropfen der Spezialmischung (Blaue Zypresse, Zedernholz, Ylang Ylang, Weißtanne, blauer Rainfarn)
- 1 Tropfen Pfefferminz
- 60 ml destilliertes Wasser

Anleitung:
Die Öle werden in eine Sprühflasche aus Glas gegeben, mit reinem Wasser aufgefüllt und vor Gebrauch gut geschüttelt.

Anwendung:
Man sprüht auf die befallenen Hautstellen. Für das Gesicht deckt man die Augen mit einem Waschlappen ab und sprüht leicht. Je nach Schweregrad der Verbrennung wird alle fünfzehn Minuten bis zu zwei Stunden gesprüht. Nochmals vor dem Schlafengehen einsprühen.

Wenn man nur Weihrauchöl oder nur Lavendelöl zur Hand hat, werden auch diese einzelnen Öle schon eine große Erleichterung bringen. Man nimmt dazu ein 30 ml Fläschchen und fügt 5 Tropfen von **Weihrauch** und **Lavendel** zu.

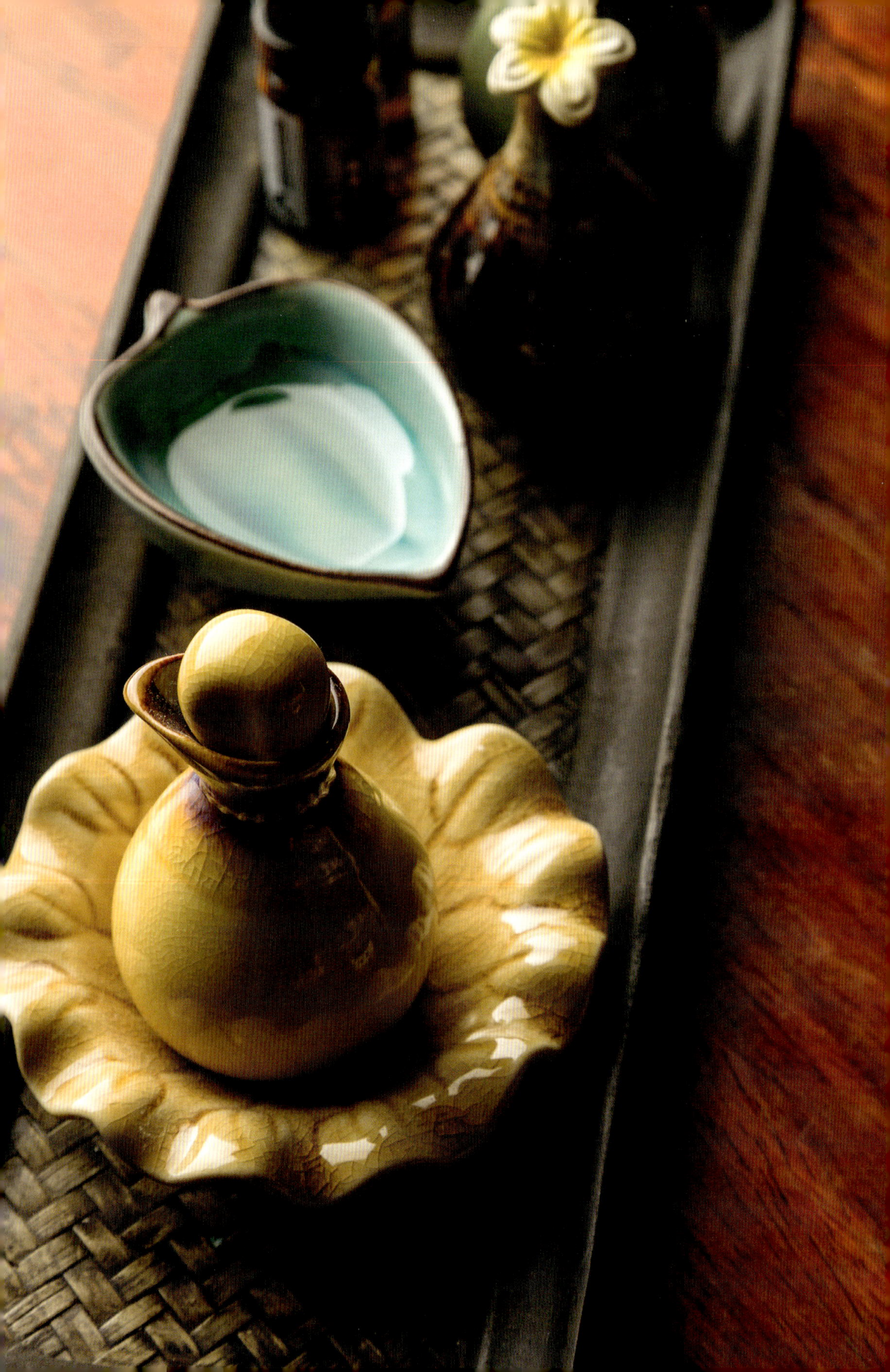

10

Antiker Gebrauch von Weihrauch

Weihrauch, das heilige Salböl, war ein Allheilmittel für jede erdenkliche Krankheit und ein Hilfsmittel zur Anhebung des spirituellen Bewusstseins. Es war ein Begleiter durch das Leben von der Wiege bis zur Bahre und diente als Heilmittel und zur Freude. Hier findest du einige antike Anwendungsmöglichkeiten des beliebten Weihrauchs, die alle Aspekte des täglichen Lebens abdecken.

Kyphi – eine ägyptische Mischung aus biblischer Zeit

Kyphi (oder kuphi), so erzählt Dr. Stewart in seinem Buch *Heilende Öle der Bibel*, war eine Ölmischung, die von den Ägyptern über die Jahrhunderte hinweg bis zur Zeitenwende bei religiösen Ritualen, für die Reinigung der Emotionen und andere Zwecken genutzt wurde.

Die exakte Formel der Zusammensetzung wurde von den Priestern der Tempel strikt geheimgehalten. Jedoch wurden einige Listen der Zusammensetzung von Kyphi veröffentlicht.

- 6 Teile Weihrauch
- 4 Teile Onycha
- 4 Teile Myrrhe
- 2 Teile Wacholder
- 1 Teil Galanga
- 1 Teil Zimt
- 1 Teil Zedernholz
- 4 Tropfen Lotus
- 4 Tropfen Honig mit einigen Rosinen

Hautpflege

Weihrauch wurde zur Hautpflege, bei Juckreiz, Ekzemen, Hautläsionen, Verbrennungen und zur Wundheilung verwendet. Er war für seine Eigenschaften bekannt, die Zellerneuerung und Geweberegeneration anzuregen, Entzündungen zu hemmen, Schmerzen zu lindern und Bakterienwachstum zu hemmen. Die Heilkundigen, die damals auch Priester waren, rührten aus fein zermahlenem Weihrauchharz, Olivenöl oder anderen fetthaltigen Substanzen eine Heilcreme an und salbten damit die Leidenden. Es wurde auch das kostbare ätherische Öl, das bei völliger Geheimhaltung und Stillschweigen der Destillationsmethoden unter dem Schutz vor Spionage stand, zur Hautpflege verwendet.

Klaffende Wunden

Bereits im alten Ägypten wurde „moderne Medizin" betrieben; denn unsere Vorfahren verflüssigten Weihrauchharz zu einer klebrigen Konsistenz und verwendeten es als Klebeband, um die Wundränder zusammenzuhalten. Erst vor Kurzem entdeckte die medizinische Gemeinschaft, dass das Kleben von Wundrändern einer Naht vorzuziehen ist, denn es ermöglicht bei infizierten Wunden das Absondern von Eiter.

Gebrochene Knochen

Kam ein Patient mit Knochenbruch, so wurde das Weihrauchharz unter Rühren am Feuer zu einer weichen, gummiharzartigen Konsistenz verflüssigt. Der gebrochene Knochen wurde in Schichten von Weihrauchrinde gebettet, die um den verletzten Knochen gebunden und mit dem flüssigen Harz übergossen wurde. Nachdem das Harz hart geworden war, legte es sich um das verletzte Glied wie ein moderner Gips.

Augenentzündung

Bei entzündlichen oder geschwollenen Augen wurde der Weihrauchduft im Raum vernebelt und Salben und Wässer gemischt, um damit die Augen zu behandeln. Durch den Weihrauchnebel im Behandlungsraum stiegen die aktiven chemischen Inhaltsstoffe des Weihrauchs behutsam in das Auge. Oft fing man mit der Hand den Weihrauch ein und legte die Handflächen wie Schalen über die Augen, blinzelte und ließ den Weihrauch seine Heilkräfte entfalten. Wasser, in dem Weihrauchharze gelöst waren, dienten als Augenspray, der über die geschlossenen Augen gesprüht wurde. Die Weihrauchsalbe wurde vorsichtig um die Augen aufgetragen.

Stress, Nervosität und Ängstlichkeit

Gegen Stress, Nervosität und Ängstlichkeit hatte man ein Allheilmittel – und das hieß „Weihrauch". Sein warmer, süßer Duft wirkte sich sowohl anregend als auch beruhigend auf das Gemüt aus und war besonders in Stresssituationen und bei Hoffnungslosigkeit das bevorzugte Heilmittel. Man zog den Duft tief in die Nase ein, nicht ahnend, dass die chemischen Wirkstoffe im Weihrauch augenblicklich das limbische System des Gehirns erreichen und mit ihren harmonischen Schwingungen traumatische Erinnerungen ausgleichen, Traumata wie durch Feenhand auflösen und beruhigende und glückliche Gefühle schenken.

Krebs

Seit Tausenden von Jahren wird Weihrauch in den verschiedenen Kulturen des Nahen Ostens für alle denkbaren Krankheiten eingesetzt, die dem Menschen bekannt sind; und immer wieder war es das gleiche Heilungsritual, das die Heiler-Priester der damaligen Zeit anwandten, um im Laufe eines Monats, eine komplette Heilung zu erzielen. In jüngerer Zeit ist Weihrauch Gegenstand umfangreicher wissenschaftlicher Studien und Forschungsarbeiten auf dem Gebiet der Krebsforschung, worauf wir später noch näher eingehen werden.

Insektenschutz

Legten sich die Kameltreiber, die mit ihren Karawanenzügen im heißen Wüstensand unterwegs waren, abends müde nieder, hieß es, sich vor giftigen Spinnen und tödlichen Schlangenbissen zu schützen. Dazu entzündete man in eisernen Schalen ringsum kleine Feuerstellen und warf duftende Weihrauch- und Myrrhe-Harze auf die glühenden Kohlen. Dadurch schützte man sich vor nächtlichen Giftangriffen und vertrieb Ungeziefer aller Art. Auch wurden in den Häusern Räucherstäbchen benutzt, um Stechmücken und Fliegen zu vertreiben, die als Krankheitserreger gefürchtet waren.

Vergesslichkeit

Die Kraft des Weihrauchs, wandernde Gedanken zur Ruhe zu bringen und mentale wie psychische Erschöpfung in Mut, Kraft und Lebensfreude zu transformieren, war allgemein bekannt. Weihrauch sollte Konzentration und geistige Klarheit anregen. Dazu war es Brauch, nach dem Essen die duftende Weihrauchschale herumzureichen. Die Männer fächelten sich den Rauch in ihren Bart, nicht zuletzt um die Segnungen des Himmels bewusst und dankbar anzunehmen.

Schlaf und Träume

Auch unterstützten unsere Vorfahren mit dem himmlischen Duft den Schlaf und die Träume, denn Träume wurden zu jener Zeit als ein besonderes Geschenk der Götter erachtet. Sie konnten einen Blick in künftige Geschehnisse werfen und so den Träumer für die Herausforderungen des Tages wappnen. Weihrauch hatte die Eigenschaft, die wirren Gedanken und trüben Empfindungen des Herzens zu klären, um die bewusste Erinnerung an Träume erst zu gewährleisten.

Gebete

Man nutzte den heiligen Weihrauchduft, um Geborgenheit und Sicherheit in einer unwirtlichen, oft gefährlichen Welt zu finden. Weihrauchöl unterstützte die Menschen jener Zeit bei jeder auch noch so ausweglosen gesundheitlichen oder seelischen Situation. Der weihevolle Rauch nahm den Geist und die Gebete wie von selbst zum Himmel mit hinauf. Er war das sichtbare Bindeglied zwischen Mensch und Gott. Es war ein mystisches Symbol der liebevollen Vereinigung vom Schöpfer mit seinem Geschöpf, besonders dem Umstand geschuldet, dass zu jener Zeit das gemeine Volk als nicht würdig erachtet wurde, mit seinem Gott persönlich in Verbindung zu treten. Die Priesterschaft hatte dafür gesorgt, dieses Vorrecht in prunkvollen Ritualen, unter Weihrauchschwaden und heiligen Gesängen für sich in Anspruch zu nehmen und zu festigen.

Transformation

Dem Öl des Weihrauchharzes wird eine grundlegende Transformation nachgesagt. Was die Alten instinktiv wussten, wird heute von der modernen Wissenschaft staunend entdeckt und bestätigt, dass nämlich das ätherische Öl von Weihrauch nicht nur unsere Emotionen transformiert, sondern eine Transformation bis in unsere DNS bewirkt. In meinem Buch „*Duftmedizin – Ätherische Öle und ihre therapeutische Anwendung*" wird das so beschrieben:

„Wenn wir unsere Gefühle und Gedanken transformieren, geschieht Folgendes: Gefühle und Gedanken sind mittels des Transcriptase Enzyms in der DNS eingebettet wie Perlen in der Muschel. Das Enzym zeichnet die Information auf und speichert sie in der RNS, genauso wie der Lehrer in der Schule die Punkte in eine Liste für das Zeugnis einträgt. Wenn nun negative Information übertragen wird, sobald wir etwas riechen, sehen oder hören, wird ein Signal ausgelöst, das all das Negative wieder hervorbringt, womit wir diesen Geruch oder die belastende Situation assoziieren.

Weihrauch hat die Fähigkeit, in die Zelle einzudringen, diese Information zu entschlüsseln, umzuprogrammieren, die Neuprogrammierung in der RNS zu speichern und sie sodann in der DNS zu kodieren. Deshalb ist es wichtig, bei einem Transformationsprozess das Öl zu riechen. Während wir etwas niederschreiben, entlassen wir negative Energie und ersetzen sie durch positive Gefühle. Wenn wir ein Öl einatmen und dabei unsere Affirmationen sprechen, wird die neue Information im Zellbewusstsein kodiert. Das gibt uns die Kraft, vorwärts zu schreiten und Dinge zu tun, die uns zuvor noch nicht möglich waren.

Als ein Forscherteam 1996 eine Forschungsarbeit über die Wiederherstellung der DNS/RNS publizierte, waren **Sandelholz, Weihrauch** und **Balsamtanne** die drei Öle, die am wirksamsten die DNS und RNS reparierten."

TIPP: Gib 5-10 Tropfen Weihrauchöl in einen Aroma-Diffuser. Das ist die einfachste Art, das Weihrauchöl schnell und effektiv in deinen Körper zu bekommen. Die mikrofeinen ätherischen Ölpartikel gehen über die Atemwege in die Lunge und erleichtern die Atmung. Sie bringen Sauerstoff in jede Zelle. Sie finden sich über den Duft augenblicklich im Erinnerungszentrum deines Gehirns wieder und beginnen, deine Gefühle auszugleichen und Homöostase zu schaffen. Das Resultat ist Transformation, die auf milde und duftende Art und Weise vollzogen wurde.

Magen-Darm-Beschwerden

In einigen östlichen Ländern wurde die Rinde von Weihrauch in großen Mengen gekocht, um sich bei Fieber damit zu waschen. Es wurde innerlich bei Magen-Darm-Beschwerden geschätzt und fand Anwendung bei Syphilis.

Infektionen

Avicenna, ein arabischer Arzt aus dem 11. Jahrhundert, verschrieb Weihrauch bei Entzündungen und Infektionen der Harnwege sowie bei Tumor, Fieber, Erbrechen und Durchfall. Weihrauch wurde bei Leberproblemen, Blasensteinen, Asthma und Katarrh und sogar bei „gebrochenem Schädel" zu Hilfe genommen. Um Harnwegserkrankungen zu heilen, wurde Weihrauch mit **Bergamotte, Wacholder** oder **Sandelholz** verwendet.

Schwangerschaft und Geburt

Frauen kauten Weihrauchharz in der Schwangerschaft, vernebelten Weihrauch zur Geburtshilfe und nach der Geburt, um Infektionen zu vermeiden. Sie benutzten Weihrauch zur Einleitung der Menstruation und bereiteten duftende Dämpfe, um unangenehme Gerüche zu vertreiben. Frauen, die eine Mutter nach der Geburt besuchten, sprachen diesen Segensgruß:

„Der Name Gottes sei auf dir und **Myrrhe** und **Weihrauch** und **Kopalharz** und **Wacholderharz**."

Weihrauchtee

Man verwendete Weihrauch in Pulverform in Tees gegen Rheuma oder Menstruationsbeschwerden. Er wurde gegen Lepra, Krebs und Lungentuberkulose und gegen die Pest eingesetzt.

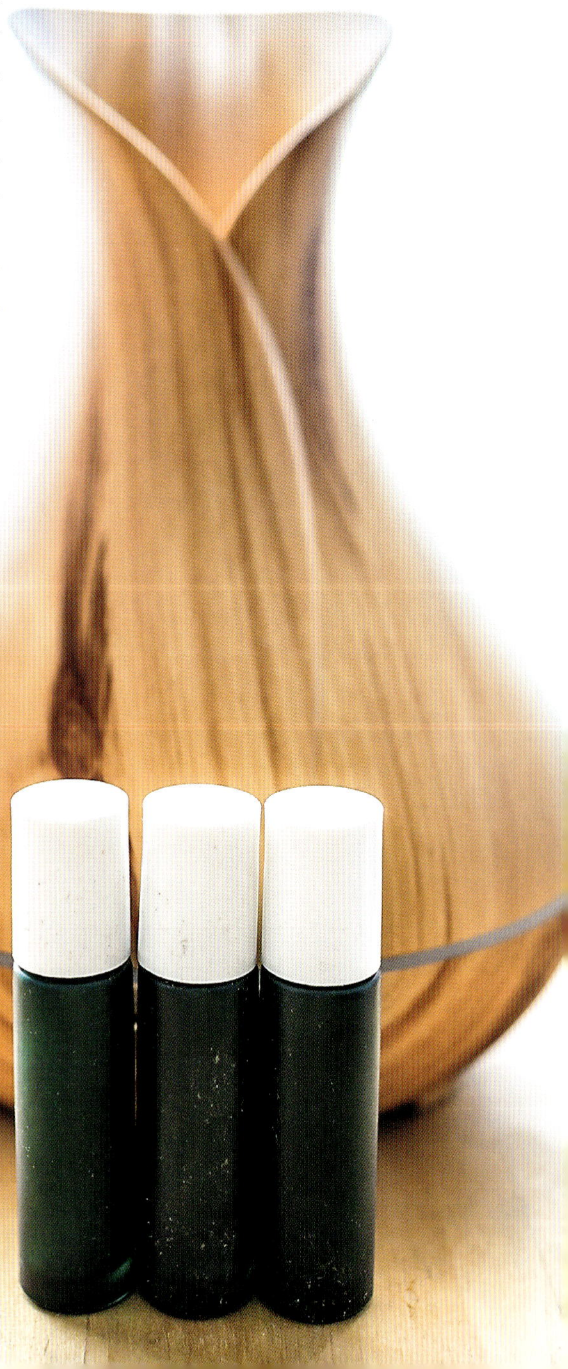

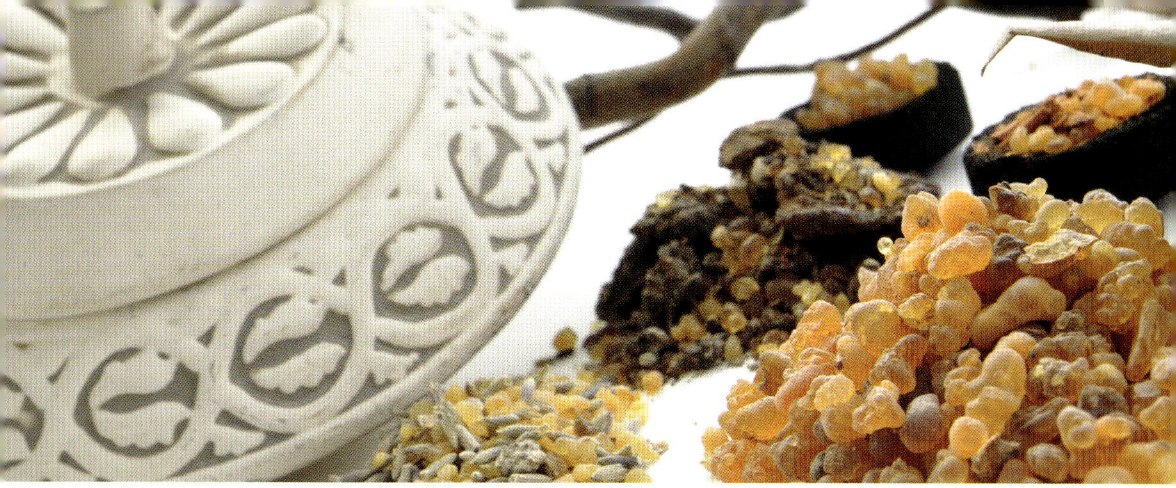

Erkältung

Weihrauch fand Verwendung bei Erkältungssymptomen, Asthma, Bronchitis, Sinusitis und Katarrh. Der aufsteigende Dampf reinigte die Lunge und half, den Schleim auszuwerfen. Man rieb damit die Brust ein, um Atemnot zu lindern. Oft wurden diesem Dampf neben **Weihrauch** auch heilsame Kräuter wie **Lavendel, Sandelholz, Salbei** oder **Rosmarin** beigefügt.

Arabisches Räucherpulver

Man nimmt grobes Pulver von:

- Nelke 50 g
- Cassia 50 g
- Kaskarilla 100 g
- Benzoin 100 g
- Weihrauch 1.000 g

Anwendung:

Zutaten mischen und in einem Räuchergefäß vernebeln.

QUELLE: *FRANKINCENSE & MYRRH*

Schönheit

Sie verwendeten frisches Weihrauchharz als Haar-Gel für eine aufwendige Frisur. Ebenso war das Harz nützlich, um unerwünschte Haare zu entfernen. Kleopatra soll sich ihre Augen mit schwarzer Weihrauchkohle umrandet haben.

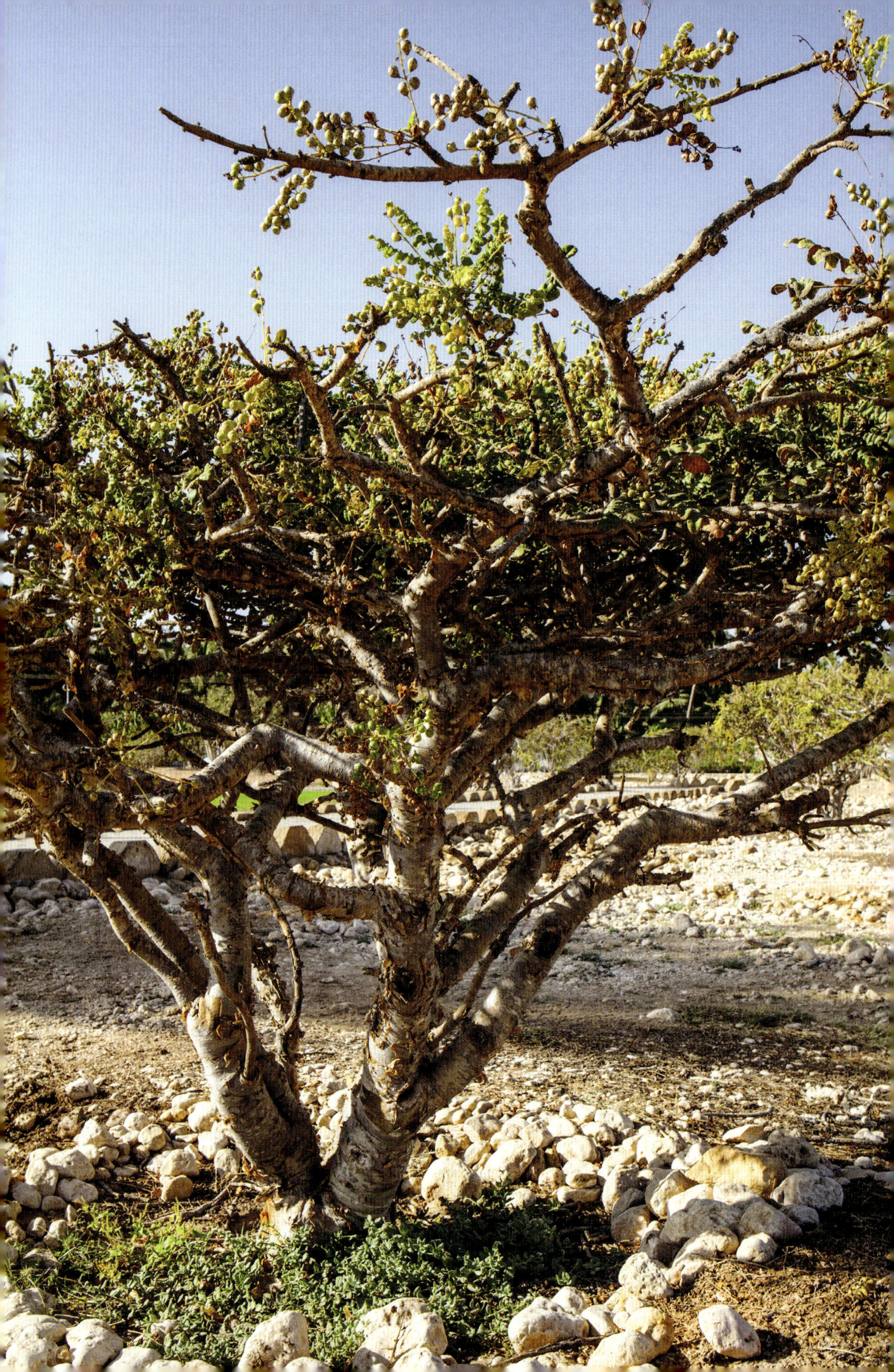

Epilog

Der Weihrauchbaum

Der Weihrauchbaum, der mit all seinen Kräften im kargen, sandigen oder steinigen Boden verwurzelt ist und unter widrigsten Lebensbedingungen stolz und unerschrocken seine Krone in den Himmel reckt, ist ein Symbol der Unsterblichkeit.

Fernab vom Glanz und Lärm der modernen Welt, bescheiden, weise und auf sein Lebensziel ausgerichtet, steht er in brütender Sonnenhitze. Einsam erträgt er die eiskalten Mondnächte. Er steht ohne Wasser stark und unbesiegbar auf seinem Platz, allen Widrigkeiten zum Trotz, außer der gnädige Monsunregen labt ihn einmal im Jahr.

Er gibt sein Herzblut ohne zu zögern bereitwillig her, um den Leidenden Hilfe und Trost zu spenden, und fragt dabei nicht: „Was tust du für mich?" Er ist ein wahrhaft Gebender und bedingungslos Liebender.

Wenn er sich der Leiden annimmt, ist er in seiner Weisheit nicht auf das Problem, die Krankheit, fokussiert, sondern transformiert und transzendiert sie, wofür der aufsteigende weihevolle Rauch ein Symbol ist.

Er ist der Baum des Lebens. Mit Kraft, Stärke und Weisheit ausgestattet, erfüllt er die Aufgabe seines Lebens. Ein wahrhaft vorbildlicher Meister. Durch sein Sein und Wirken hat er sein Ziel, seine Bestimmung, erreicht, ein Mitarbeiter des Schöpfers in dieser Welt zu sein.

So wünsche ich dir den Segen des Himmels, der dir dieses Geschenk in die Hände legt mit dem göttlichen Versprechen: „Ich bin immer bei dir." Wenn du den heiligen Weihrauch liebevoll verwendest, kann er mit seinem „heiligen Rauch" wieder zu den himmlischen Höhen aufsteigen, wohin er dich mitnehmen will.

Deine Maria

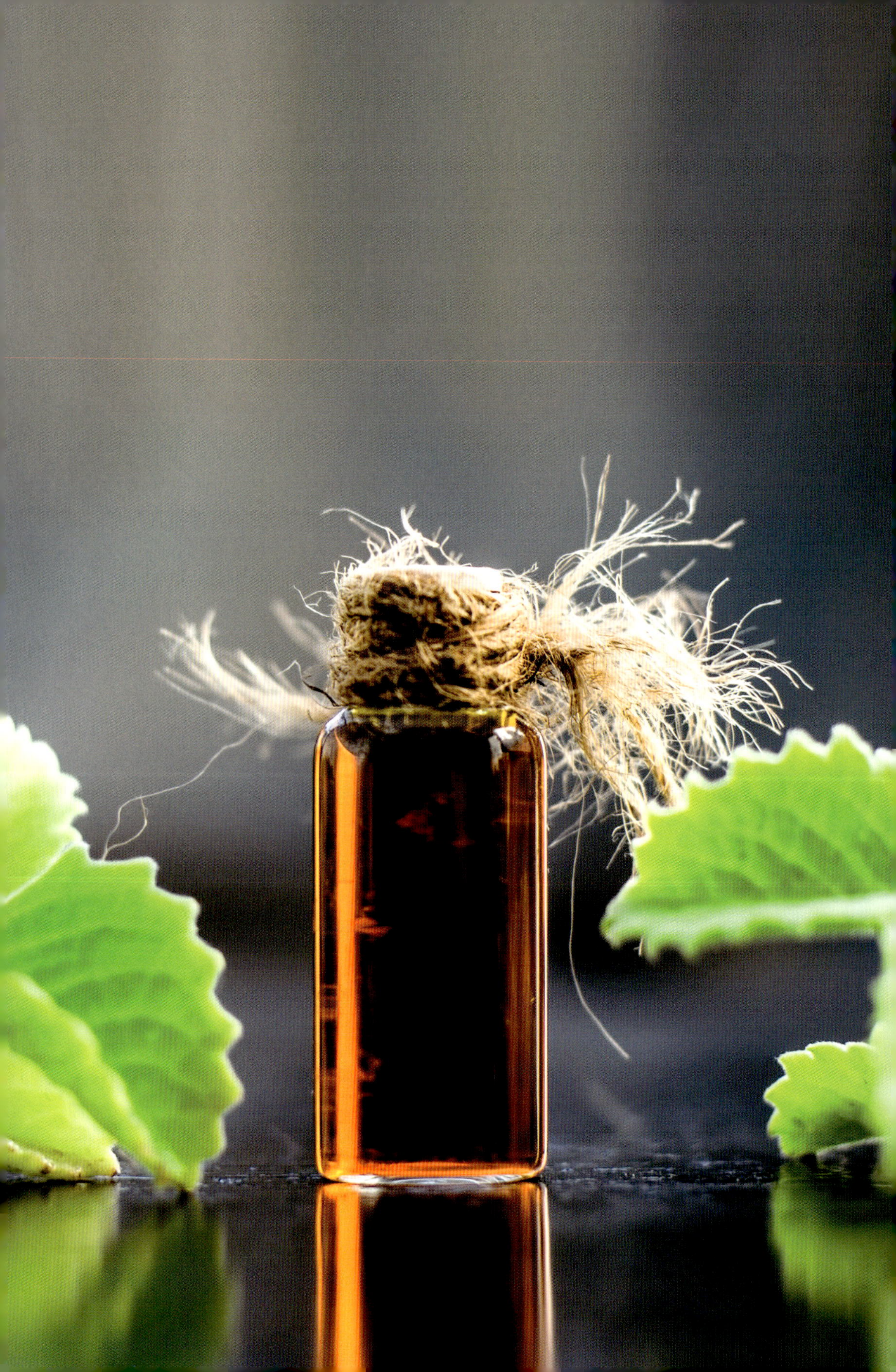

Anhang I

Weihrauch und die medizinische Forschung

„Frage die Pflanzen, sprich zur Erde und sie werden dich lehren."
Job 22:8

Die Wissenschaft erforscht Monoterpene, die fehlerhafte zelluläre Erinnerungen mit korrekter DNS-Information umprogrammieren und dadurch permanente Heilung auf Zellebene ermöglichen. Sie entdeckt, dass Sesquiterpene Sauerstoff zu den Zellen bringen und Krankheitserreger in einer sauerstoffreichen Umgebung nicht überleben können. Sie erforscht die Wirkweisen der Boswelliasäuren und ihre entzündungshemmende Wirkung, wohl wissend, dass nahezu alle Erkrankungen durch Entzündungen im Körper entstehen. Sie erkennt, dass die Wirkstoffe im Weihrauch imstande sind, Zellen zu regenerieren und dadurch Krebs, Depressionen, Allergien, Kopfschmerzen, Bronchitis, Herpes, Tonsilitis, Typhus, Warzen, Hirnschäden, schwere Kopfverletzungen und vieles mehr durch Räuchern des Harzes, durch das Vernebeln des Öls mittels eines Aroma-Diffusers, durch das Auftragen auf die Haut oder durch das Einnehmen heilbar sind.

Die heilende Kraft des Weihrauchs ist in allen Ländern der Welt bekannt, nicht zuletzt deshalb, weil dieses kostbare Gut in allen Winkeln der Welt den Menschen seit jeher Trost und Heilung gebracht hatte. Heute beschäftigt sich die Wissenschaft eingehend mit den uralten Heiltraditionen und hat Weihrauch als geeignetes Heilmittel wiederentdeckt, um den Einsatz synthetischer Medikamente zu überdenken und wenn immer möglich mit der Heilkraft der Natur zu ersetzen. Die Zeichen der Zeit fordern diesen Schritt. Antibiotika haben ihre Wirkung verloren. Die Nebenwirkungen der pharmazeutischen Mittel sind unverantwortlich.

Dr. David Stewart erzählt in seinem Buch *Heilende Öle der Bibel*:

„Vier von hundert Patienten ziehen sich im Krankenhaus ein Leiden zu, das sie vorher nicht hatten."

Im September 2007 berichteten die Medien über 50.000 jährliche MRSA bedingte Todesfälle allein in den Kliniken der Europäischen Union. Dies sind multiresistente Keime, welche vorherrschend in den Krankenhäusern zu finden sind. Diese Erreger reagieren kaum oder überhaupt nicht mehr auf Antibiotika, so dass die betroffenen Patienten auch nicht mehr durch eine Behandlung mit Antibiotika gerettet werden können.

Todesfälle pro Jahr durch Diagnose- bzw. Therapiefehler (*Harvard University*)

Deutschland	30.000
USA	45.000 – 98.000

Todesfälle durch Fehlbehandlung und pharmazeutische Produkte (*Journal of the Medical Association*, Juli 2000)
250.000 Todesfälle

Todesfälle durch Medikamente
(*US Center of Disease Control and Prevention, CDPC***)**
100.000 von ordentlich verschriebenen und eingenommen Medikamenten
100.000 von falsch verschriebenen Medikamenten und anderen medizinischen Fehlern

„Wie viele Menschen sterben von Kräutern und Ölen?", stellt Dr. Stewart die gute Frage!

Ärzte der Zukunft werden sich von den wirtschaftlichen Interessen auf Kosten der Patienten entschieden abwenden und sich dem Studium der Heilkräfte der Natur widmen, wie die weisen Heiler von einst. In *pubmed.org*, einer der weltweit größten Medizin-Datenbanken, sind derzeit 623 Publikationen zum Thema „Frankincense" aufgelistet. „Die Hälfte davon entstand in den vergangenen fünf bis sechs Jahren", sagt Oliver Werz, der an der Friedrich-Schiller-Universität in Jena einen Lehrstuhl für pharmazeutische und medizinische Chemie innehat und sich seit Jahren mit den Wirkstoffen von Weihrauch beschäftigt.

Entzündungshemmende und krebsbekämpfende Wirkung von Boswelliasäuren im Weihrauch

Das *Forum on Immunopathological Diseases and Therapeutics* veröffentlichte Studien von Thomas Efferth vom Institut Pharmazeutische Biologie, Institut für Pharmazie und Biochemie, Johannes Gutenberg Universität, Mainz, und Henry Johannes Greten der Heidelberger Schule für Traditionelle Chinesische Medizin, Heidelberg, und dem Biomedizinischen Institut Abel Salazar der Universität Porto in Portugal.

Zusammenfassende Erkenntnisse:
Die Wirkstoffe von Weihrauchharz sind Boswelliasäuren, die eine entzündungshemmende Wirkung aufweisen sowie eine Wachstumshemmung von Tumoren.

Anti-Inflammatory and Anti-Cancer Activity of Boswellic Acids from Frankincense (*Boswellia serrata* Roxb. et Colebr, *B. carterii* Birdw.), Thomas Efferth, Henry Johannes Greten. DOI: 10.1615/*ForumImmunDisTher.* 2012004432)

Boswelliasäuren und ihre Rolle bei chronischen Entzündungskrankheiten

Der Autor, Dr. H. T. P. Ammon, emeritierter Professor der Abteilung für Pharmakologie und Toxikologie vom Institut für Pharmazeutische Wissenschaften der Universität Tübingen, veröffentlichte in der Buchreihe *Advances in Experimental Medicine and Biology* seine Studien über Boswelliasäuren und ihre Rolle bei chronischen Entzündungskrankheiten. Nachgewiesen wurde die Verringerung der Produktion proinflammatorischer Zytokine. Klinische Studien umfassen rheumatoide Arthritis, Osteoarthritis, chronische Kolitis, Colitis ulcerosa, Kollagen-Colitis, Morbus Crohn und Asthma bronchiale.

Boswellic Acids and Their Role in Chronic Inflammatory Diseases. Ammon HP., Adv Exp Med Biol. 2016;928:291-327.

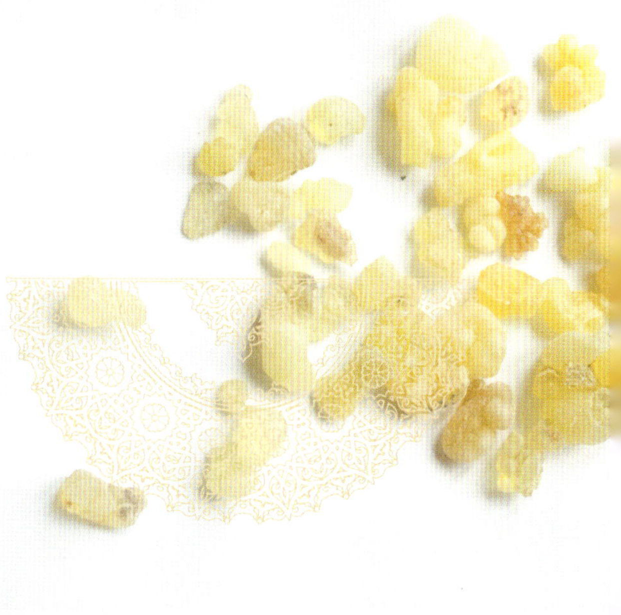

Phytomedizin bei Gelenkerkrankungen

Im Wissenschaftsjournal *Nutrients* veröffentlichten Wissenschaftler ihre Erkenntnisse über die chronischen Gelenksentzündungen Osteoarthritis und rheumatoide Arthritis und stellen fest, dass gegenwärtig verwendete herkömmliche Medikamente (von Schmerzmitteln bis zu biologischen Wirkstoffen) häufig mit schwerwiegenden, sogar lebensbedrohlichen Nebenwirkungen in Verbindung gebracht werden. Heilpflanzen, die seit Jahrtausenden in der traditionellen Kräuterkunde eingesetzt werden, wie unter anderem Weihrauch, sind eine vielversprechende Alternative. Sie bedauern, dass es kaum klinische In-vivo-Studien (für den Menschen) gibt. (Die Industrie befasst sich nicht mit Heilpflanzen, die nicht patentierbar sind.)

Phytomedicine in Joint Disorders. Dragos D, Gilca M, Gaman L, Vlad A, Iosif L, Stoian I, Lupescu O. Nutrients. 2017 Jan 16;9(1). pii: E70. doi: 10.3390/nu9010070.

Modulation des Immunsystems durch Extrakte von Boswellia serrata und Boswelliasäuren

Prof. Ammon veröffentlicht in der Publikation *Phytomedicine* seine Erkenntnisse darüber, wie Boswelliasäuren das Immunsystem sowie chronisch-entzündliche Erkrankungen positiv beeinflussen.

Modulation of the immune system by Boswellia serrata extracts and boswellic acids.

Ammon HP1., Phytomedicine. 2011 Feb 15;18(4):334.

Hemmung von Methicillin-resistenten Staphylococcus aureus (MRSA) durch essenzielle Öle

Dr. Chao, Dr. Young und Kollegen veröffentlichten 2010 im *Journal Flavour and Fragrance* ihre wissenschaftlichen Untersuchungen an der Weber State University, Ogden, UT, USA.

Die Ergebnisse zeigen, dass ätherische Öle, als Einzelöle oder Ölmischungen, MRSA in vitro verhindern und als eine alternative Therapie für verschiedene Krankheiten, die aus *S. aureaus* (MRSA) resultieren, dienen kann.

Kurzbeschreibung: 91 ätherische Öle, jedes von einer einzelnen Pflanzenquelle destilliert, und 64 Ölmischungen wurden überprüft und auf ihre hemmende Wirkung von methicillin-resistenten Staphylococcus aureus (MRSA) Keimen getestet. Von den 91 Einzelölen hatten 78 erfolgreich gegen MRSA getestet, wobei den höchsten Inhibitionsspiegel die ätherischen Öle **Zitronengras, Zitronenmyrte, Bergbohnenkraut, Zimt** und **Melisse** ergaben. Von 64 essenziellen Ölmischungen hatten 52 inhibitorische Aktivitäten gegen MRSA gezeigt, wobei eine Kombination der essenziellen Öle **Weihrauch, Gewürznelke, Orange** und **Thymian** den höchsten Hemmspiegel aufwies.

Inhibition of Methicillin-resistent Staphylococcus aureus (MRSA) by essential oils.

S.C. Chao, D. G. Young und C.J. Oberg, K. Nakaoka Journal: Flavour and Fragrance Journal (2010), Weber State University, Ogden, UT

Weihrauchöl von *Boswellia carteri* induziert Tumorzellen-spezifische Zelltoxizität

Ergebnis: Weihrauchöl scheint zwischen kanzerogen und normalen Blasenzellen zu unterscheiden und die Lebensfähigkeit von Krebszellen unterdrücken zu können. Micro Array und bioinformatische Analysen schlugen mehrere Wege vor, die von Weihrauchöl aktiviert werden können, um das Absterben von Blasenkrebszellen zu induzieren. Weihrauchöl mag ein alternatives intravesikales Mittel für die Behandlung von Blasenkrebszellen sein.

Kurzbeschreibung: Seit Tausenden von Jahren ist Weihrauchöl, von Afrika, Indien und dem Mittleren Osten kommend, ein wichtiger sowohl sozialer als auch wirtschaftlicher Bestandteil von Räucherwerk und Parfüms. Weihrauchöl wird von den aromatischen, gehärteten Weihrauchharzen erzeugt. Einer der Hauptkomponenten von Weihrauchöl ist die Boswelliasäure, eine Komponente, die für ihre antineoplastischen Eigenschaften bekannt ist. Das Ziel der Studie war, das Weihrauchöl auf seine antitumorale Aktivität und Signalwirkung in Blasenkrebszellen zu evaluieren.

M.B. Frank, H.K. Lin, et al., *BMC Complementary and Alternative Medicine* (März 2009)
University of Oklahoma Health Sciences Center, Oklahoma City, Oklahoma

Ätherische Öle in der Krebsforschung

Die Wissenschaftlerin Nicole Stevens arbeitet an der *Brigham Young University, UNLV Cancer Research Institute* an *Essential Oils in Cancer Research*. Bei einer internationalen Konferenz in den USA sprach sie einmal über die Volkskrankheit Krebs und wie ätherische Öle das Krebswachstum stoppen und die DNS reparieren können.

Die derzeit weltweit zweithäufigste Todesursache (nach Herzerkrankungen) ist Krebs, wobei Lungenkrebs die häufigste Ursache ist, gefolgt von Brust- und Prostata-Karzinom, wobei heute jeder zweite Mann und jede dritte Frau in ihrem Leben von einem Krebsleiden heimgesucht werden. Manchmal ruht das Krebsrisiko in den Genen einer Familie latent und bricht nur dann aus, wenn der Stress des Lebens überhandnimmt. Daneben gibt es kontrollierbare Risikofaktoren, die in der Verantwortung des Einzelnen liegen.

Der wohl wichtigste Einzelfaktor zur Heilung von Krebs ist die DNS-Reparatur, die Mutationen ausgleicht. Dabei ist der Ursprung der Mutation einerseits intrazellulär und wird durch DNS-Kopierfehler, Fehler in der Zellteilung oder durch freie Radikale und andererseits extrazellulär durch Strahlung, Chemikalien und einer toxischen Umgebung verursacht. Krebs ist eine Zellwucherung mit geschädigter DNS, die an neue Zellen weitergegeben wird.

Chemotherapie greift gezielt die rasch wuchernden Zellen an, so dass der Krebs sich nicht mehr so schnell ausbreitet. Bestrahlung zerstört möglicherweise nur einige Zellen, während andere mutieren könnten. Die Nebenwirkungen sind ein unterdrücktes Immunsystem. Daher sucht die Wissenschaft nach neuen Wegen der Krebsbehandlung. Dabei wird auf Pflanzen zurückgegriffen, die über die Jahrhunderte eine lange medizinische Tradition haben und vielfach erprobt und bestätigt sind. Dazu gehört der **Weihrauch**. Dabei sind bis heute weniger als 1% der Pflanzen in der Natur auf ihren medizinischen Wert hin ausreichend studiert worden.

Ätherische Öle sind aus spezifischen chemischen Bestandteilen zusammengesetzt, die uns vor Umweltstress schützen. Sie haben die Fähigkeit, pathogenes Wachstum einzudämmen und ganz auszuschalten. Sie fördern das gesunde Zellwachstum. Dabei ist der synergetische Effekt ätherischer Öle besonders zu erwähnen sowie die Fähigkeit ätherischer Öle, selbst bei niedrigster Konzentration signifikante Wirkungen zu erzielen.

Ätherische Öle bewirken:

- Apoptose (programmierter Zelltod, Absterben von Krebszellen)
- DNS-Reparatur
- Proliferative Seneszenz
- Schutz und Anregung des Immunsystems
- Verhinderung von Metastasen

Rezept: Lungenkrebs

Aus dem Buch *Essential Oils Integrative Medical Guide*

Sortenreine ätherische Öle:
Ledum, Orange, Weihrauch, Balsamtanne, Ravensara, Salbei

Mischung bei Lungenkrebs:

- 4 Tropfen Weihrauch
- 3 Tropfen Salbei
- 3 Tropfen Myrrhe
- 3 Tropfen Nelke
- 2 Tropfen Ravensara
- 2 Tropfen Ysop

Anwendung:

- Inhalation: Vernebeln drei- bis fünfmal täglich, 15 Minuten
- Einnahme: Kapseln, 00 Größe, 1 Kapsel dreimal täglich
- Retention: Rektal, nächtlich, für 8 Stunden im Darm behalten

Schutz vor Strahlen: Chemotherapie, Bestrahlung

Aus dem Buch *Essential Oils Desk Reference*

Zum Schutz gesunder Zellen:
Dr. Daniel Pénoël empfiehlt eine kraftvolle Mischung aus Melaleuca-Rosmarin: **Teebaumöl** (*Melaleuca alternifolia*), **Niaouli** (*Melaleuca quinquenervia*), **Rosmarin** (*Rosmarinus officinalis*) und **Nelke** (*Syzygium aromaticum*). Man nimmt 6 Tropfen pro Kapsel, in Kefir oder Joghurt, 1-3 mal täglich, um Strahlenschäden an gesunden Zellen vorzubeugen. Diese Mischung verdaut auch toxisches Material.

Zum Schutz der Schilddrüse:
Man nimmt täglich 1-2 Kapseln einer Mischung aus **Grüner Minze, Deutscher Kamille, Myrte, Geranie, Salbei** und **Muskatnuss**, um die Schilddrüse zu schützen, die oft durch die Bestrahlung in Mitleidenschaft gezogen wird.

Pfefferminze zum Schutz vor Bestrahlungsschäden:
Samarrh RM, et al., veröffentlichten im *Indian Journal of Experimental Biology (IJEB)* ihre Erfahrungen mit **Pfefferminzöl** zum Schutz vor Strahlenschäden.
Mentha piperita leaf extract provides protection against radiation included alterations on intestinal mucosa of Swiss albino mice, Indian J Exp Biol. 2002 Nov;40(11):1245-9.

Für die bessere Verträglichkeit:

- Bei Übelkeit: Pfefferminze, Ingwer
- Zur emotionalen Unterstützung: Weihrauch und Lavendel
- Für die Haut: Weihrauch, Myrrhe, Lavendel, Immortelle

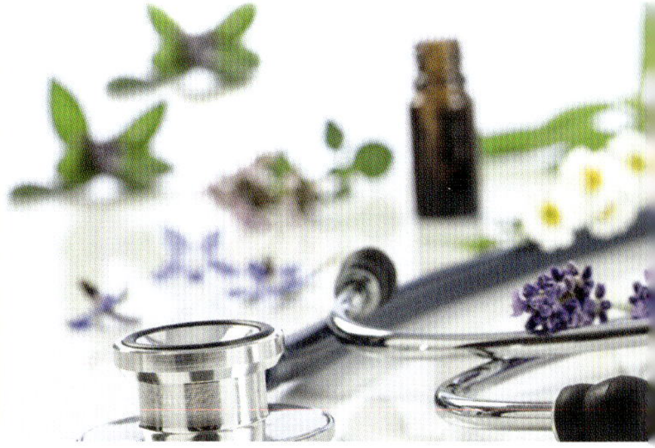

Weihrauch in der weltweiten medizinischen Datenbank

Der Suchbegriff *frankincense* in der US-Medizinischen-Datenbank *pubmed.gov* liefert unzählige wissenschaftlichen Untersuchungen zur medizinischen Wirkung von Weihrauch. Einige Studien sind hier für den medizinisch Interessierten exemplarisch aufgelistet.

Chemie und Biologie ätherischer Öle der Gattung Boswellia

Chemistry and biology of essential oils of genus boswellia.
Hussain H, Al-Harrasi A, Al-Rawahi A, Hussain J.
Evid Based Complement Alternat Med. 2013;2013:140509. doi: 10.1155/2013/140509. Epub 2013 Mar 6.

Ätherisches Weihrauchöl führt zum Zelltod des menschlichen Pankreaskarzinoms

Frankincense essential oil prepared from hydrodistillation of Boswellia sacra gum resins induces human pancreatic cancer cell death in cultures and in a xenograft murine model.
Ni X, Suhail MM, Yang Q, Cao A, Fung KM, Postier RG, Woolley C, Young G, Zhang J, Lin HK. *BMC Complement Altern Med.* 2012 Dec 13;12:253. doi: 10.1186/1472-6882-12-253.

Chemische Differenzierung der ätherischen Öle von Boswellia sacra und Boswellia carterii durch Gaschromatographie und chirale Gaschromatographie-Massenspektrometrie

Chemical differentiation of Boswellia sacra and Boswellia carterii essential oils by gas chromatography and chiral gas chromatography-mass spectrometry.
Woolley CL, Suhail MM, Smith BL, Boren KE, Taylor LC, Schreuder MF, Chai JK, Casabianca H, Haq S, Lin HK, Al-Shahri AA, Al-Hatmi S, Young DG.
J Chromatogr A. 2012 Oct 26;1261:158-63. doi: 10.1016/j.chroma.2012.06.073. Epub 2012 Jun 28.

Das ätherische Öl von *Boswellia sacra* induziert eine tumorzellenspezifische Apoptose und unterdrückt die Tumoraggressivität in menschlichen Brustkrebszellenkulturen

Boswellia sacra essential oil induces tumor cell-specific apoptosis and suppresses tumor aggressiveness in cultured human breast cancer cells.
Suhail MM, Wu W, Cao A, Mondalek FG, Fung KM, Shih PT, Fang YT, Woolley C, Young G, Lin HK. *BMC Complement Altern Med*. 2011 Dec 15;11:129. doi: 10.1186/1472-6882-11-129.

Weihrauchöl aus *Boswellia carteri* induziert tumorzellspezifische Zytotoxizität

Frankincense oil derived from Boswellia carteri induces tumor cell specific cytotoxicity.
Frank MB, Yang Q, Osban J, Azzarello JT, Saban MR, Saban R, Ashley RA, Welter JC, Fung KM, Lin HK. *BMC Complement Altern Med*. 2009 Mar 18;9:6. doi: 10.1186/1472-6882-9-6.

Apoptose von Krebszellen

Beta-Boswelliasäure, Keto-Beta-Boswelliasäure und Acetyl-Keto-Beta-Boswelliasäure (AKBA) wurden bei der Apoptose von Krebszellen, insbesondere von Gehirntumoren und von Leukämie oder Darmkrebs betroffenen Zellen, angezeigt.

Liu, J.-J.; Nilsson, A.; Oredsson, S.; Badmaev, V.; Zhao, W.; Duan, R. (2002). „Boswellic acids trigger apoptosis via a pathway dependent on caspase-8 activation but independent on Fas/Fas ligand interaction in colon cancer HT-29 cells". *Carcinogenesis*. **23** (12): 2087–93. doi:10.1093/carcin/23.12.2087. PMID 12507932.

Entzündungshemmende Wirkung

Acetyl-Boswelliasäuren zeigen auch ein entzündungshemmendes Verhalten, indem sie die Leukotrien-Synthese hemmen.

Ammon, H. P.; Safayi, H.; Mack, T.; Sabieraj, J. (1993). „Mechanism of antiinflammatory actions of curcumine and boswellic acids". *Journal of Ethnopharmacology*. 38 (2–3): 113–9. doi:10.1016/0378-8741(93)90005-p. PMID 8510458.

Asthma

Es wird vermutet, dass Boswelliasäuren auch die Symptome von Asthma verringert. Eine kleine Placebo-kontrollierte Studie mit Boswellia-Extrakt zur Behandlung von Asthma aus dem Jahr 1998 zeigte gute Ergebnisse.

Gupta, I.; Gupta, V.; Parihar, A.; Gupta, S.; Lüdtke, R.; Safayhi, H.; Ammon, H. (1998). „Effects of *Boswellia serrata* gum resin in patients with bronchial asthma: results of a double-blind, placebo-controlled, 6-week clinical study". *Eur J Med Res.* 3 (11): 511–4. PMID 9810030.

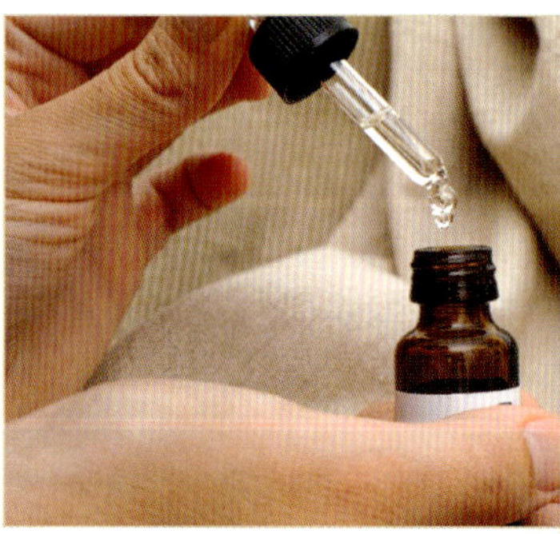

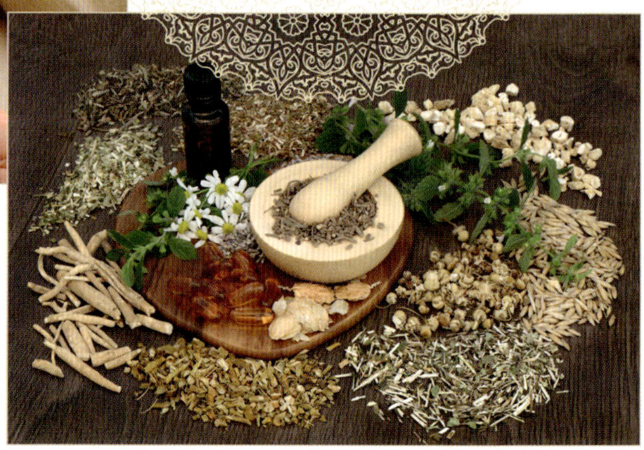

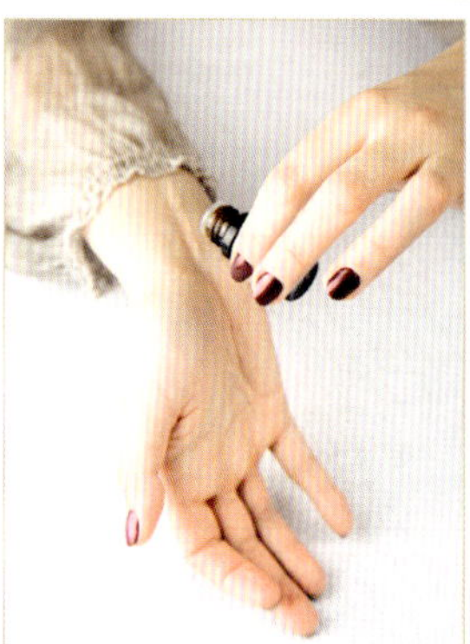

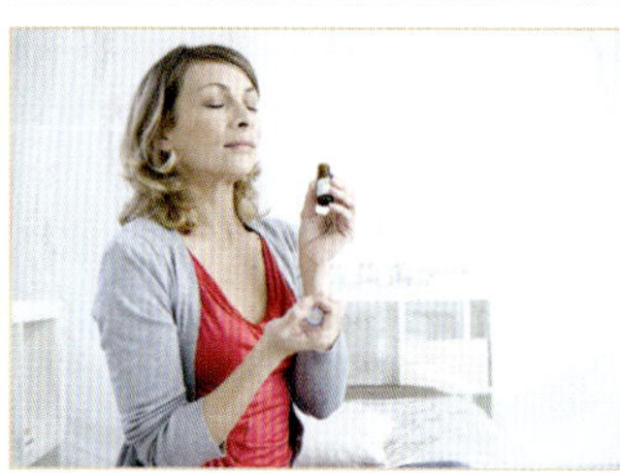

ANHANG II

Richtlinien zur **sicheren** Anwendung ätherischer Öle

Ätherische Öle und die Haut

Bei der Verwendung ätherischer Öle sollte immer eine Flasche mit reinem Pflanzenöl griffbereit sein. Bei Hautirritationen können damit sofort die ätherischen Öle mit Pflanzenöl verdünnt und gemildert werden. Im Notfall verwendet man Speiseöl aus der Küche.

Es genügen 1-2 Tropfen eines ätherischen Öls für eine Anwendung. Je mehr es verdünnt wird, desto milder und für die empfindliche Haut verträglicher ist es. Man vermeidet das direkte Auftragen sogenannter 'heißer' Öle wie Oregano, Zimt und Nelke auf die Haut oder verdünnt diese Öle besonders stark.

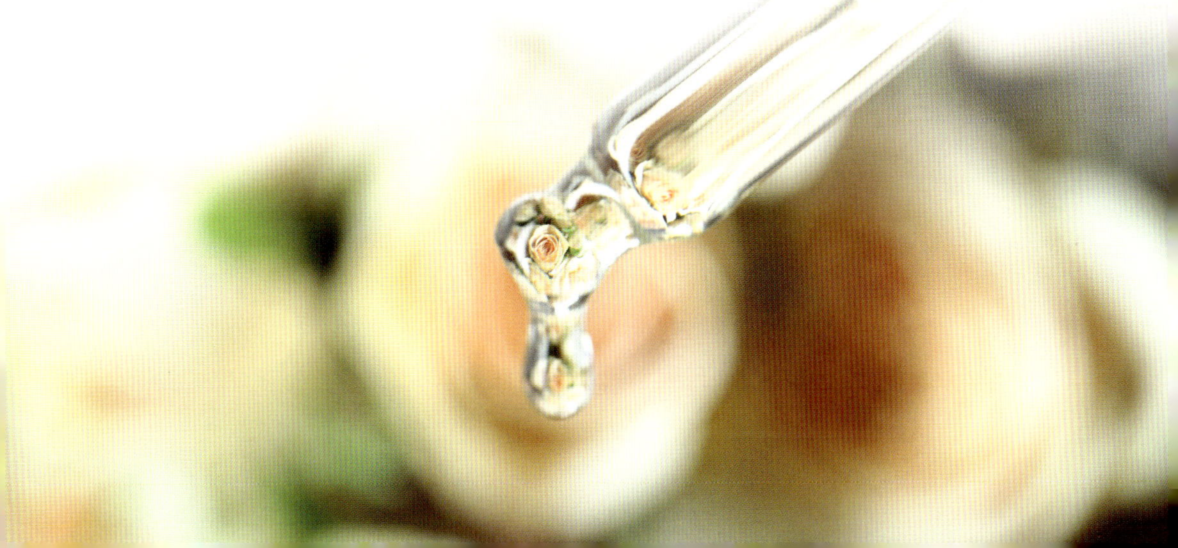

Richtlinien zur Verdünnung ätherischer Öle für Babys, Kinder und empfindliche Personen			
Milliliter		Esslöffel	
0,5%	3 Tropfen ÄÖ per 30 ml Pflanzenöl	0,5%	1 ½ Tropfen ÄÖ per EL Pflanzenöl
1%	6 Tropfen ÄÖ per 30 ml Pflanzenöl	1%	3 Tropfen ÄÖ per EL Pflanzenöl

Wie bekommt man einen halben Tropfen ätherisches Öl? Man steckt einen Zahnstocher in das Ölfläschchen und rührt ihn in das reine Pflanzenöl ein.

Augen und Ohren schützen

Man vermeidet den Kontakt mit Augen oder empfindlichen Hautstellen. Wenn ein ätherisches Öl in die Augen gelangt, sollte es nicht mit Wasser, sondern mit reinem Pflanzenöl behandelt werden. Ätherische Öle werden nicht direkt in den Ohr-Kanal gegeben.

Auf Allergieanfälligkeit testen

Bei Neigung zu allergischen Reaktionen sollte man immer zuerst eine geringe Menge eines ätherischen Öls an der Innenseite des Unterarmes oder in der Armbeuge austesten, bevor die Öle auf andere Körperstellen großflächig aufgetragen werden.

Die sicherste Anwendung: Fußsohlen

Die Fußsohlen sind eine der sichersten und effektivsten Körperstellen, an denen Öle aufgetragen werden können. Wenn man nicht weiß, wo ein ätherisches Öl angewandt werden soll, dann bieten sich immer die Fußsohlen an. Das Öl, auf die Fußsohlen aufgetragen, geht direkt über die Blutbahn zu der Stelle im Körper, wo es gebraucht wird.

Direkte Sonnenbestrahlung und Zitrusöle

Zitrone, Bergamotte, Limette und andere Zitrusöle können eine Hautreaktion oder Pigmentierung hervorrufen, wenn die Haut nach dem Auftragen dieser ätherischen Öle dem Sonnenlicht oder UV-Bestrahlung ausgesetzt wird. Daher sollte man die Haut mindestens 24 Stunden lang nach dem Auftragen eines Zitrusöls vor direkter Bestrahlung schützen. Um Zitrusöle dennoch zu nützen, könnte man sie auf die Fußsohlen auftragen.

Photosensitive ätherische Öle:		
Angelika	Bergamotte	Bitterorange
Grapefruit	Limette	Zitrone
Petitgrain	Raute	

Kinder und ätherische Öle

Man bewahrt ätherische Öle außerhalb der Reichweite von Kindern auf. Obwohl und weil Kinder ätherische Öle lieben, sollten wir bei der Anwendung besondere Aufmerksamkeit walten lassen. Für Kinder sollten ätherische Öle immer mit reinem Pflanzenöl stark verdünnt werden. Öle, die einen hohen Menthol-Gehalt aufweisen, wie etwa Pfefferminze, durfen bei Kindern unter sieben Jahren nicht im Halsbereich angewendet werden, damit es nicht zu Atemnot kommt. Besonders milde Öle für Kinder sind Teebaum und Elemi. Mandarine ist ein Öl, das Kinder absolut lieben.

In der Schwangerschaft

Frauen, die ätherischen Öle gerade erst kennenlernen, sollten während der Schwangerschaft keine Experimente mit ätherischen Ölen machen. Ätherische Öle wirken mitunter reinigend, eine Eigenschaft, **die man während der Schwangerschaft nicht unbedingt wünscht.** Außerdem besitzen sie eine hormonähnliche Wirkung, wie unter anderem Muskatellersalbei, Salbei, Rainfarn, Wacholder und Fenchel. **In der Schwangerschaft sollte man prinzipiell immer vor der Anwendung ätherischer Öle mit dem behandelnden Arzt sprechen.**

Körperliche Beschwerden

Bei Krampfanfällen, Epilepsie und hohem Blutdruck sollte man vor der Anwendung ätherischer Öle immer mit dem behandelnden Arzt sprechen. **Ysop**, **Fenchel** oder **Rainfarn** sollten dann **nicht** verwendet werden.

Ein Emulgator für ätherische Öle

Ätherische Öle sollten nicht unverdünnt direkt ins Badewasser gegeben, sondern immer vorher mit einem natürlichen Bade-Gel, mit Salz, Honig oder Sahne zum Emulgieren vermischt und so verwendet werden. Dabei setzt man das ätherische Öl erst kurz vor dem Baden dem Badewasser zu, damit durch die Wärme das ätherische Öl seine volle Wirkung entfalten kann und nicht vorzeitig verdampft. Das Emulgieren ist deshalb notwendig, weil sich die ätherischen Öle mit Wasser nicht verbinden und daher an der Oberfläche schwimmen.

Ätherische Öle und unsere Haustiere

Mensch, Tier und Pflanze sind „aus demselben Stoff" gemacht. Daher profitieren auch Haustiere von ätherischen Ölen. Weil Tiere einen viel ausgeprägteren Geruchssinn haben, müssen ätherische Öle, je nach Größe des Tieres, extrem stark verdünnt werden. Synthetisches Teebaumöl kann für Katzen tödlich sein. Daher achte man unbedingt auf die Qualität der verwendeten Öle.

Aufbewahrung ätherischer Öle

Die Öle sollten immer fest verschlossen und lichtgeschützt in dunklen Glasfläschchen bei Zimmertemperatur aufbewahrt werden. So können ätherische Öle ihre Kraft über viele Jahre bewahren. Wurde ein Ölfläschchen einmal im heißen Auto vergessen, sollte es nicht geöffnet werden. Die kostbaren Lebensessenzen würden sich dadurch verflüchtigen. Man lässt es vor dem Öffnen auf Raumtemperatur abkühlen.

Während dampfdestillierte Öle nahezu unbegrenzt haltbar sind, haben Ölmischungen mit einem Pflanzenöl-Anteil eine kürzere Lebensdauer, obwohl die ätherischen Öle die Lebensdauer des Pflanzenöls stark verlängern. Kalt-gepresste Zitrusöle sind nach dem Öffnen des Fläschchens etwa ein Jahr lang haltbar und werden dann ranzig.

Wichtig ist die Qualität ätherischer Öle

ACHTUNG: Es gibt viele ätherische Öle am Markt. Manche sind gesundheitsschädigend, weil sie mit synthetischen Zusätzen verfälscht oder gar 100% synthetisch hergestellt werden. Manche sind wohlmeinend destilliert, aber ohne den wissenschaftlichen Hintergrund und die notwendigen Analysen, die chemische Rückstände im fertigen Öl aufdecken, die für den bewussten Öle-Anwender wertlos sind. Ätherische Öle höchster Qualität sind Öle, die **nach therapeutischem Standard hergestellt** und **„Natur pur"** sind.

Pflanzen und ihre lateinischen Namen

Baldrian *Valeriana officinalis*	Balsamtanne *Abies balsamea*	Basilikum *Ocimum basilicum*	Bergamotte *Citrus bergamia*
Copaiba *Copaifera reticulata*	Dill *Anethum graveolens*	Dorado Azul *Guayofolis officinalis*	Elemi *Canarium luzonicum*
Eucalyptus globules *E. polybractea* *E. radiata*	Fenchel *Foeniculum vulgare*	Fichte *Picea mariana*	Geranie *Pelargonium graveolens*
Gewürznelke *Syzygium aromaticum*	Grapefruit *Citrus paradisi*	Immortelle *Helichrysum italicum*	Ingwer *Zingiber officinale*
Jasmin Absolue *Jasminum officinale*	Kamille, deutsche *Matricaria recutita*	Kamille, römische *Chamaemelum nobile*	Kiefer *Pinus sylvestris*
Lavendel *Lavandula angustifolia*	Ledum *Ledum groenlandicum*	Majoran *Origanum majorana*	Mandarine *Citrus reticulata*
Melisse *Melissa officinalis*	Minze, grüne *Mentha spicata*	Muskatellersalbei *Salvia sclarea*	Myrrhe *Commiphora myrrha*
Ocotea *Ocotea quixos*	Orange *Citrus sinensis*	Oregano *Origanum vulgare*	Palo Santo *Bursera graveolens*
Patschuli *Pogostemon cablin*	Pfefferminze *Mentha piperita*	Rose *Rosa damascena*	Rosmarin *Rosmarinus officinalis*
Salbei *Salvia officinalis*	Sandelholz *Santalum album*	Teebaumöl *Melaleuca alternifolia*	Thymian *Thymus vulgaris*
Vetiver *Vetiveria zizanioides*	Wacholder *Juniperus osteosperma*	Weihrauch *Boswellia carteri* Weihrauch, heiliger *Boswellia sacra*	Wintergrün *Gaultheria procumbens*
Ylang Ylang *Cananga odorata*	Zedernholz *Cedrus atlantica*	Zimtrinde *Cinnamomum verum*	Zistrose *Cistus ladanifer*
Zitrone *Citrus limon*	Zitronengras *Cymbopogon flexuosus*	Zypresse *Cupressus sempervirens*	

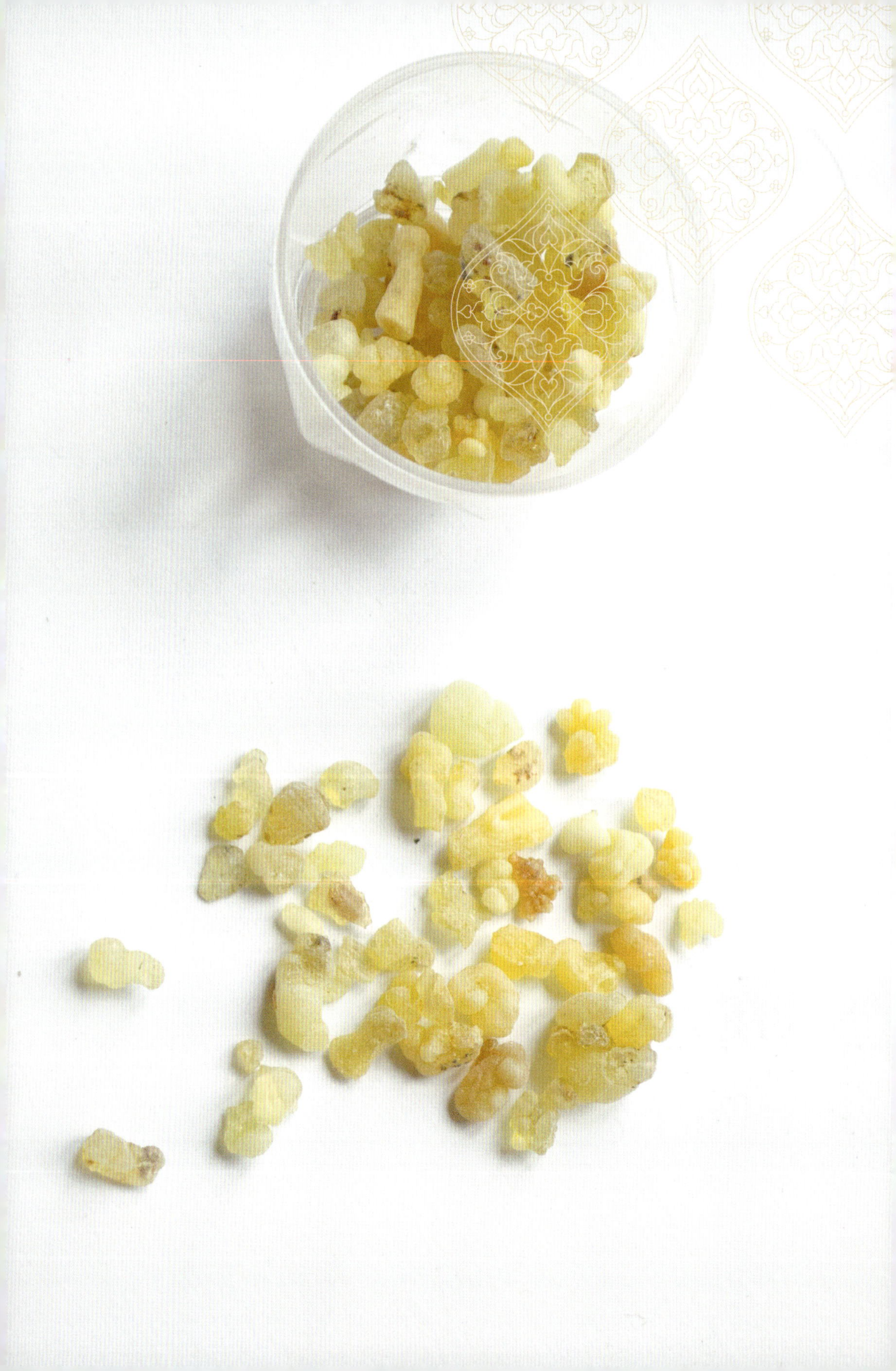

Literaturhinweise

ARD, The Animal Desk Reference, Melissa Shelton, D.V.M., USA, 2012

Bibelöle: Die kraftvollen Öle aus der Heiligen Schrift, Karin Opitz-Kreher, Johannes Huber, Schirner Verlag, 2015

Current Essential Oil Clinical Research, Vol. 1 und 2. Shawn Peterson Ph.D, M.B.A., Tonja Peterson, Ph.D., M.B.A., USA, 2014

Das Shariyat-Ki-Sugmad, Buch 2, Paul Twitchell, USA, 1981

Duftmedizin – Ätherische Öle und ihre therapeutische Anwendung, Maria L. Schasteen, Crotona Verlag, Amerang 2016

Duftmedizin für Kinder – Ätherische Öle und ihre therapeutische Anwendung bei Babys, Kindern und Jugendlichen, Maria L. Schasteen, Crotona Verlag, Amerang 2017

Duftmedizin für Tiere – Ätherische Öle und ihre therapeutische Anwendung im Tierreich, Maria L. Schasteen, Crotona Verlag, Amerang 2017

Die Hollywood Strategie – Mit Geschichten zum Erfolg, Alireza Zokaifar, 2018

Die Top 7 der ätherischen Öle für gesunde und entspannte Augen – Die besten Anwendungen für eine optimale Sehkraft, Karin Opitz-Kreher, Schirner Verlag, Darmstadt 2017

Essential Oils Desk Reference, D. Gary Young, ND, Essential Science Publishing, 5th Edition, USA

Essential Oils Integrative Medical Guide, D. Gary Young, ND, Essential Science Publishing, USA, 2003

Frankincense & Myrrh, Martin Watt, Wanda Sellar, The C.W. Daniel Company Limited, UK, 1996

Gary Young – Der Pionier der modernen Aromatherapie, Maria L. Schasteen, Crotona Verlag, Amerang 2019

Heilende Öle der Bibel, Medizin aus der Apotheke des Schöpfers, Dr. David Stewart, Holger Grimme, Inspire International, 2008

Mitschriften aus D. Gary Youngs Vorträgen und Forschungsergebnissen 1994-2018

The Chemistry of Essential Oils Made Simple, David Stewart, Ph.D., D.N.M., Care Publications, Marble Hill, Missouri, USA, 2006

US-Medizinische-Datenbank: www.pubmed.gov

Weihrauch – Alles über das Harz der Götter und seine erstaunliche Wirkung auf Seele, Geist und Körper, Georg Huber, Ansata Verlag, 2018

Weihrauch – Anwendung in der westlichen Medizin, Hermann P.T. Ammon, Hrsg., Springer Verlag, 2018

Index

D

E

F

G

H

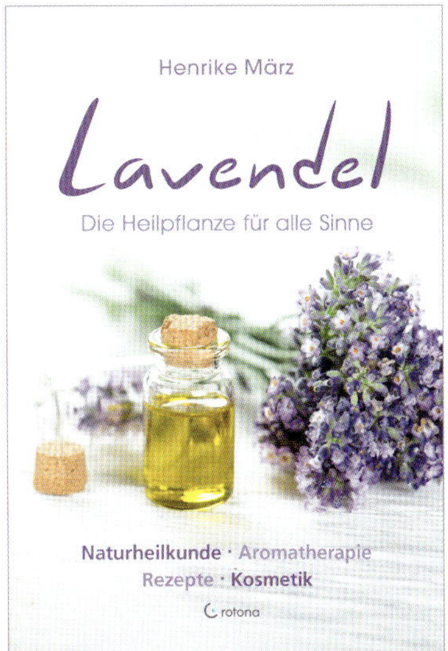

Frauen und Männer lieben ihn gleichermaßen – den Duft von Lavendel. Nach einem arbeitsreichen Tag wirkt er beruhigend und entspannend. Ein warmes Lavendeltuch auf der Stirn dämpft die geistige Aktivität und hilft, in eine gesunde Balance zurückzufinden. Als Tee getrunken, reinigt er das Blut, vertreibt krankmachende Bakterien und gleicht Blutdruckschwankungen aus. Selbst belastende Ängste vermag der Lavendel umzuwandeln, indem er Zuversicht und Leichtigkeit schenkt. Darüber hinaus erobert er als Gewürz die Küche und verleiht sowohl süßen als auch pikanten Speisen eine außergewöhnliche Geschmacksnote.

Die Ernährungswissenschaftlerin und Naturpädagogin Henrike März ist den Spuren des Lavendels gefolgt und hat jede Menge Wissenswertes, einfache Gesundheitstipps und leckere Lavendel-Rezepte zusammengetragen.

Eine vierfarbige Studie über eine heilkräftige Seelenpflanze, deren Essenz bereits beim Lesen die Seele streichelt!

Henrike März
Lavendel
Die Heilpflanze für alle Sinne
ISBN: 978-3-86191-102-9
Flexibroschur
160 Seiten

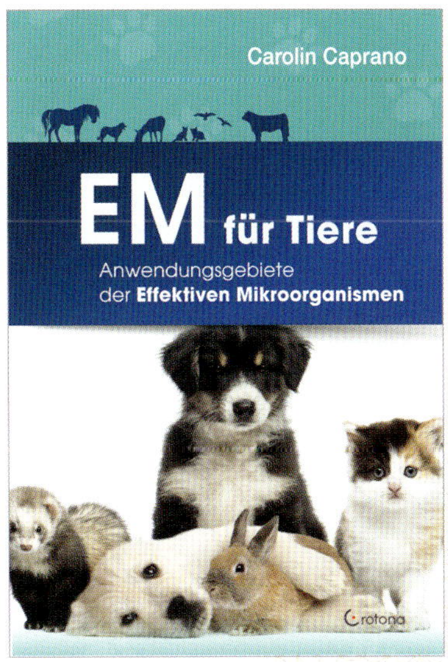

Carolin Caprano ist eine ausgewiesene Expertin im Bereich von EM und hat sich zudem ausführlich mit den Einsatzmöglichkeiten im Tierreich befasst. Dabei konnte sie auf überzeugende Weise belegen, wie mit wenig Aufwand eine große, heilsame Wirkung erzielt werden kann.

Carolin Caprano
EM für Tiere – Anwendungsgebiete der Effektiven Mikroorganismen bei Tieren
978-3-86191-093-4
Flexibroschur
160 Seiten

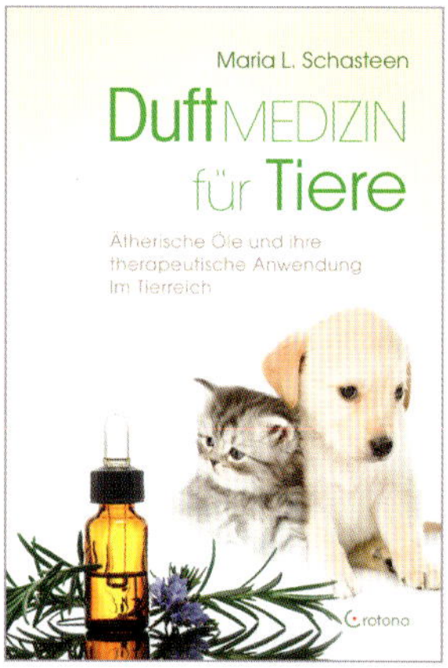

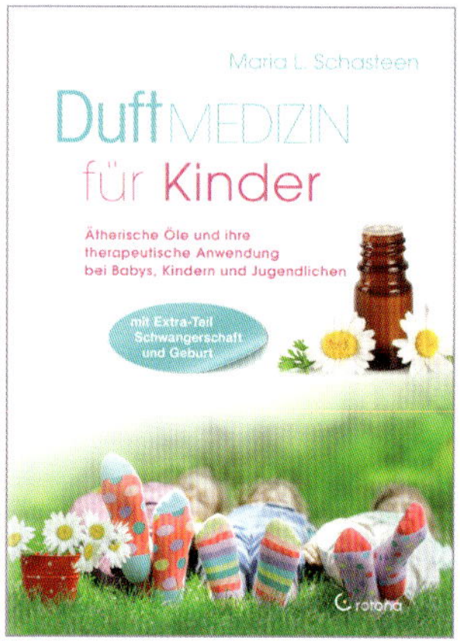

Maria L. Schasteen
Duft-Medizin für Kinder Ätherische Öle und ihre therapeutische Anwendung bei Babys, Kindern und Jugendlichen
Flexibroschur, ISBN 978-3-86191-085-5, 224 Seiten
Ein praktisches Handbuch mit zahlreichen Anwendungsmöglichkeiten von ätherischen Ölen und Aroma-Essenzen zur Behandlung von Kindern und Jugendlichen. Die Weiterentwicklung der Aromatherapie hin zur Duftmedizin.

Maria L. Schasteen
Duftmedizin für Tiere
Ätherische Öle und ihre Anwendung im Tierreich
Flexibroschur, ISBN 978-3-86191-079-4, 224 Seiten

Die Heilkraft der Aromatherapie bewährt sich auch im Einsatz für erkrankte Tiere. Die ätherischen Pflanzendüfte wirken nicht nur angenehm oder beruhigend auf das Tierreich, sondern sie können, achtsam eingesetzt, eine nachhaltig heilsame Kraft ausüben.
Da die Tiere häufig ihre Menschen spiegeln, stellen die reinen ätherischen Öle ein wunderbares Mittel dar, um innere Prozesse zu verstehen und auf der äußeren Ebene eine heilende Wirkung zu entfalten.
Maria Schasteen weist mit diesem liebevollen Handbuch den Weg in einen neuen Heilungskosmos, der Menschen und Tiere gleichermaßen umschließt.
Die „Duftmedizin" öffnet ein Tor zu den Innenwelten unserer Haustiere, wodurch auf eine liebevolle Weise Heilung erfolgen kann!

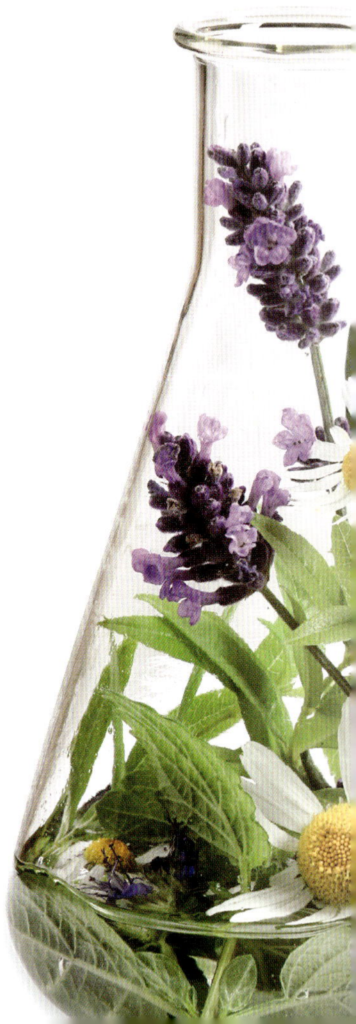

Dieses Buch entwickelt die uralte Aromatherapie weiter zu einem neuen Ansatz des energetischen Heilens. Pflanzendüfte wirken nicht nur angenehm oder beruhigend, sie verbessern nicht nur die Raumatmosphäre, sondern sie können, wissend eingesetzt, eine nachhaltig heilsame Wirkung ausüben.
Maria Schasteen, aufbauend auf einer jahrzehntelangen Erfahrung als Aromatherapeutin, weist den Weg in einen neuen Heilungskosmos, der bisher ungekannte Möglichkeiten für eine alternative Energiemedizin aufzeigt.
Die „Duft-Medizin" öffnet ein Tor in seelische Innenwelten, in denen auf eine wunderbare, bisher noch nicht erschlossene Weise Heilung erfolgen kann!

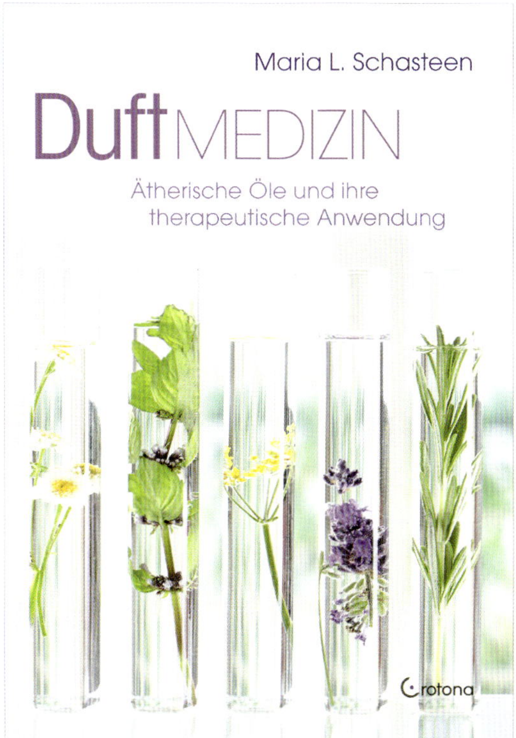

Maria L. Schasteen
Duftmedizin
ISBN 978-3-86191-074-9
Flexibroschur
224 Seiten

Duftmedizin

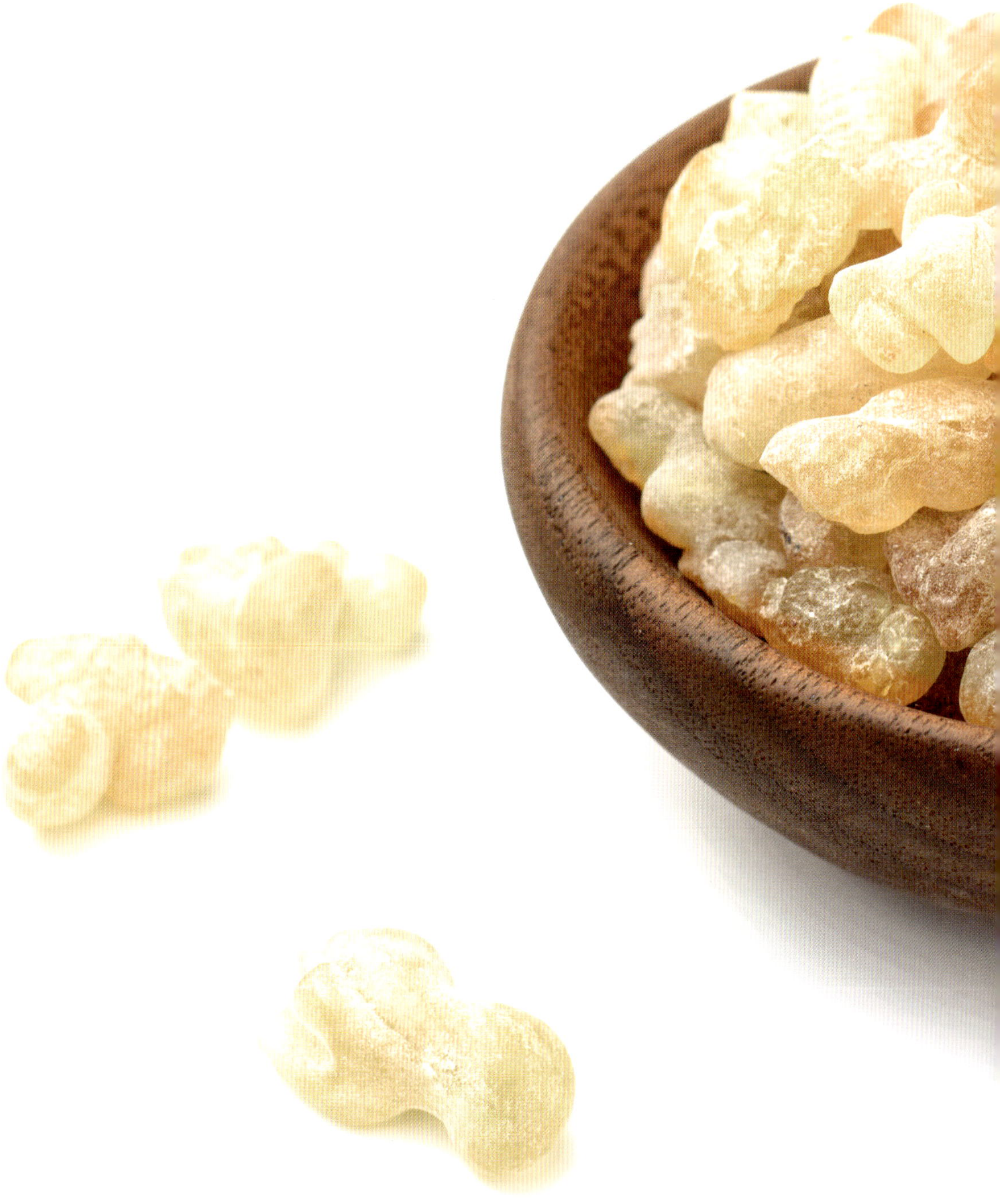

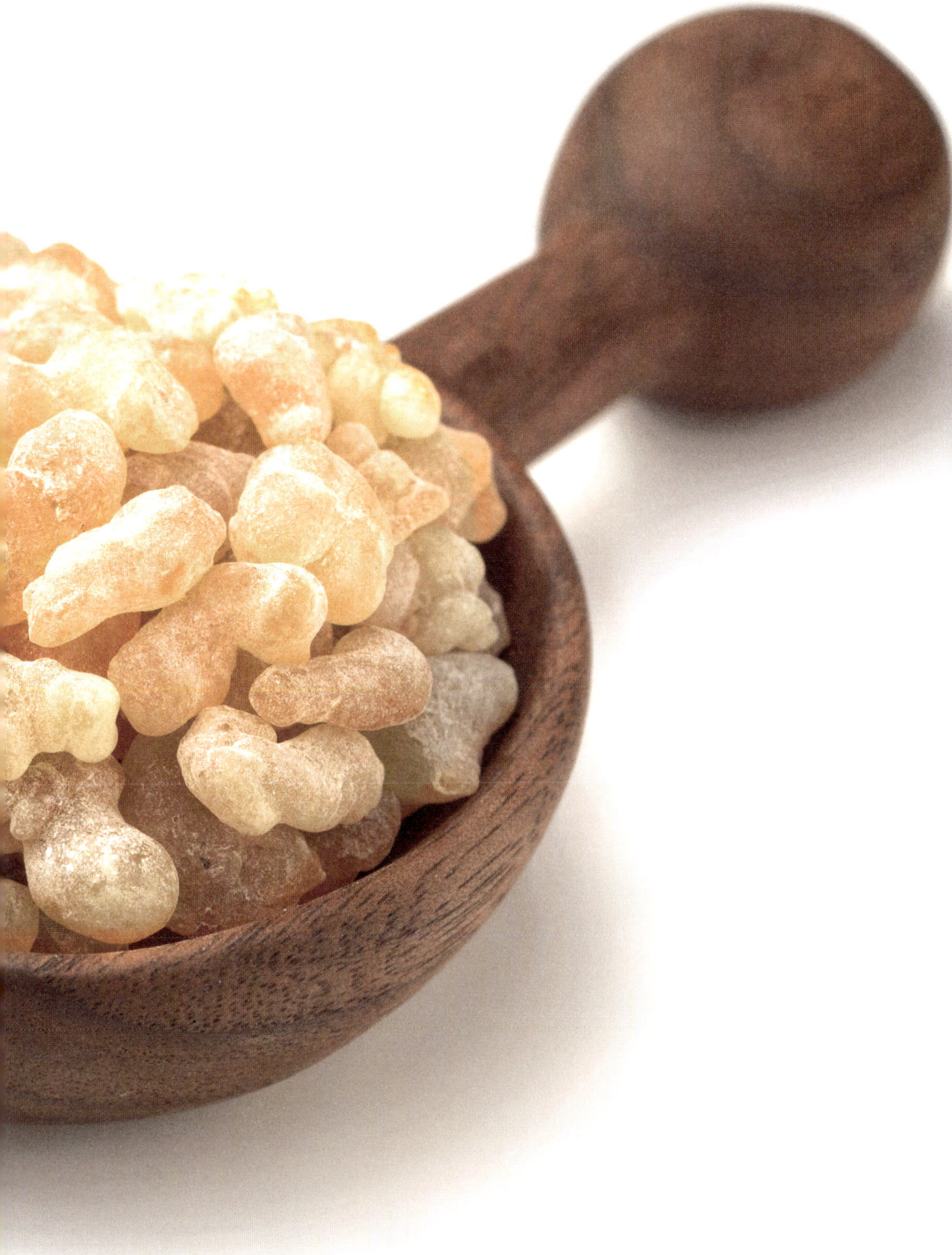

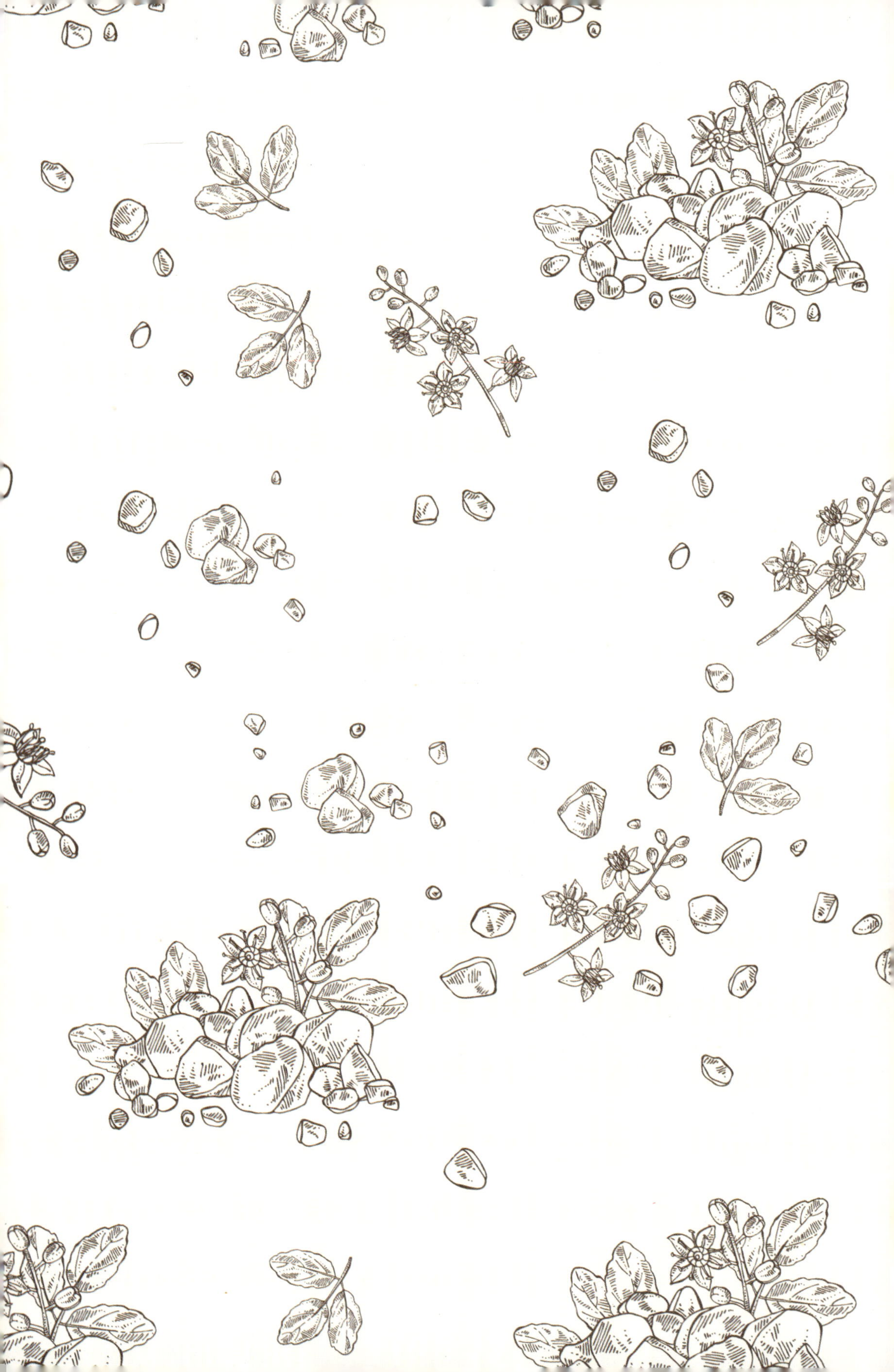